D1664335

Für meine beiden Töchter

Zur Erinnerung an Elke

Zu diesem Buch:

Die Autorin beschreibt humorvoll, wie sie sich vom ‚Kohlenhydrat-Junkie' und Fertigprodukte-Konsumenten zu einem energiegeladenen Vitalkost-Fan entwickelt hat.

Sie zeigt anhand der Vorgänge im menschlichen Körper, wie unsere Lebens- und Ernährungsweise die Gesundheit beeinflusst und rechnet dabei schonungslos mit der ‚Zivilisationskost' ab.

Der Leser lernt verschiedene Kostformen wie Roh- und Vollwertkost, TCM und Ayurveda, Paleo-Diät, vegane und vegetarische Kost, Low-Carb-, Low-Fat-, Blutgruppen-Diät u.a. kennen und erhält hierzu Anregungen und Denkanstöße. Dabei erklärt die Autorin die Organuhr und verschiedene Fastenmethoden. Sie befasst sich mit Mythen, z.B. dass man morgens „wie ein Kaiser" frühstücken solle oder Rohkost schwer verdaulich sei, und erklärt, warum Chlorophyll unser Lebenselixier ist, Vollkornmehl vor der Verarbeitung frisch gemahlen werden sollte und wie einfach es ist, Gemüse selbst zu fermentierten. Nebenbei werden ein paar wertvolle Tricks der Rohköstler verraten, wie zum Beispiel das ‚Ankeimen' von Getreide.

Diese Aufklärung verhilft dem Leser zu einem neuen Bewusstsein, zu Klarheit und mehr Eigenverantwortung, und letztendlich zu mehr Genuss und Lebensqualität.

Viel Spaß beim Erweitern der Erkenntnisse!

Über die Autorin:

Lina Labert, geb. 1970, ist Yogalehrerin, Fitnesstrainerin, Ernährungsberaterin und Detox-Coach. Neben ihrem Beruf als technische Assistentin im Bereich Mikrobiologie macht sie sich für betriebliche Gesundheitsförderung stark.
Sie lebt mit ihrer Familie in Rheinland-Pfalz und schreibt in ihrem Blog begeistert über Lebensfreude, Körperreinigungen und Wohlgefühl.
www.pfaelzer-lebenslust.de

Lina Labert

Gesundheit selbstgemacht

Mein Weg aus der Vollkasko-Mentalität

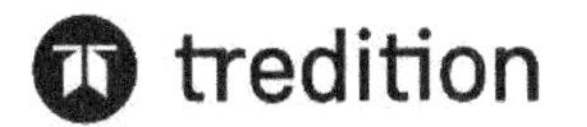

Haftungsausschluss

Der Inhalt dieses Buches wurde mit größter Sorgfalt erstellt und überprüft. Für die Vollständigkeit, Aktualität und Richtigkeit der Inhalte kann jedoch keine Garantie oder Gewähr übernommen werden. Der Inhalt des Buches repräsentiert die persönlichen Erfahrungen und Meinungen der Autorin und dient nur dem Unterhaltungszweck. Der Inhalt darf nicht mit medizinischer Hilfe verwechselt werden. Es wird keine juristische Verantwortung für Schäden übernommen, die durch kontraproduktive Ausübung oder Fehler des Anwenders entstehen.

Dieses Buch enthält ebenfalls Buchempfehlungen und Links zu externen Webseiten Dritter, auf deren Inhalte die Autorin keinen Einfluss hat. Deshalb kann die Autorin für diese fremden Inhalte auch keine Haftung übernehmen. Für die Inhalte der Bücher oder verlinkten Seiten ist stets der jeweilige Autor oder Anbieter/Betreiber der Seiten verantwortlich. Die verlinkten Seiten wurden zu dem Zeitpunkt der Verlinkung auf mögliche Rechtsverstöße überprüft, rechtswidrige Inhalte waren nicht erkennbar.

Deutsche Erstausgabe im September 2022
Webseite: www.pfaelzer-lebenslust.de
www.gesundheit-selbstgemacht.info
Verlag und Druck: tredition GmbH, Hamburg

ISBN Softcover: 978-3-347-69844-4
ISBN Hardcover: 978-3-347-69845-1
ISBN E-Book: 978-3-347-69846-8

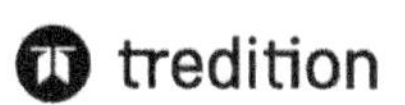

Inhalt

Teil IV: Eine realistische und akzeptable Lösung finden

Ein etwas anderes Vorwort

Lieber Leser, verzeih mir bitte, dass ich dich duze.

Ich hatte dieses Buch zuerst formeller aufgesetzt und alle Leser mit ‚Sie' angesprochen, doch mit meinem eher persönlichen Schreibstil passte das einfach nicht zusammen.

Da ich noch zur alten Schule gehöre, habe ich so meine Probleme mit der heutigen Schreibweise. Ich als Frau verwende immer noch gerne das Wort ‚man', ohne dass ich mir etwas dabei denke. Ich möchte die Genderbewegung nicht schlechtmachen, aber es war mir einfach nicht möglich, einen flüssigen Text zu formulieren und gleichzeitig alle gängigen Geschlechter zu berücksichtigen. Deshalb habe ich auf Sternchen und ähnliches verzichtet – die Lesbarkeit meiner Texte war mir einfach wichtiger. In all diesen Fällen bitte ich jetzt schon um Verzeihung.

Dieses Buch ...

... hatte ich Anfang 2020 fertiggestellt – also kurz vor der sogenannten ‚Corona-Krise'. Angst und Panik erschütterte die Menschen. Ich erhoffte ich mir von unseren Regierungssprechern eine große Aufklärungskampagne in Sachen Gesundheit, doch leider wartete ich vergeblich auf Sondersendungen, die sich mit unserem Immunsystem beschäftigen oder Maßnahmen, die selbiges stärken können.

Nun schreiben wir das Jahr 2022, und bis heute kann ich nicht erkennen, dass die Strategien zur ‚Krisenbewältigung' die Gesundheit und das Wohl der Bevölkerung berücksichtigen. Ich musste vielmehr mit ansehen, wie die Menschen in meinem Umfeld kränker und kränker wurden – sei es durch Bewegungsmangel, Dauerstress und Dauerangst, falschem oder übermäßigem Essen, Depressionen, Frischluftmangel, fehlenden sozialen Kontakten oder Ähnlichem.

Nach dieser schmerzlichen Erkenntnis ist es mir wichtiger denn je, meinen Beitrag zum Wohle meiner Mitmenschen zu leisten.

Auch wenn inzwischen eine nie da gewesene Spaltung der Gesellschaft stattgefunden hat, so hat uns diese Krise in einem Punkt geeint: Uns allen ist wieder ins Bewusstsein gerückt, wie wichtig die Gesundheit ist. Und genau darum handelt es sich in diesem Buch.

Selbst wenn ich dabei in erster Linie unser Essen unter die Lupe nehme, hältst du keinen klassischen Diätratgeber in der Hand. Du wirst weder einen Ernährungsplan, eine Kalorientabelle, eine Aufschlüsselung von Kohlenhydraten, Eiweißen und Fetten finden, noch eine Liste von Nahrungsmitteln und Nährstoffen, oder einen Anhang mit Rezepten. Es gibt keine Vorschriften, keine Verbote und keinen sturen Weg, den du zu befolgen hast.

Das einzige, was ich dir verspreche, sind viele, viele Denkanstöße. Ich möchte dir aufzeigen, wie dir ein richtiges Essverhalten mehr Gesundheit, Wohlbefinden und Lebensfreude bescheren wird.

Dieses Buch wird sich auch als hilfreich erweisen, wenn deine Waage zu viel Gewicht anzeigt. Ich konnte oft beobachten, dass abnehmwillige Menschen glauben, dass all ihre Beschwerden – was immer sie auch haben mögen – mit ihrem Übergewicht zusammenhängen. Sie gehen davon aus, dass diese verschwinden werden, sobald sie schlank geworden sind. Dass dies eben so nicht funktioniert, werde ich in diesem Buch erklären.

Ich werde dir zeigen, dass ein gesunder Körper gar nicht übergewichtig sein kann. Was jedoch im Umkehrschluss nicht heißt, dass alle schlanken Menschen gesund sind. Aber es bedeutet, dass du automatisch dein Übergewicht verlieren wirst, wenn du dich richtig um deine Gesundheit und um dein Wohlbefinden kümmerst.

Ich wünsche Dir viel Freude beim Erweitern Deiner Erkenntnisse.

Wer bin ich denn, dass ich dir etwas über einen gesunden Lebensstil erzählen will???

Natürlich wäre es spektakulärer, wenn ich früher mal schwerkrank oder wenigstens starkes Übergewicht gehabt hätte. Doch mit so einer tollen Erfolgsstory kann ich leider nicht dienen.

Ich bin so jemand, der sich schon immer ‚halbwegs' gesund gefühlt hat. Von den üblichen Zipperlein einmal abgesehen, war ich – außer in meiner Jugend – kaum ernsthaft krank.

Meiner Meinung nach hatte ich mich ziemlich gesund ernährt, denn trotz meiner Vorliebe für deftige Pfälzer Gerichte zusammen mit Riesling-Schorle hatte ich täglich einiges an Obst und Gemüse gegessen. Niemals wäre ich auf die Idee gekommen, an meiner Ernährung irgendetwas zu ändern.

Dass ich es dennoch getan habe, verdanke ich einem Erlebnis, das mein Leben nachhaltig geprägt hat: Etwas Großartiges ist mit mir passiert, und davon werde ich in diesem Buch erzählen.

Ich bin aus einer grauen Welt gestiegen und in eine bunte eingetaucht. Allmählich haben sich alte Gewohnheiten wie von alleine verwandelt. Viel Neues kam hinzu, und wie von selbst verabschiedeten sich Dinge, die mich belastet hatten. Ich lernte auf meinen Körper zu hören und schärfte meine Instinkte. So entwickelte ich Abneigungen gegen gewisse Speisen, die ich vorher geliebt hatte.

Dies überraschte mich. Meine Ernährung ist plötzlich eine ganz andere und ich bin gesund, vital und voller Energie. Ich habe absolutes Wohlbefinden erreicht, wie ich es noch nie zuvor erlebt habe und ich fühle mich heute jünger als vor 20 Jahren (ja, du liest richtig: Zwanzig!).

In mein altes Leben will ich nicht mehr zurück. Ich vermisse überhaupt nichts; das liegt vielleicht daran, dass ich trotz allem auf meine geliebten Pfälzer Leberknödel und den Riesling nicht ganz verzichte.

Niemals würde ich mich eine ‚Expertin' nennen. Ich kann weder einen Doktortitel vorweisen noch habe ich einen Studienabschluss. Aber ich bin bis heute immer neugierig geblieben, und meiner Meinung nach ist ein akademischer Grad nicht automatisch ein Beweis von hoher Bildung.

Ich habe vielen Menschen zugehört, die aufgrund persönlicher Erfahrung und eigener Weiterbildung etwas zu sagen haben. Jede Ernährungslehre, auch alte, traditionelle Ernährungsweisen aus anderen Kulturkreisen habe ich mir angesehen. Ich habe unzählige Workshops besucht, Vorträgen gelauscht und hunderte Bücher zu dem Thema „gesund Leben" gelesen. Bis heute höre ich mich um, hinterfrage, bleibe neugierig, zweifle, probiere und höre auf mein Gefühl. Letztendlich zählt für mich das, was mein Körper, Geist und meine Seele für richtig empfinden.

Es ist mir ein großes Bedürfnis, all das Wissen, das ich mit großer Begeisterung aufgesaugt habe, weiterzugeben. Ich bin so glücklich mit meiner neuen Lebensweise, dass ich möchte, dass alle davon profitieren.

Trotzdem werde ich mich hüten, einfach nur aufzuzählen, was ich alles in meinem Leben geändert habe. Wahrscheinlich könntest du damit gar nichts anfangen, weil sich dir der Sinn für dieses Tun nicht erschließt. Ich gebe diese Schritte nicht als Anleitung raus, denn dies war MEIN Weg. DU brauchst einen eigenen, der sich mit meinem ja nicht genau decken muss. Jeder Mensch ist anders, und das ist gut so. In der *„Biografie meiner Gesundheit"* werde ich dir erzählen, wie ich zu meinem Weg gefunden habe. Ich teile mit dir all die Erkenntnisse, die ich gewonnen habe, damit Du meine Gedankengänge nachvollziehen und dir eine eigene Meinung bilden kannst.

Ein ganz wichtiger Punkt: Ändere nur etwas, wenn du es wirklich von Herzen WILLST – und nicht, weil du das Gefühl hast, es tun zu MÜSSEN.

Grundsätzlich musst du verstehen, warum du etwas tust. Starte erst dann einen Versuch, wenn du davon überzeugt bist. Wenn du nämlich das Gefühl hast, auf etwas Wertvolles verzichten zu müssen, hast du den Kampf bereits verloren. Zu schnell fällst du wieder in dein altes Muster zurück, wenn du dein Ziel nur mit Disziplin und Willenskraft erreichen willst.

Allerdings muss dir eines klar sein: Von nix kommt auch nix. Natürlich wird der Anfang nicht ganz leicht. Ein klein wenig wirst du deine Komfortzone verlassen müssen, es wird ungewohnt und vielleicht auch ein bisschen ungemütlich. Es ist wie mit allem: Sobald wir eine alte Gewohnheit durch etwas Neues ersetzen, wird es holprig am Anfang, doch da müssen wir durch.

Eine kleine Warnung

Falls du auf den alten Gesundheits- und Ernährungslehren bestehst und du nur ‚Experten' und wissenschaftlich anerkannten Studien glauben willst, wirst du von diesem Buch vielleicht enttäuscht sein. Kaum etwas, was ich in diesem Buch behandle, wurde durch eine offizielle und anerkannte Studie untermauert. Deshalb hat dieses Werk auch keinerlei wissenschaftlichen Anspruch.

Wir leben jedoch in einer Welt, in der es nicht gestattet ist, bei natürlichen Anwendungen (beispielsweise mit Wildkräutern oder ätherischen Ölen) ein Heilversprechen zu geben. Du kannst mächtig Ärger bekommen, wenn du behauptest: „Dies Öl oder das Kraut wirkt so oder so bei dieser oder jener Krankheit." So dürfen nur Pharmakonzerne für ihre Produkte werben. Und solange chemische und industriell hergestellte Medikamente über die Heilkraft der Natur gestellt werden, pfeife ich auf ‚offizielle' Studien, von denen ich nicht mal weiß, wer diese Studien finanziert hat und welches wirtschaftliche Interesse dahintersteckt.

Ich habe mit bestem Gewissen recherchiert und Fakten wie für ein großes Referat zusammengetragen. Dieses Buch ist quasi das Resümee von etlichen Büchern, die es bereits gibt. Dabei befinde ich mich in bester Gesellschaft, denn ich habe mich von ‚echten' Ärzten inspirieren lassen. Große Namen wie Dr. Bircher-Benner, Dr. Bruker, Dr. Dahlke, Dr. Probst, Prof.

Dr. Spitz, Dr. Mutter, Dr. Switzer, Dr. Bracht und viele andere haben der Schulmedizin und Ernährungswissenschaft das Fürchten gelehrt, weil sie ihre Meinungen gegen die große Mehrheit vertreten. Das macht ihnen nicht immer nur Freunde.

Am Ende dieses Buches liste ich die Literatur auf, die ich für lesenswert halte, die mich zu diesem Werk inspirierte und die all das ausführlich behandelt, was ich hier nur grob zusammengefasst habe. Was ich ‚behaupte', lässt sich leicht belegen. Doch Vorsicht mit Suchmaschinen und allem, was im Netz so herumschwirrt. Ich möchte dir ans Herz legen, nicht gleich alles zu glauben, was du hörst und liest, nicht einmal das, was ich dir erzählen werde. Hinterfrage und forsche selber nach, und höre auf dein Herz und deinen Bauch. Nur so findest du zu deiner Wahrheit.

Wir haben keine Krankheiten, wir haben Gesundheitsprobleme

„Die Gesundheit ist zwar nicht alles,
aber ohne Gesundheit ist alles nichts."
Arthur Schopenhauer

Es ist überhaupt nicht spießig, auf die Gesundheit zu achten, sondern notwendig. Du solltest damit anfangen, BEVOR du krank wirst. Lebensqualität und Lebensfreude hängen schließlich in erster Linie von deiner Gesundheit ab.

Ich dachte jahrelang, Gesundheit sei die Abwesenheit von Krankheit. Jede Krankheit ist aber nur eine Botschaft deines Körpers, denn damit erzwingt er sich deine Aufmerksamkeit. Als Krankheit sah ich alle Beschwerden an, die ich hatte, egal ob Erkältung, Scheidenpilz, Mittelohrentzündung, Hautausschlag oder Gastritis. Heute weiß ich: Das alles sind KEINE Krankheiten, sondern lediglich die SYMPTOME einer Krankheit. Diese Krankheit, auf die all diese Symptome hinweisen, ist viel größer und betrifft häufig das ganze System.

Dein Körper ist genial: Er kann jahrelang ausgleichen, was du ihm antust, ohne dass du davon etwas merkst. Manchmal jedoch gibt er dir einen Hinweis. Solche Zeichen missverstehst du aber als ‚Krankheit', deshalb lässt du dir vom Arzt etwas dagegen verschreiben. Danach geht es dir besser – denkst du. Aber das nächste Zipperlein lässt nicht auf sich warten. Oft zeigt sich ein völlig anderes Symptom. Doch auch damit weiß der Arzt umzugehen und hat ein Mittelchen dagegen – so könnte das ewig weiter gehen.

Ich möchte dieses Prozedere mit einem anderen Bild beschreiben: Die Elektronik deines Autos erkennt einen Schaden und ein Lämpchen im Armaturenbrett leuchtet auf. Du fährst in die Werkstatt. Der Werkstattleiter nimmt mit den Worten: „Alles klar, das haben wir gleich!", einen Hammer, schlägt das Lämpchen kaputt und verkündet stolz: „So, erledigt!". Ich nehme an, du wärst entsetzt oder denkst, der Typ sei nicht mehr ganz dicht. Und doch machen die meisten Ärzte so gut wie nichts anderes, als Warnlämpchen kaputtzuschlagen.

Wenn wir Glück haben, dann leuchtet bei uns nie ein Lämpchen auf, das sich nicht mehr kaputtschlagen lässt, denn dann nennen wir das ‚chronisch' oder ‚unheilbar krank'.

Wir finden es sogar normal, dass sich die nervigen ‚Krankheiten' häufen, wenn wir älter werden. Wir denken, diese Zipperlein seien ‚Alterserscheinungen'. Kaum jemand stirbt noch an Altersschwäche. Die Tendenz, dass Menschen in ihren letzten Lebensjahren elendig vor sich dahinsiechen und pflegebedürftig sind, ist steigend. Mit dem fast liebevollen Ausdruck ‚Volkskrankheiten' verniedlichen wir den wahren Grund dieses schlimmen Aufwärtstrends und geben damit die Verantwortung für unsere Gesundheit ab.

Fast kommt es mir vor, als sei es ein beliebtes Hobby, über Krankheiten zu lamentieren – das ist übrigens eine Unart, die in vielen anderen Ländern verpönt ist. Wir sind ein Volk von Jammerlappen geworden. Wir klagen über unsere Krankheiten, als könnten wir gar nichts dafür. Wenn ich so zuhöre, bekomme ich oft den Eindruck, als seien manche sogar ‚stolz' auf ihre Wehwehchen – und dass sie diese so tapfer ertragen.

Es wird Zeit, dass wir unsere Vollkasko-Mentalität ablegen und wieder die Verantwortung für unsere Gesundheit übernehmen, denn keiner außer uns selbst kann das. Ich glaube einfach nicht daran, dass uns der liebe Gott die Arschkarten (sprich Krankheiten) nach seiner Laune verteilt. Ich glaube vielmehr an das Naturgesetz der Wechselwirkung.

Leider verstehen wir nicht, dass ein Körper lange schon krank ist, bevor er überhaupt Symptome zeigt. Wer sich ‚halbwegs' gesund fühlt, sieht oft keinen Grund, seine Ernährung bzw. sein ganzes Leben umzukrempeln, nur um sich damit gesünder zu fühlen. Aber möchtest du denn wirklich warten, bis du richtig krank geworden bist? Wie sähe wohl dann deine Lebensqualität aus?

Die meisten ‚Krankheiten' sind bei einer natürlichen Lebensweise vermeidbar. Der großartige Pfarrer Sebastian Kneipp bringt es auf den Punkt: *„Wer keine Zeit hat, für seine Gesundheit zu sorgen, wird später viel Zeit für seine Krankheiten brauchen."*

Das Fundament der Gesundheit

Gesundheit und Wohlbefinden stehen auf vier Säulen: Ernährung, seelische Verfassung, Bewegung und die Umwelt.

Es würde den Rahmen dieses Buches sprengen, alle vier Faktoren ausführlich zu behandeln. Ein Folgebuch habe ich bereits im Hinterkopf, weil der Platz für solch komplexe Themen hier einfach nicht reicht. Neben der Ernährung werde ich später noch meinen Senf zum Thema Bewegung (und ich betone ‚Bewegung', denn damit meine ich nicht ‚Sport') geben.

Was die Umwelteinflüsse angeht, nur so viel: Ich hoffe, dass mittlerweile bei allen durchgedrungen ist, dass viele schädliche Dinge um uns herum sind, die wir weder sehen, schmecken noch riechen können.

„Was ich nicht merke, ist auch nicht da“, ist ein sehr naiver Leitspruch. Es reicht schon, die Bedienungsanleitung eines Handys oder WLAN-Routers aufmerksam zu lesen, um aufzuwachen. Keine Versicherung dieser Welt würde dich wohl gegen Krebs durch Handystrahlungen versichern – die Leute dort wissen, warum nicht[1].

Manche Umweltgifte und Strahlungen sind zwar schwer zu umgehen, doch jeder hat die Chance, wenigstens kleine Dinge zu tun, um größere Schädigungen zu vermeiden. Für dein Zuhause gibt es viele Möglichkeiten, dich vor Elektrosmog, WLAN, anderen Strahlungen und Umweltgiften (auch in Kosmetika, Möbeln, Kleidung...) zu schützen. Bleibe also stets wachsam und informiere dich.

Die seelische Gesundheit ist für die körperliche Gesundheit ganz essenziell, und doch wird sie gerne unterschätzt. Dabei ist Stress ist einer der Hauptauslöser von Krankheit. Was in den letzten beiden Jahren leider kaum thematisiert wurde, ist die große gesundheitliche Gefahr, die Angst mit sich bringt.

Psychische Belastungen und Stress sind individuell und oftmals sehr komplex, deshalb kann ich auch dieses wichtige Thema vorerst nicht vertiefen.

Nach zwölf Umzügen kann ich ein Lied davon singen, was ein Neuanfang (auch finanziell) bedeutet, auch Depressionen, Burn-out und Psychotherapien habe ich hinter mir. Deshalb möchte ich zu ‚grobstofflichen Belastungen‘ nur Folgendes loswerden: Solltest du in einer Situation feststecken, in der du keinen Ausweg siehst, sei es in einer unglücklichen Beziehung oder unter Mobbing am Arbeitsplatz oder Ähnlichem: Es ist völlig in Ordnung, eine Weile einfach mal zu jammern, sich hängen zu lassen und selbst zu bemitleiden. Aber denke immer daran: Stillstand ist der Tod. Krisen beinhalten auch Chancen, die erkannt werden wollen. Oft ist Zeit zum Aufräumen, und du solltest dich fragen: „Was darf bleiben, was kann weg?“ Solltest du also irgendwo stehen, wo es dir nicht gefällt: Beweg dich, du bist kein Baum. Es ist auch keine Schande, sich helfen zu lassen, wenn man es alleine nicht hinkriegt.

Was die psychische Belastung im Rahmen einer Ernährungsumstellung angeht: Bestrafe dich bitte nicht mit Verboten, Entbehrungen, Selbstvorwürfen und Angstmache.

Niemals darfst du dich zum Verzicht zwingen. Einsicht ist das beste Argument. Wenn du für dich entschieden hast: "Das ist es nicht wert, das brauche ich nicht mehr", dann jammerst du dem vermeintlich leckeren Essen nicht hinterher.

Wir haben ständig die Wahl – bei allem, was wir tun. Krankheit ist letztendlich auch nur eine Wahl. Wenn ich mich für ein ungesundes Leben entscheide, dann entscheide ich mich automatisch für Krankheit – früher oder später. Wer das verinnerlicht hat, dem fällt der Verzicht leicht.

Mein Tipp für dieses Buch

Iss gewohnt weiter, während du dieses Buch liest. Erforsche dein Essverhalten, ganz ohne es zu bewerten. Beobachte nicht nur dich beim Essen, beobachte auch andere. Schau bewusst in deinen Einkaufswagen.

Ich werde dir beweisen, dass du für Vieles, was mit deinem Essverhalten schiefläuft, gar nichts kannst. Deshalb wird es eine große Hilfe für dich sein, wenn du im Vorfeld wachsam und neugierig bist.

Teil I: Die Lebensqualität

Die Biografie meiner Gesundheit, Teil 1:

„Ich bin ganz bestimmt nicht als Gesundheitsfreak, ‚Öko-Tante' oder Weltverbesserer auf die Welt gekommen. Im Gegenteil: In den Achtzigern an der schönen Weinstraße aufgewachsen (ich bin Jahrgang 1970), wurde ich zur rebellischen, motorradfahrenden Kettenraucherin, die Heavy Metal liebte und sich bereits in einer Zeit tätowieren ließ, als Tattoos noch als asozial und keinesfalls als gesellschaftsfähig galten (das war, bevor die ‚Arschgeweihe' in Mode kamen).

Wir Metal-Fans und Headbanger bezeichneten die verzottelten Norwegerpulli-Träger, die auf dieser neuen ‚alternativen Welle' ritten und plötzlich überall wie Pilze aus dem Boden schossen, als ‚Ökos' und ‚Körnerfresser'. Klarer Fall, dass wir diese Typen nicht ausstehen konnten. Gesunde Ernährung fanden wir einfach nur uncool. Ich bin mit Dosen- und Tiefkühlgerichten aufgewachsen und meine Eltern gehörten zu den ersten, die sich diese neumodische, praktische Mikrowelle ins Haus holten. Wenn ich frisch Gekochtes essen wollte, besuchte ich meine Oma.

Die Pfalz ist für ihre Weinfeste bekannt, und wir Jugendlichen fingen sehr früh mit dem Weintrinken an. Wir mischten ihn mit Cola oder Zitronenlimonade: Das waren unsere ‚Alkopops'.

Ich rauchte bereits seit meinem zwölften Lebensjahr. Damals fing ich an, weil es eben alle machten und Rauchen noch als extrem ‚cool' galt. Meine Idole hießen James Dean und Clint Eastwood; auf jedem Poster hatten sie eine lässig herabhängende Zigarette im Mund.

Einer der denkwürdigsten Momente in meinem Leben war der Tag, an dem ich es endlich schaffte, mit dem Rauchen aufzuhören – etwa 15 Jahre später[2]. Als Nichtraucherin erlebte ich einen beeindruckenden Wandel: Ich war endlich von einer großen Last, der Sklaverei meiner Zigarettensucht, befreit. Und mit dieser völlig ungewohnten Freiheit entwickelte ich ein neues Körper- und Lebensgefühl. Mit Ende Zwanzig roch ich zum ersten Mal ein Rapsfeld, als ich mit dem Motorrad und offenem Visier daran vorbeifuhr.

Ich achtete auf mich, was ich vorher noch nie getan hatte. Ich krempelte mein Leben um und beendete meine unglückliche Beziehung. Ich fing an, ein bisschen Sport zu treiben und machte mir Gedanken über meine Ernährung – das wäre mir früher nie in den Sinn gekommen.

Hier wurde der Grundstein meiner heutigen Lebensweise gelegt. Er sollte aber noch fast 20 Jahre lang einsam herumliegen, und es wuchs erst einmal eine Menge Gras drüber. Dieser kleine Stein wartete geduldig und sammelte das ein oder andere Schlüsselerlebnis auf. Es war ein langer Prozess, bis der graue Vorhang vor meinen Augen gelüftet wurde, und ich begriff, was es denn wirklich bedeutet, gesund zu sein und gesund zu leben."

-Fortsetzung folgt-

1. ‚Schlankwerden wollen' ist kein gutes Motiv

Bin heute Morgen am Spiegel vorbei und
denke mir so: *„Musst abnehmen!"*
Erledigt: Spiegel ist ab.

Das Thema Abnehmen ist in all unseren Gedanken, Gesprächsthemen und Medien vorherrschend. Nicht zuletzt hängt ein Riesen-Markt daran: Unzählige Konzerne, Firmen und Einzelpersonen verdienen sehr gut an diesem ‚Schmerzthema'. Wenn wir plötzlich alle schlank und gesund werden – und bleiben – würden, fänden das viele Leute gar nicht gut.

Fast alle, die ich kenne, hätten lieber ein paar Kilo weniger auf der Waage, doch wie viele Menschen kennst du, die es erfolgreich und nachhaltig geschafft haben, eine größere Menge an Gewicht zu verlieren? Ich kenne nicht viele – und diese wenigen, die es wirklich (wichtig: auf Dauer) schafften, haben noch einiges mehr transformiert als nur ihre ‚Körperhülle'. Klar kann ‚Abnehmen' (egal mit welcher Methode) auch mal funktionieren, doch was ist denn mit all den anderen, unzähligen Frauen und Männern, die schon viele Anläufe versucht haben und trotzdem immer wieder scheitern? Die können doch nicht alle nur willensschwach und undiszipliniert sein!

Nicht ‚schlank werden' sollte das Thema sein, sondern GESUND WERDEN. Egal, welche Gewichtsprobleme du hast: Es ist besser, Gesundheit und Wohlbefinden anzustreben, statt eine gute Figur. Deshalb lege künftig bitte mehr Gewicht auf deinen Wert, statt zu viel Wert auf dein Gewicht!

Sei ehrlich: Gut aussehen wollen wir erst einmal für die anderen. Und wenn wir dann wohlwollendes Feedback von unserem Umfeld bekommen, dann fühlen wir uns vielleicht auch in der Lage, uns selbst mehr zu akzeptieren und zu lieben. Deshalb machen wir uns so gerne etwas vor: „ ... wenn ich erst mal schlank bin, dann werde ich mir schöne Kleider kaufen, Sport treiben, wieder ganz viel unternehmen, in einen Verein gehen, aktiver werden, blaaablaaablaaa ..."

Doch ist der Preis für das Schlanksein zu hoch: Könntest du wirklich dein Leben lang auf bestimmte Speisen, die du so sehr liebst, verzichten, nur damit die Hose passt? Selbst wenn du dir einredest: „Ach ja, ich muss erst mal eine Weile eisern bleiben, danach kann ich ja mal wieder ... so ab und zu ..."

So groß sind die Verlockungen, so grausam die Entbehrungen. Spätestens in einer schwachen Stunde heißt es dann doch: „Oh, was soll's – dieses eine Mal ..." aus dem einen Mal werden viele Male, und dann wird das Vorhaben ‚Abnehmen' erst mal wieder vertagt.

Wenn dir dein Spiegelbild nicht gefällt, du Krankheitssymptome hast, die dich nerven oder dein Arzt zum Abnehmen geraten hat, dann frage dich bitte, ob es nicht um viel mehr Ballast geht, als um das verhasste Hüftgold. Nicht selten will man damit etwas Größeres in seinem Leben ändern.

Freue dich, dass du das jetzt anpacken kannst, denn ich helfe dir dabei. Ich nehme dich mit auf eine spannende Reise, die in eine völlig freiwillige Gewohnheits- und Ernährungsumstellung mündet. Ich verspreche dir, dass es sogar Spaß machen wird, denn der Weg ist das Ziel. Wenn du abnehmen möchtest, hast du also die beste Voraussetzung dafür – der Wille und das Interesse, etwas grundlegend zu ändern, sind schließlich schon da.

Warum will jeder schlank sein?

Hast du dich eigentlich mal gefragt, warum Dicksein so verpönt ist? Ganz einfach: Weil es die Auswirkungen von ungesunder Lebensführung zeigt. Übergewicht ist eine der wenigen Volkskrankheiten, die jedem täglich ins Auge fällt. Klingt hart, aber daran gibt es gar nichts zu rütteln: Herz-Kreislauf-Erkrankungen oder ähnliche Wohlstandskrankheiten sind eben nicht so direkt sichtbar wie ein paar Kilos zu viel auf den Rippen.

Übergewicht ist leicht nachweisbar. Bei anderen Krankheiten ist das nicht so, obwohl sie mit Übergewicht oft im Zusammenhang stehen, noch häufiger auftreten und viel gefährlicher sind. Diese Krankheiten sind die wahren Volksseuchen, wie beispielsweise zu hoher Blutdruck, Alzheimer oder Krebs. Leider sieht man im Anfangsstadium diese Erkrankungen niemandem an, sonst würden wir dagegen genauso leidenschaftlich kämpfen wie gegen unser Übergewicht. Zum sichtbaren Ausbruch dieser Krankheiten bedarf es einer Entwicklungszeit von durchschnittlich 30 Jahren, deshalb werden sie leider oft erst spät bemerkt.

Wer Übergewicht hat, zeigt eigentlich nach außen: Ich bin krank. Allerdings sehen wir das nicht so. Wir reduzieren dieses Bild auf einen Schönheitsfehler und setzen Übergewicht gleich mit Faulheit und mangelnder Disziplin, aber das finde ich gemein und trifft vor allem nicht den Kern.

Was die Trägheit angeht: Es ist doch logisch, dass jedes Kilo, das man zu viel mit sich herumschleppt, auch jede Bewegung schwerer macht. Man sollte sich vorstellen, sein Übergewicht in Taschen mit sich rumzutragen. Ich merke jedes einzelne Kilo, das zu viel ist, denn das wirkt sich sofort auf meine Vitalität und mein Wohlbefinden aus.

Übergewicht sollten wir nicht deshalb vermeiden wollen, weil uns Modezeitschriften ein anderes Schönheitsideal vorgaukeln, sondern weil uns das Übergewicht auf eine Erkrankung hinweist, die wir bitter ernst nehmen sollten.

Das Ego

Wenn wir gesund, vital und schlank werden wollen, dann müssen wir unser *Ego* mit ins Boot nehmen. Dieses Ego ist ein wichtiger Teil von uns, und wenn wir uns dagegen stellen, werden wir unglücklich und krank.

Viele würden ihr Ego als ‚den inneren Schweinehund' bezeichnen, doch ich finde, das trifft nur einen kleinen Teil. Außerdem klingt der Ausdruck ‚Schweinehund' negativ, und auch wenn das Ego manchmal nervt, so denke bitte daran: Wenn du dein Ego abfällig behandelst, dann bist du zu dir auch nicht gerade nett. Du kannst dich nur selbst lieben, wenn du alles akzeptierst, was dich ausmacht. Und dazu gehört eben auch dein Ego.

Mit einem mächtigen Ego lebt es sich schon verrückt. Mein Ego will beispielsweise ungesundes Essen haben. Es bekommt Panik bei einer Ernährungsumstellung, es gaukelt mir ein Genusserlebnis vor und redet mir ein, dass ich ohne dieses ‚Genießen' keine Lebensqualität hätte. Und bekommt das Ego dann, was es will, langweilt es sich damit und möchte abgelenkt werden. Wenn ich Essen schnell in mich hineinschlinge, so dass ich es gar nicht richtig mitbekomme, oder beim Essen ein Buch lese oder mich unterhalte, hat das mit Genuss gar nichts zu tun. Dann ist auch mein Ego nicht mehr bei der Sache, denn es hat ja schon bekommen, was es wollte.

Ich möchte diesen Wunsch, abnehmen zu wollen, noch einmal in Hinsicht auf das Ego beschreiben. Dieser Wunsch ist nämlich so oberflächlich, dass bereits beim Aussprechen der Jo-Jo-Effekt vorprogrammiert wird, weil du damit deinem Ego eine Kampfansage machst. Das ist der Grund, warum Diäthalten, Kalorien und Punkte zählen oder das Anmelden im Fitness-Studio dann gar nichts bringt.

Du kannst dich vielleicht ein paar Wochen oder Monate zusammenreißen. Du wirst Sport treiben und/oder versuchen, deine Ernährung umzustellen, und ein paar Kilos wirst du auch sicher dabei verlieren. Aber: Solange du ‚eisern' bist, ärgerst du dein Ego. Das verzieht sich schmollend in die letzte Ecke und brütet vor sich hin. Am Anfang einer Diät bist du noch schwer motiviert und stark genug, dein Ego kleinzuhalten. Es ist aber nicht besiegt, sondern es lauert nur. Es wartet geduldig den Punkt ab, an dem du schwächer wirst und dann säuselt es dir scheinheilig ins Ohr: „Oooch, dieses kleine Croissant, das kannst du dir doch ruhig mal wieder gönnen. Jetzt warst du so fleißig die ganze Zeit, das hast du dir doch echt verdient ...", oder: „Oh, was vermisse ich meine Leberwurst und meine Couch!".

Je standhafter und verbissener du bist, desto trickreicher wird es. Unmerklich wird dein Ego durch den ständigen Verlust und dem daraus entstehenden Leid stärker und stärker und ständig flüstert es: „Lass es sein!".

So ein Leid lässt sich kein Leben lang aushalten! Dein schwer beleidigtes Ego, mächtiger denn je, siegt früher oder später. Und nicht nur, dass es sich dann alles wieder zurückholt, was du ihm genommen hast, es wird dich auch davon überzeugen, wie WICHTIG alle diese Sachen für dich sind – damit sich dieses Leid bloß nicht wiederholt. Diesen Kampf kannst du gar nicht gewinnen. Und das hat überhaupt nichts mit Schwäche zu tun.

Inzwischen habe ich gelernt zu respektieren, dass es manchmal nach meinem Ego gehen muss. Wenn ich es nämlich ständig unterdrücke, wird es so schwer beleidigt, dass ich es nicht mehr im Griff habe.

‚Abnehmen wollen' bedeutet: Den Körper zu kritisieren, sich von ihm abzuspalten und das Ego zu quälen. Es funktioniert nur eine ganzheitliche Veränderung: Der Schlüssel für Wohlbefinden und Lebensfreude ist ein gesunder Körper und ein gesunder Geist. Wenn du deine Seele heilen möchtest, heile deinen Körper, und umgekehrt. Versuche es doch mal mit solchen oder so ähnlichen Wünschen:

„Ich möchte mich besser fühlen, gesund sein, einen wachen Geist haben, aktiv sein, fröhlich sein, glücklich sein, vital sein, mich und meinen Körper lieben, mich und meine Macken annehmen, mich in meiner Haut einfach rundum wohlfühlen ..."

Diese Wünsche sind feinstofflicher, denn du wünschst dir etwas für DICH – und für niemanden sonst. Wenn du dies zu deinem Hauptziel machst, ist das Abnehmen gar kein Thema mehr und dann wirst du von alleine schlank und fit. Der Trick ist, das Abnehmen als einen angenehmen Nebeneffekt zu sehen und als NICHTS SONST!

Stelle dein Leben zum Wohle deiner Gesundheit und deines Wohlbefindens um und achte darauf, dass dein Ego befriedigt bleibt. Für jeden Verlust musst du ihm eine Ersatzbefriedigung oder ein glaubhaftes Argument anbieten, sonst entsteht Leid – und dauerhaftes Leid führt unweigerlich zum Scheitern.

Wie wäre es, wenn dein Körper dein bester Freund ist?

Bevor ich zur Gesundheit zurückkehre, möchte ich mich aber zunächst um etwas anderes kümmern, das ebenso sehr krankt wie unser Körper: Unsere Selbstliebe.

Ich möchte dich bitten, Dir diese Fragen zu stellen: „Kann ich mich gut leiden? Mag ich mich und meinen Körper?" Deine erste Aufgabe wird nämlich sein: Schließe Freundschaft mit deinem Körper.

Gar nicht so einfach, oder? Das ist wohl so ein Frauending: Während die meisten Männer kurz in den Spiegel schauen und denken: „passt" oder "läuft", scannt sich die Frau gründlich von oben nach unten und arbeitet dabei fleißig die Kritik-Liste ab. So kann man sich am frühen Morgen schon so richtig schön runtermachen. Körperliebe sieht anders aus.

Was soll das, warum tun wir das? Warum können wir nicht einfach mal zu unserem Spiegelbild sagen: „Heute siehst du (wie immer) klasse aus!"? Natürlich haben wir Stellen an unserem Körper, die uns nicht gefallen. Aber würdest du so, wie du deinen Körper behandelst, auch einen Freund behandeln?

Was wäre, wenn du deinen Freund ständig und wegen seiner Macken kritisierst: Was schätzt du, wie lange diese Freundschaft hält? Picke dir doch mal irgendeinen Menschen raus, den du richtig doll magst und überlege ganz genau, ob derjenige nicht vielleicht auch ein paar Macken hat, die du eigentlich gar nicht leiden kannst. Es kann sein, dass du diese Fehler gar nicht wahrnimmst, weil du eben diesen Menschen ins Herz geschlossen hast, oder du lebst mit seinen Macken ohne zu murren, weil sie dir eben an diesem Menschen nicht so viel ausmachen? Die gleichen Macken an einer anderen Person würden dir vielleicht tierisch auf den Keks gehen – was aber ist mit deinen kleinen Schönheitsfehlern? Würdest du deine ‚Macken' nicht auch besser wegstecken, wenn du deinen Körper richtig mögen würdest?

Ist dir eigentlich klar, dass er dein BESTER Freund ist? Dieser Körper trägt dich durch dein ganzes Leben, er macht alles mit, was du ihm antust, er gleicht alles aus und macht das Beste daraus, selbst wenn du viele Dinge machst, die ihm nicht guttun und ihn krank machen. Dein Körper kämpft gegen jede Krankheit, gegen jeden Raubbau, gegen jeden Mangel.

Er tut alles, damit du dich in ihm wohl fühlst. Er ist immer für dich da, einen treueren und besseren Freund kannst du nirgends finden. Und was machst du im Gegenzug für ihn? Du beurteilst ihn allein danach, wie er aussieht! Aufmerksamkeit schenkst du ihm häufig nur, wenn er krank ist oder dir was an ihm nicht passt:

„Oh wie schrecklich, ich habe einen Pickel!"

„Mann, bin ich wieder verspannt!"

„Ich bin zu dick, ich muss unbedingt abnehmen!"
„Jetzt ist mir schon wieder ein Fingernagel abgebrochen!"
„Ich habe so Kopfweh, ich halte das nicht aus!"
„Meine Haare sind so glanzlos und brüchig!"
„Mir tun alle Knochen weh!"
„Ich habe Blähungen, das nervt!"
„Sch ... Rückenschmerzen!"

Dir fallen bestimmt noch viele Sätze ein, mit denen du so richtig schön gemein zu dir selbst sein kannst.

Versuche doch mal für jeden Punkt, der dich an dir stört, mindestens fünf positive Punkte zum Ausgleich zu suchen. Da dies gar nicht so einfach ist, überlegst du dir sicher beim nächsten Kritikpunkt ganz genau, ob er diese Kritik überhaupt wert ist.

Deinen Körper zu achten ist das mindeste, was du für ihn tun kannst. Mit deiner Liebe und Wertschätzung kannst du ihn in seiner täglichen Arbeit unterstützen. Er kann seine schweren Aufgaben viel leichter erledigen, wenn er weiß, dass du auf seiner Seite bist. Wenn er stattdessen immer nur zu hören bekommt: "Ich bin zu dick!", "Ich bin hässlich!", „Ich muss abspecken ...", dann belastet ihn das zusätzlich.

2. Kalorien sind ein alter Hut

Als logische Folge von dem ‚Nicht-mehr-Abspecken-Wollen' ist nun meine Bitte, auch die Bezeichnung *Kalorien* zu vergessen. Verabschiede dich von dem Kalorienzählmodell, auch wenn du es an jeder Ecke zu hören bekommst.

Ich weiß, das ist nicht einfach. Vermutlich hat jeder mindestens einmal im Leben die Phase durch, in der er über einen gewissen Zeitraum seine tägliche Kalorienzufuhr zusammengerechnet hat. Ich habe meine komplette Jugend mit Kalorienzählen verbracht und in meinem Zimmer hing eine riesige Kalorientabelle an der Wand, die ich auswendig kannte.

Inzwischen gibt es unzählige Apps, und ich kenne nicht wenige, die so ein Programm dauerhaft nutzen. Jeder Bissen wird dokumentiert, gleichzeitig auch jeder Schritt und alle Aktivitäten, die mit den aufgenommenen Kalorien verrechnet werden. Falls du so eine App besitzt: Schmeiß sie bitte vom Handy oder stelle sie zumindest für eine Weile stumm. Und zieh dein Fitness-Armband aus. Wenn du am Ende dieses Buches alles doof gefunden hast, was ich so schreibe, kannst du sie ja wieder aktivieren. Aber probiere bitte für eine Weile, ganz ohne Kalorienzählen auszukommen. Glaube mir, alleine schon diese ständige Überwachung aufzugeben, schenkt dir ein befreiendes Gefühl.

Dieser Rat mag dir vielleicht sehr ungewöhnlich vorkommen, doch dafür habe ich einen guten Grund: Die leidige Kalorienzählerei führt dich nur in die Irre, weil sie in keiner Weise die Qualität der Lebensmittel berücksichtigt. Die Funktion der Nahrungsmittel wird damit völlig ignoriert und auch das, was sie im Körper anrichten können.

Die offizielle Definition lautet nämlich: *„Eine Kalorie bedeutet die Menge Energie, die man braucht, um ein Kilo Wasser um ein Grad Celsius zu erwärmen."*

Dieser längst überholte Maßstab wurde vor 120 Jahren von dem Ernährungswissenschaftler Dr. Carl von Voit festgelegt und später von dem Amerikaner W. Atwater bekannt gemacht. Damals kam es nur auf den Energiegehalt der Nahrung an, weil man den menschlichen Körper als reinen ‚Verbrennungsmotor' ansah. Altvater zeigte sogar in einem Lebensmittelführer an, wie viel ‚Energie' für eine bestimmte Summe gekauft werden konnte. Aufgrund dieses Lebensmittelführers hatte man natürlich kein ‚wertloses' Obst und Gemüse mehr gegessen, weil man für viel weniger Geld das zigfache an Kalorien zum Beispiel in Form von Zucker oder Weißmehl erwerben konnte![3]

Erst viel später erkannte man, dass auch noch andere Inhaltsstoffe ohne Kalorien für das Leben unentbehrlich sind: Vitamine, Spurenelemente, Enzyme und viele andere Vitalstoffe wurden nach und nach entdeckt, und selbst heute kennen wir längst noch nicht alles, was wir zum Leben brauchen.

Heute ernähren wir uns genau umgekehrt: Wir leben im Überfluss und nehmen viel zu viel Energie auf – mehr, als wir verarbeiten können. Und um die Nahrungszufuhr in Grenzen zu halten, reduzieren wir Nahrungsmittel immer noch auf ihren Energiegehalt und achten nur auf deren Kalorien. Das macht keinen Sinn, selbst wenn dir unzählige Ernährungsberater, Ärzte, Diätbücher und Zeitschriften immer noch etwas anderes einreden wollen.

Professor Werner Kollath (1892-1970) hat bereits in den Vierzigerjahren(!) ein Buch veröffentlicht, das eine Ohrfeige der damals herrschenden Ernährungslehre war. In seinem Klassiker *„Die Ordnung unserer Nahrung"* betonte er, dass alle Ernährungsfragen, die nur Kalorien berücksichtigen, veraltet, unbrauchbar und irreführend seien. Es solle nicht nur der Nährstoffgehalt, sondern auch der Vitalstoffgehalt berücksichtigt werden.

Es ist verrückt, dass sich das Kalorienmodell so hartnäckig hält, denn ein großer Irrtum der alten Diätlehre auf Kalorienbasis ist doch inzwischen allgemein bekannt: Fett wurde mit Zucker verglichen, und dabei verlor das arme Fett haushoch: Ein Gramm Fett hat 9 Kalorien, ein Gramm Zucker nur 4. Daraus haben alle gefolgert: Zucker ist besser, denn im Vergleich zu Fett hat er viel weniger Kalorien.

Das war ein Fehlschluss mit schlimmen Folgen, wie wir heute wissen, denn der Zucker hat die Bevölkerung erst recht fett – und krank – gemacht.

3. Kohlenhydrate, Fette oder Proteine?

Ähnlich einseitig und sinnlos (aber noch genauso gängig) wie das Kalorienzählen ist die Berücksichtigung der Makro-Nährstoffe. Es gibt kaum eine Diät ohne den Blick auf *Kohlenhydrate, Fette und Proteine.*

Die einen schwören auf *Low-Carb*, die anderen auf *Low-Fat*, wieder andere auf eiweißreiche Ernährung oder Ähnlichem. Aber auch das kratzt nur an der Oberfläche und all diese Kostformen und Weisheiten kann man ganz einfach mit

„Thema verfehlt" zusammenfassen. Ja, du liest richtig, deshalb noch einmal: THEMA VERFEHLT!

Alle Ernährungsempfehlungen, die drei Nährstoffgruppen Kohlenhydrate, Fette und Proteine in Vordergrund stellen, picken sich dabei gerne einen Übeltäter heraus und heben dafür einen anderen Nährstoff in den Himmel. Jede Kostform hat ihre Anhänger, weil jede für sich ‚Erfolge' aufweisen kann. Erfolge meist im Sinne von Abnehmen, weil zu viel Gewicht immer noch als Hauptgrund für bestimmte Krankheiten gilt.

Low-Carb (heißt ‚wenig Kohlenhydrate' und wird auch *Keto-Kost* genannt) hat meines Wissens die größte Erfolgsquote beim Abnehmen – zumindest kurzfristig –, ist aber wegen des hohen Konsums an tierischem Eiweiß gesundheitlich sehr bedenklich. Höchstwahrscheinlich bewies dies auch, wenn auch unfreiwillig, der ‚Erfinder' der Low-Carb-Bewegung, Robert Atkins, der im Alter von 72 Jahren verstarb. Die Berichte des Leichenbeschauers lassen zumindest die Vermutung zu, dass er jahrelang an schweren Herzerkrankungen gelitten hat – ausgerechnet die Leiden, die seine ‚Diät' eigentlich verhindern sollte. Bis zu seinem Tod trat er leidenschaftlich für seine Ernährungsweise ein, und seine treuen Anhänger sind bis heute überzeugt, der arme Mann sei durch einen Sturz umgekommen.[4]

Inzwischen wissen wir, dass Eiweiß das Triebwerk für Wachstum darstellt. Der Schuss für Zellwachstum kann aber nach hinten losgehen, wenn es zum Beispiel um das Wachstum von Krebszellen geht. Und vorzeitig altern möchte ja auch niemand.

Es macht trotzdem keinen Sinn, das Eiweiß allgemein zu schlecht zu machen. Zu Recht am Pranger stehen nämlich nur die tierischen Eiweiße, die für Alterung und Krebswachstum verantwortlich sind. Die eher stiefmütterlich behandelten pflanzlichen Eiweiße hingegen fördern in jeglicher Hinsicht die Gesundheit. Auf diese Weise wird vieles in der Nahrung aus ihrem Zusammenhang gerissen und dann (je nach Bedarf) verteufelt oder hochgepriesen.

Kohlenhydrate sind inzwischen am meisten gefürchtet. Aber man kann doch nicht alles in einen Topf werfen: Es ist doch ein Unterschied, ob ich eine Karotte oder einen Zuckerwürfel esse! Wenn wir statt Fabrikzucker, Brot, Kartoffeln oder Obst nur ‚Kohlenhydrat' sagen, dann haben wir immer noch die überholte Denkart der alten Ernährungslehre im Kopf.

Der Wert einer Nahrung lässt sich nicht allein nach Eiweiß-Fett- oder Kohlenhydratgehalt beurteilen. Letztendlich sind diese Nährstoffe nur ‚Brennstoffe', quasi der Sprit für unseren Motor. Aber unser Körper ist kein Auto. Es darf einfach nicht die Frage sein: „Was ist (un)gesünder: Kohlenhydrate oder Fette? Viel oder wenig Eiweiß?", sondern die Frage muss lauten: „WOHER stammen diese Nährstoffe?"

Dieser einseitige Blick auf die Makro-Nährstoffe sollte deshalb endlich genauso ausdient haben wie das leidliche Kalorienzählen. Wenn ich künftig ‚Nährstoffe' erwähne, dann meine ich damit nicht die ‚Brennstoffe', denn wir brauchen uns keine Sorgen zu machen, dass wir nicht genügend davon erhalten – bei den Unmengen an Nahrung, die wir täglich aufnehmen. Ich werde mich nur noch den *Mikro-Nährstoffen* widmen, auf die ich später ausführlich eingehen werde.

4. Werde ich mein Leben noch genießen?

Ernährung ist für viele ein Reizthema: Wenn es ums Essen geht, sind wir alle hochemotional. Wir ernähren uns schon ein ganzes Leben lang auf die eine oder andere Weise, und daran wollen wir nur ungern etwas ändern. Alleine der Ausdruck ‚Ernährungsumstellung' ist mit so vielen negativen Energien behaftet, dass viele sofort dichtmachen. Kaum denken wir an Verzicht, kriegen wir Bammel.

Ich stoße oft auf angriffslustiges Verhalten, wenn das Thema auf den Tisch kommt und ich erinnere mich, dass ich früher ähnlich hitzig reagiert habe. Meine eigene Besorgnis bezüglich ‚gesunder Lebensführung' war in etwa so: *„Ich wer-*

de keinen Genuss mehr im Leben haben. Ich werde keine Freude und keinen Spaß mehr haben. Das Leben wird langweilig, ICH werde langweilig. Ich werde alle meine Freunde verlieren. Ich werde vielleicht länger leben, aber dafür einsam und unglücklich sterben …"

Als ich begann, dieses Buch zu schreiben, war ich unsicher, wie ich das Thema ‚Ernährungsumstellung' überhaupt beginnen soll, ohne meine Leser gleich abzuschrecken. Sobald eine Veränderung zur Sprache kommt, bekommen wir es mit der Angst zu tun, uns fallen alle Lieblingsspeisen ein, die gemütlichen Grillabende, Partys mit tollem Buffet. Allgemeiner großer Aufschrei: „Auf gutes Essen verzichten? Niemals!". Dabei sind wir uns gar nicht einig, was ‚gutes Essen' überhaupt ist. Wir wollen darüber aber auch nicht belehrt werden, denn wir halten gutes Essen für das, was wir gerne essen.

Geschmack ist zwar trainierbar, individuell verschieden und stark von unserer Herkunft abhängig, doch niemand kann sich wirklich vorstellen, dass sich Geschmäcker auch in die Richtung ‚gesundes Essen' entwickeln und ändern können. Liegt es daran, dass wir so derart starr geprägt worden sind, dass wir andere und neue Möglichkeiten gar nicht in Betracht ziehen wollen?

Eine Erklärung könnte sein: Es geht eigentlich um die Mutterliebe und um stark verankerte Kindeserfahrungen. Dies sind Muster, die im Hintergrund ablaufen. Über die Verbindung zur Mutter sind wir alle angreifbar. Wenn wir unsere Ernährung in Frage stellen, sie radikal ändern wollen, oder zumindest fühlen, dass wir das eigentlich tun müssten, geraten wir in einen unbewussten Konflikt.

Der Bruch mit der gewohnten Ernährungsweise ist immer auch ein gewisser Ablöseprozess von den Eltern. Wenn wir uns heute völlig anders ernähren als damals – kritisieren wir damit rückwirkend unsere Eltern und stellen ihre Kompetenz in Frage. Kein Wunder, dass uns dies gleich in eine ablehnende Haltung bringt. Prägung ist eine Art der Gehirnwäsche, aber natürlich geschieht das nicht böswillig.

Um es zu erklären, nehme ich Raucher als Beispiel: Der einzige Grund, warum ein Mensch überhaupt anfängt zu rauchen, sind die vielen Raucher, die es bereits gibt. Selbst wenn dich jemand vor dem Rauchen warnt und dir aufzählt, wie ungesund und schlecht das Rauchen ist, so wirst du ihm kaum glauben: „So schlimm kann das alles doch gar nicht sein, sonst würde doch niemand rauchen. Was ist denn da dran, dass so viele Leute rauchen? Irgendwas Reizvolles muss es doch sein ...?"

Beim Essen ist es genauso: Wir bekommen von Anfang an vorgelebt, was der Mensch allgemein so isst: Schnitzel mit Pommes, Marmeladenbrötchen, Gemüseauflauf, Gulasch mit Spätzle oder Pfannkuchen – natürlich ist das für uns ‚normal'. Wir sehen die Speisekarte eines Restaurants oder das Sortiment im Supermarkt an und denken: „Das kann doch nicht alles schlecht für uns sein, oder? Es kann doch nicht sein, dass all dieses Essen uns in Wirklichkeit krank macht, oder? Was die Mehrheit tut, kann doch nicht falsch sein, oder?"

Oder???

Übrigens waren meine eigenen anfänglichen Bedenken bezüglich der Nahrungsumstellung völlig unbegründet. Auch wenn meine Ernährung so gut wie nichts mehr mit dem Essverhalten, das ich mein Leben lang an den Tag gelegt hatte, zu tun hat, so habe ich heute MEHR Spaß am Leben, MEHR Freude am Essen und MEHR Genuss. Ich fühle mich einfach wohler in meiner Haut. Und dabei werde ich mit Sicherheit länger leben und bis ins Alter gesund sein.

All diese Veränderungen konnte ich gut in mein ‚altes' Leben einbauen. Auch wenn ich ein paar verstaubte und lästige Gewohnheiten abgelegt habe, bin ich im Großen und Ganzen geblieben, wie ich bin.

Ich hoffe, das kann dich in dieser Hinsicht etwas beruhigen. Die Angst vor Veränderung ist typisch Mensch: Wir schreien alle nach Veränderung, doch niemand will zuerst bei sich selbst anfangen. Wir suchen gerne Ausreden oder vergleichen uns mit anderen, die auch nichts tun, und schon wird das eigene Vorhaben wieder aufgeschoben. Bitte lasse dich nicht entmutigen und bleibe auf deinem Weg.

Als nächstes geht es um das WIE. Ich nehme an, dass du dich fragst: „Aber wie soll ich mich denn nun ernähren, wenn ich gesund leben will? Was braucht mein Körper wirklich und was schadet ihm?“

Wie finde ich die geeignete Ernährung für mich?

Ich glaube, einer der Gründe, warum wir schnell aufgeben oder uns erst gar nicht um gesunde Ernährung kümmern, ist die Tatsache, dass wir gar nicht wirklich wissen, wie das überhaupt gehen soll. Es bringt uns ja keiner bei.

Wir machen vieles, von dem wir glauben, das sei ‚gesund‘, und dabei ist das gar nicht so. Noch schlimmer ist, dass wir vieles machen, was uns richtig krank macht, aber so deutlich sagt uns das niemand. Es wimmelt da draußen nur so von Ernährungsmythen, die unserem Körper erheblich schaden können, und diese Märchen finden immer wieder Anhänger.

Bei der Frage, was du denn am besten essen sollst, bist du völlig auf dich alleine gestellt. Je tiefer du gräbst, umso mehr wirst du verzweifeln, denn es gibt eine Fülle von widersprüchlichen Antworten.

Alte, aber falsche Ernährungsweisheiten halten sich immer noch sehr hartnäckig, und leider sorgen die Werbung und der wirtschaftliche Einfluss dafür, dass dies auch so bleibt.

Als meine Kinder klein waren, habe ich die gängige Ernährungspyramide in 3D zusammengebastelt und gut sichtbar in die Küche gestellt. So wollte ich ihnen beibringen, was gesunde Ernährung ist. Dass diese Ernährungspyramide eigentlich ein schlechter Witz ist, wusste ich damals noch nicht. Schon lange wird Druck auf die Politik ausgeübt, dass sie endlich ihre Ernährungsempfehlungen überarbeitet, doch bedauerlicherweise steht hier viel Lobbyarbeit im Wege.

Wir haben leider gelernt, uns von unserem Körper abzuspalten und oberflächlich zu denken und zu handeln. Aber gerade beim Essen ist es wichtig, hineinzuhorchen. Unser Körper zeigt uns ständig, welche Nahrung er für seine Gesundheit und folglich für unser Wohlbefinden braucht. Wir bemerken es nur nicht mehr. Unsere Vorfahren konnten das noch. Wir müssen unbedingt wieder lernen, auf die Signale zu achten, denn nur mit dem richtigen Essen können wir auch wirkliche Sättigung erfahren.

‚Satt sein' bedeutete für mich immer ‚vollgestopft sein'. Satt war ich also erst, wenn nichts mehr reinging. Hörte ich vorher mit dem Essen aus Vernunftgründen auf, dann immer mit einem leichten Bedauern. Inzwischen habe ich gelernt, dass es eine ganz andere Sättigung gibt, und das ist ein völlig anderes, ja sogar neues Gefühl, das ich bisher nicht kannte: Ein Gefühl des Sattseins, wenn der KÖRPER signalisiert, dass ER gesättigt ist. Wenn alle Zellen meines Körpers mit einer ausgewogenen Mischung an lebenswichtigen Nährstoffen, Mineralien, Vitaminen, Enzymen, sekundären Pflanzenstoffen und Vitalstoffen aufgefüllt sind, dann habe ich das Zufriedenheitsgefühl, das ich bisher immer beim Essen vermisste.

Auch wenn jede Veränderung anfangs schwer ist, so sollte im Vorfeld wenigstens ein Licht zu sehen sein. Dieses Lichtlein heißt: Wohlgefühl. Wenn dein Körper erlebt, dass er alles hat, was er braucht, dann hast du deine Ernährung gefunden. Sie zeigt sich dadurch, dass du über dieses Thema gar nicht mehr nachdenken musst. Solange du noch Gelüste auf ‚verbotene' oder ungesunde Nahrungsmittel hast und du immer noch Willen und Disziplin aufbringen musst, um deine gewählte Ernährungsweise ‚durchzuhalten', bist du noch nicht auf dem richtigen Weg. Entbehrung und Verzicht können nicht die Lösung sein.

Wenn du eine Weile eine Kostform ausprobiert hast, wird dir dein Körper sehr deutlich sagen, ob er mit dieser Ernährung weitermachen will. Dein Genussempfinden wird sich verändern. Du musst es nur zulassen und auf die Weisheit deines Körpers vertrauen.

Die Psycho-Diät

In den Siebzigern hat das amerikanische Ehepaar Leonard und Lillian Pearson die *Psycho-Diät* entwickelt. Die Ansätze finde ich spannend: Bei der Psycho-Diät sollst du bei der Essensauswahl auf dein Gefühl hören und dich mit den Nahrungsmitteln auseinandersetzen. Dabei wird ‚summendes' Essen von ‚winkendem' Essen unterschieden: Die *winkenden* Nahrungsmittel versuchen durch Farbe, Verpackung, Geruch, oder Werbung auf sich aufmerksam zu machen. Diese Produkte haben keinerlei Nutzen für unseren Körper, sondern manipulieren unser Verlangen mit ihren äußeren Reizen. Ein schönes Bespiel für *winkendes* Essen ist, wenn du an einer Bäckerei vorbeiläufst, dir der Duft in die Nase weht und du dann total Bock auf eine warme Brezel bekommst. Da hat eine Brezel gewunken. Ich stelle mir das gerne bildlich vor: So eine Brezel, die wild mit den Armen rudert und ruft: "Ich, ich, iiiiich!!!", wie ein Marktschreier auf dem Hamburger Fischmarkt. Die Vorstellung ist wirklich lustig, nebenbei ist dann auch der Bann wieder gebrochen und ich muss die Brezel nicht mehr unbedingt haben.

Summende Lebensmittel sind essenziell. Du findest sie am besten heraus, wenn du mit geschlossenen Augen langsam an einem Buffet entlangläufst und versuchst, sie zu ‚spüren'. Es fühlt sich an, als summen diese Lebensmittel leise vor sich hin. Das, was deinem Körper guttut, möchtest du dann haben – und das ist niemals der *winkende* Schweinebraten mit Knödeln.

Winkendes Essen ist furchtbar aufdringlich. Es rennt hinter dir her wie ein Verkäufer auf einem orientalischen Basar oder zupft permanent an deiner Jacke wie ein quengelndes Kleinkind.

Es ist sehr hilfreich, Essen in diese beiden Kategorien einzuteilen, um die *winkenden* Nahrungsmittel zu entlarven. Ich schaffe es damit oft, diesen ‚Zauber' zu brechen. Wenn mir das *winkende* Essen bewusst wird und ich merke, dass ich mal wieder darauf hereingefallen war, kann ich viel leichter davon lassen.

Natürlich spielt auch die Sucht nach dem falschen Essen eine Rolle, darauf werde ich später noch näher eingehen.

Die Bücher zur Psycho-Diät werden schon lange nicht mehr aufgelegt und können nur noch über ein Antiquariat ergattert werden. Ein Hit wurde diese Diät nicht wirklich, aber wenigstens hat sie keinen Schaden angerichtet.

Ich nehme mal an, das mit dem ‚Reinspüren' ist nicht jedermanns Sache gewesen. Was soll man schon dagegen tun, wenn man sich einbildet, Schokolade oder Nudeln haben gesummt ...?

Teil II: Die Wahrheit über unser Essen

Die Biografie meiner Gesundheit, Teil 2

„Meine Ernährung erlebte ihre erste große Reform, als ich mit Mitte 20 einen Arbeitsplatz in einem mittelständigen Betrieb annahm, der eine eigene Kantine hatte.

Ich wurde der größte Fan unseres Kochs, denn endlich aß ich einmal am Tag ‚was Anständiges'. Vorher hatte ich mich hauptsächlich von Brot oder Brötchen mit einem Belag aus Wurstwaren ernährt. Wenn ich mir etwas kochte, dann war ich ohne Fix-Produktpulver nicht lebensfähig, oder ich wich auf Tiefkühl- oder Konservenkost aus. Frisches Gemüse hatte Seltenheitswert, ganz wie zu Hause.

Als frisch gebackener und glücklicher Nichtraucher nahm ich mir nach dem Motto „One Apple a day, keeps the doctor away" vor, mehr Obst zu essen. Ich hatte irgendwo gelesen, dass ein leerer Magen Obst am besten aufnehmen kann. Zuvor hatte ich Obst – wenn überhaupt – als Nachtisch gegessen; dass diese Reihenfolge aus gesundheitlicher Sicht ungünstig ist, war mir vorher nicht klar.

Von nun an bestand mein Frühstücksessen ausschließlich aus frischem Obst. Diese Umstellung war kein Problem für mich, auch wenn es gewöhnungsbedürftig erscheint, Kaffee zum Obst zu trinken.

Seit über zwanzig Jahren esse ich nun jeden Morgen auf nüchternen Magen ausschließlich Früchte, mindestens fünf verschiedene Teile. In der Regel brauche ich sonst nichts bis zum Mittagessen, und dies praktiziere ich bis heute. Auch außerhalb der Routine klappt das super; im Urlaub oder wenn ich unterwegs bin, habe ich immer ein Obstmesser dabei. Selbst wenn sich durch eine Einladung oder Ähnliches ein ‚herkömmliches' Frühstück anbietet, so esse ich mein Obst eben vorher und achte darauf, dass mindestens eine halbe Stunde verstrichen ist, bevor ich etwas anderes esse.

Mein Gesundheitszustand besserte sich. In meiner Jugend war ich ständig erkältet und verschleimt, mich plagten oft solche Geschichten wie Mittelohr- , Nasennebenhöhlen- oder Bindehautentzündungen, Pilzinfektionen, Herpes, Magenschleimhautentzündungen, Kopfschmerzen und Käsefüße.

Zu meiner Überraschung hatten sich meine Käsefüße mit dieser Umstellung ziemlich schnell verabschiedet und ich hatte seither keine chronischen Entzündungen oder Pilzinfektionen mehr.

Erst vor ein paar Jahren erfuhr ich, dass nur Kinder viel Obst essen und Erwachsene eher Gemüse zu sich nehmen sollten. Leider kenne ich niemanden außer mir, der so viel Obst über einen langen Zeitraum regelmäßig gegessen hat, aber ich kenne nicht wenige, die jegliches Obst inzwischen meiden, weil sie keinen Zucker (in Form von Fruchtzucker, also Fruktose) verzehren wollen. Nicht, dass sie eine Fruktose-Intoleranz hätten, sondern weil sie gehört haben, dass Fruktose schädlich sei. Das stimmt zwar, doch lässt sich beispielsweise billiger Fruktose-Mais-Sirup, der industriell gefertigt und massenweise in unser Essen gekippt wird, wirklich mit frischem Obst über einen Kamm scheren? Natürlich ist die Fruktose chemisch gesehen die gleiche, aber ich kann mir nicht vorstellen, dass der Körper sie genauso behandelt. Schließlich hat sich die Natur etwas dabei gedacht, wenn sie so herrlich duftende und schmeckende Früchte in strahlenden und einladenden Farben hervorbringt. Die Früchte sollen von Mensch und Tier gegessen werden, damit die Samen verbreitet werden können.

Natürlich ist das heutige hochgezüchtete Obst ein anderes, als die Natur vorgesehen hat. Es ist leider üblich in unserer Zeit, Obst, das auf ausgelaugten und gedüngten Böden wächst, unreif zu ernten und das ‚Nachreifen' zu steuern. Trotzdem finde ich frisches Bio-Obst immer noch besser als ein Marmeladenbrötchen zum Frühstück.

Allerdings hatte ich anfangs einen großen Fehler gemacht: Mir wurde beigebracht, dass ich ohne Frühstück nicht das Haus verlassen sollte. Deshalb aß ich morgens brav mein Obst und putzte mir anschließend die Zähne. Bei der Vorsorgeuntersu-

chung, etwa ein Dreivierteljahr später, war mein Zahnarzt entsetzt, denn mein Zahnschmelz war stark angegriffen. Zum Glück kamen wir sehr schnell auf das Obst zu sprechen, und so erklärte er mir, dass die Obstsäuren den Zahnschmelz aufweichen; wenn ich ihm dann mit der Bürste zuleibe rücke, trage ich ihn Schicht für Schicht ab. Seitdem putze zuerst meine Zähne und esse dann das Obst, und danach trinke und gurgle ich kohlesäurefreies Wasser. Seither hat sich mein Zahnschmelz wieder erholt.

Zu einem ‚Genussmenschen' wurde ich erst mit 31, nachdem mir mein jetziger Mann über den Weg gelaufen ist. Essen war für mich bisher nur ‚Nahrungsaufnahme'. Wenn es gut schmeckte, dann stopfte ich mir eben viel davon hinein, und dies hielt ich für Genuss. Bereits bei unserem ersten Date wickelte mich mein Mann um den Finger, weil er mich bekochte. Er zauberte eine frische Tomatensoße zu den Spaghetti, ganz ohne Pülverchen aus dem Beutel. Ich lernte sofort, den wahren Genuss zu schätzen: Von nun an wurde das Essen zelebriert und nicht nur einfach hineingeschoben.

Die Zeit, in der unsere beiden Kinder klein waren, war wunderschön, aber auch sehr kraftraubend. Das Leben als berufstätige Muma war anstrengend – und abends war die Couch sooooo bequem. Wenn ich den Tag über alles erledigt hatte, was erledigt werden musste, wollte ich abends nur noch meine Ruhe haben – wer kennt das nicht? Meinem Mann ging es genauso. Aber sollte das denn wirklich alles gewesen sein?

Mit Anfang 40 fühlte ich mich ziemlich ‚verbraucht': Ich war unbeweglich, etwas kränklich und meistens faul, mit einem BMI knapp über dem Normbereich, Kleidergröße 42. Es zwickte hier, es zwickte da, Kreuzschmerzen und Kopfschmerzen waren Alltag, Ibuprofen lag hoch im Kurs. Boah, die Knie, der Nacken, der Rücken ... Eine leise Stimme: „Ich muss was tun ...", meldete sich und wurde immer lauter.

Bei meinem Mann machte es zuerst KLICK. Irgendwann hatte er die Nase voll von den ständigen Arztbesuchen und dem steigenden Übergewicht und machte sich auf in den Wald, zum Walken und später zum Joggen. Ich beneidete ihn darum, hatte gleichzeitig aber Null Bock, es ihm gleich zu tun. Laufen bzw. Walken war nicht mein Ding; der Zeitaufwand im Verhältnis zum ‚Nutzen' war mir einfach zu gering. Mein Ego fragte frech: „Wofür brauche ich Ausdauer? Ich bin nicht auf der Flucht und mein Essen muss ich auch nicht mehr jagen!"

Für meinen Mann jedoch war es genau das Richtige. Schon bald lief er mehrmals die Woche Halbmarathon-Strecken, lernte ‚seinen Wald' immer genauer kennen, war total glücklich und leuchtete regelrecht, wenn er von seinem Lauftraining zurückkam.

Ich freute mich wirklich sehr für ihn, doch gleichzeitig fühlte ich mich immer unwohler in meiner Haut und war deprimiert, dass ich selber nicht den Hintern hochbekommen konnte.

Das Universum hatte irgendwann Mitleid mit mir. Zwischen Weihnachten und Neujahr ging das richtige Türchen für mich auf: Durch eine Fernsehsendung kam ich zu einem Selbstversuch, ein viertel Jahr lang Yoga, täglich und das mindestens 15 Minuten, zu praktizieren.

Es wurde die Geschichte einer Frau erzählt, die es mit dieser Challenge aus ihrer Bequemlichkeitssuppe heraus geschafft hat. Es saß eine glückliche, topfitte, strahlend aussehende Frau auf dieser Couch, die ich nur bewundern konnte. Am meisten überzeugte mich ihr Argument: Yoga kannst du immer und überall machen. Einfach eine Matte ausrollen und loslegen. Eine Viertelstunde Zeit am Tag sollte für die eigene Gesundheit drin sein, dafür gibt es keine Ausrede. Täglich zu trainieren hat den Vorteil, dass du es nicht auf den nächsten Tag verschieben kannst.

Ich wusste nicht einmal genau, was Yoga überhaupt ist und hatte das Bild vor Augen, wie man herumliegt und atmet, oder sich unter ganz viel OM grotesk verbiegt. Ich nahm mir trotzdem vor, diese Yoga-Challenge nachzumachen, kaufte mir eine Matte und eine Yoga-DVD; ein Programm ohne Meditation oder Körperreisen, denn ich wollte mich bewegen und besser fühlen, sonst nichts. Für Spirituelles oder Abgehobenes war ich einfach noch nicht bereit.

Direkt nach Weihnachten hatte ich gestartet. Die maßlose Völlerei in Kombination mit fleißigem Nichtstun während der

Feiertage hatte ich so satt, dass ich mich richtig auf diese Veränderung freute.

Am Anfang kam ich bei den Sonnengrüßen noch nicht richtig mit, denn die Atmung, kombiniert mit den Bewegungen, bereitete mir Schwierigkeiten. Doch das klappte von Tag zu Tag besser. In den ersten Wochen schwitzte und japste ich bereits nach zehn Minuten. Immer, wenn die Sprecherin, sagte: „So, wir sind mobilisiert und aufgewärmt, jetzt können wir beginnen ...", wünschte ich mir ein Sauerstoffzelt und war schon wieder reif für die Couch. Meine Speckrollen waren bei den meisten Körperhaltungen im Weg, und den großartigen Ausdruck ‚Weichteilsperre' habe ich bis heute nicht vergessen.

Ich hatte in den ersten Wochen unglaublichen Muskelkater und spürte jede Faser meines Körpers. Das änderte sich aber schnell, ich fand bald meinen ‚Flow' und es fiel mir immer leichter, dieses Programm durchzustehen. Bei 15 Minuten blieb es so gut wie nie. Ich übte fast täglich den kompletten Ablauf und machte rasend schnelle Fortschritte. Ich merkte es zunächst an der Beweglichkeit und etwas später an der Kraft und Ausdauer.

Nachdem ich etwa 2 Monate lang mein tägliches Yoga durchgezogen hatte, ist mir zum ersten Mal aufgefallen, dass sich etwas Großartiges verändert hat: Ich hatte die Lust auf Süßkram verloren. Das zeigte sich ganz besonders im Februar, knapp 8 Wochen nach meinem Start. In diesem Monat haben fünf Kollegen Geburtstag, so wurde ständig Kuchen und süßer Knabberkram aufgefahren. Normalerweise hätte ich mich durch alle Kuchensorten durchgenascht, doch nun stand ich emotionslos vor diesen Leckereien und dachte mir: „Hm. Eigentlich habe ich gar keine Lust darauf, komisch."

Im Supermarkt zog es mich immer magisch in die Obst- und Gemüseabteilung, dort fühlte ich mich wie zuhause. Es kam mir so vor, als wäre das körpereigene GPS auf ‚gesund' eingestellt, ohne dass ich etwas entbehren musste. Dinge, für die ich so lange eine Vorliebe hatte, schmeckten überhaupt nicht mehr. Dazu zählen zum Beispiel Marshmallows, Gummibärchen, alle Limonaden oder Eistees und generell alles, was viel zu süß schmeckt.

Nach dem Vierteljahr hätte ich mir niemals vorstellen können, wieder aufzuhören, denn Yoga war zu einem Teil meines Lebens geworden. Mein Herz hängt am Power-Yoga, eine sehr sportliche Variante, bei der ich nach einer Session das Gefühl habe, ordentlich was getan zu haben.

Dass ich so irre viel abnahm, kriegte ich selber gar nicht richtig mit, ich merkte es nur an den Klamotten und dass mein Mann schwärmte, ich sei so ‚fest' geworden. Innerhalb kürzester Zeit modellierte sich meine Figur um, ich hatte plötzlich wieder eine Taille und meine ‚Fledermausärmel' waren verschwunden. Was den Rücken angeht: Ich kann mich heute gar nicht mehr erinnern, wann ich das letzte Mal Rückenschmerzen hatte ...!

Eigentlich wurde alles schlagartig besser, nachdem ich Yoga für mich entdeckt hatte. Ich ging wieder gerne ins Schwimmbad oder unternahm mit meiner Familie Radtouren und Wanderungen. Unser Freundesreis verwandelte sich, wir waren nun mit aktiven und positiven Menschen unterwegs, statt uns wie früher immer mit den gleichen Leuten zum Sitzen, Essen, Trinken und Rumhetzen zu treffen. Unsere Picknicks wurden legendär, wir lernten Plätze in unserer wunderschönen Pfalz kennen, die wir vorher noch nie gesehen hatten.

Mittlerweile habe ich eine Ausbildung zur Yogalehrerin absolviert und unterrichte 2 bis 3 Mal in der Woche. Nach dieser Ausbildung hatte ich aber immer noch nicht genug: Ich machte meinen Trainerschein für Fitness und Gesundheit und besuchte unzählige Workshops, darunter auch Pilates und Aerobic. Außerdem liebe ich es, Sport-Conventions zu besuchen.

Als eine gute Freundin die Diagnose Darmkrebs erhielt, traf mich das wie ein Schlag. Gesundheit war für mich vorher etwas Selbstverständliches, so dass ich eigentlich nur daran dachte, wenn ich sie gerade mal nicht hatte. Meine Freundin hat über drei Jahre lang tapfer gekämpft und fand leider kein schönes Ende. Sie fehlt mir. Ich bin froh und dankbar, gesund zu sein und einen Körper zu haben, der mich bis heute so treu und tapfer durch mein chaotisches Leben getragen hat – und trotz dieses Lebenswandels immer noch gesund ist. Durch Yoga habe ich gelernt, meinen Körper wieder zu lieben und zu wertschätzen, und seit der Krankheit meiner Freundin ließ mich das Thema ‚Gesundheit' nicht mehr los.

Auch wenn ich mich prima fühlte, wollte ich meinen Körper gerne mit der ‚richtigen' Nahrung unterstützen. Doch was ist die ‚richtige' Nahrung? Was ist wirklich gesund? Diese einfachen Fragen sind heute so gnadenlos kompliziert geworden.

Da gibt es solche Sätze wie: „Iss nichts, was deine Oma nicht als Essen erkannt hätte!" Dieser Satz gilt wohl eher für die Älteren unter uns, die noch kochende Omas hatten. Das ‚gute alte Wissen' ist leider gerade dabei, auszusterben.

Es heißt so ähnlich: „Esse nur Lebensmittel, bei denen du noch erkennen kannst, was es einmal war", oder: „Je mehr Inhaltsstoffe auf einer Verpackung aufgelistet sind, desto ungesünder ist das Essen, das drin ist." Mit all diesen Aussagen konnte ich jedoch nichts anfangen. Wie soll das denn gehen? Was ist denn bitte schön mit Pizza oder Schnitzel, Leberknödel, Joghurt oder Brot???

Bei uns stand zwar viel Obst und Gemüse auf dem Speiseplan, aber der Rest war dann doch nicht mehr so richtig als Lebensmittel erkennbar und die Zutatenlisten waren auch alles andere als kurz. Doch was soll man denn tun? Irgendwas müssen wir doch schließlich essen ...?"

-Fortsetzung folgt-

5. Was ist ‚falsches Essen'?

Mit dem *winkenden* Essen hast du bereits eine kleine Vorstellung davon bekommen, was ich mit ‚falschem Essen' meine. Ich verstehe dieses ‚falsch' im Sinne von ‚nicht artgerecht'. Eigentlich mag ich keine negativen Bewertungen, deshalb möchte ich diese Ausdrücke austauschen, sobald ich dir erklärt habe, was ich unter ‚nicht artgerechtem Essen' verstehe.

Um es vorweg zu nehmen: Auch wenn du künftig etwas isst, das ich als ‚falsch' oder ‚nicht artgerecht' bezeichne, so ist das in Ordnung. Bitte kein schlechtes Gewissen – niemals!

Ich werde dir zeigen, wie du mit solchem Essen umgehen kannst, ohne ganz darauf zu verzichten. Dein Ego braucht schließlich auch Futter, doch darauf komme ich später zurück.

Nicht artgerecht

Wenn wir von ‚artgerecht' sprechen, dann meinen wir vor allem die Haltung von Haus- oder Wildtieren in Gefangenschaft. Ich selbst habe Hunde, Schildkröten und Fische, und für meine Lieblinge tue ich alles, damit es ihnen gut geht.

Beim Füttern hatte ich bei den Schildkröten jedoch anfangs große Fehler gemacht. Sie nahmen das Schildkrötenfutter in Trockenpellets einfach nicht an, stattdessen stürzten sie sich auf Salat und Gurken. Natürlich wollte ich ihnen Gutes tun und gab ihnen, was sie so sehr mochten. Mit dem Ergebnis, dass sie explosionsartig wuchsen, so schnell, dass sich die Panzer verformten, an der Seite eindellten und sich oben Auswuchtungen bildeten. Nach ein paar Jahren hatten wir eine Schildkrötenexpertin zu Besuch, die entsetzt von meinen Tieren war und mich mit einer heftigen Standpauke versah. Sie erklärte: Auch wenn meine Kröten gesund waren im Sinne von ‚keine Krankheiten aufweisen', so zeigte die Deformation der Panzer, dass sie in einem schlechten Gesundheitszustand waren. Mit der richtigen und maßvollen Fütterung durch frische Wildkräuter wächst der Panzer langsamer und das Tier bleibt gesund. Eine gesunde Schildkröte hat einen glatten, gleichmäßigen Panzer.

Das nahm ich mir zu Herzen, sammelte von nun an Wildkräuter, und nach ein paar Jahren verformten sich die Panzer meiner Schildkröten und die Auswölbungen gingen zurück. Sie wuchsen auch längst nicht mehr so schnell. Ich fand das sehr erstaunlich.

Über Hunde weiß ich Ähnliches zu berichten: Beim Gassigehen traf ich vor Jahren eine Frau, die mir völlig unaufgefordert ein Geschäft empfahl, das artgerechtes (rohes) Futter für Hunde anbietet, sogenanntes *BARF*. Sie schwor darauf: Ihr Hund sei viel fitter und agiler, Fell und Augen glänzen, und der Hund erfreue sich seiner Gesundheit bis ins hohe Alter. Die höheren Futterkosten wögen die gesparten Tierarztkosten wieder auf. Glänzendes Fell ... und was machen wir Menschen, damit unsere Haare glänzen? Wir wechseln das Shampoo oder sprühen und irgendwas ins Haar. Wenn es um unsere Lieblinge geht, so achten wir gerne auf ihre Ernährung, aber wenn es um uns selbst geht ...? Natürlich bekommen unsere Hunde nun auch BARF-Futter.

Allerdings muss ich berichten, dass ausgerechnet diese beiden Damen, die mich beschworen haben, meine Lieblinge artgerecht zu füttern, selbst stark übergewichtig waren und alles andere als fit und gesund aussahen. Da haben sie etwas ganz Wichtiges leider doch nur zur Hälfte verstanden, oder?

Zurück zum artgerechten Futter: Wildtiere (die der Mensch in Ruhe lässt) leiden weder an ‚Alterserscheinungen' noch an Zivilisations- oder Degenerationskrankheiten.

Vor Längerem las ich einen Bericht über wilde Schwarzbären in amerikanischen Naturparks, die regelmäßig Abfalleimer plünderten, wenn sie mit Essensresten vollgestopft sind. Sie wurden nicht nur ein bisschen fetter, sie verdoppelten sogar ihr Gewicht. Sie starben früher und nicht nur das: In ihrem viel kürzeren Leben bekamen sie Krankheiten, die ihre wildlebenden Artgenossen nicht kennen. Sie litten unter den gleichen ‚Volkskrankheiten', die uns Menschen plagen. Das fand ich ziemlich gruselig.

Was verstehen wir eigentlich unter ‚Zivilisationskost'? Ich wette, die meisten denken dabei an Fastfood wie Hamburger, Pizza oder Mikrowellenfutter und sind beruhigt: „Na, von dem Zeug esse ich doch gar nicht so viel ... nur ab und zu ..." Aber Zivilisationskost ist nicht nur Fastfood, sondern steht ganz allgemein für die Ernährung von heute.

Bist du nun bereit für die Wahrheit?

Rote oder blaue Pille?

Weißt du, was ein *Arschengel* ist? Jeder Arschengel überbringt eine Botschaft, ein Geschenk. Allerdings ist es nicht immer einfach, diese Botschaft zu hören, weil Wut, Ärger, Scham oder Schuldgefühle sie überdecken. Auch wenn es sich anfühlt, als wären Arschengel böse, so sind sie eigentlich sehr hilfreich.

Ab jetzt werde ich dein Arschengel sein.

Bitte vertraue mir, auch wenn wir nun zum ungemütlichen Teil dieses Buches kommen. Ungemütlich deshalb, weil ich jetzt Dinge schreibe, die dir im wahrsten Sinne des Wortes nicht ‚schmecken' werden. Ungemütlich deshalb, weil du Dinge erfährst, über die du dir vielleicht noch nie Gedanken gemacht hast. Ungemütlich deshalb, weil nach dem Lesen dieses Abschnittes dein Handeln gefragt ist.

Nichts wird mehr sein, wie es war. Klingt dramatisch, gell? Das soll es auch sein, denn ich hole dich jetzt aus der Matrix heraus: Kannst du dich an den Film „Matrix" mit Keanu Reeves erinnern? Morpheus hält jeweils eine blaue und eine rote Pille in der Hand, bietet sie Neo an und sagt: *„Wenn du die blaue Pille nimmst, dann endet die Geschichte hier: Du wirst in deinem Bett aufwachen und glauben, was immer du glauben möchtest. Nimmst du die rote Pille, dann bleibst du im Wunderland, und ich zeige dir, wie tief der Kaninchenbau geht."* Neo zögert nicht lange, er will es wissen und schluckt die rote Pille.

So wird es mit diesem Buch sein: Plötzlich erfährst du eine Wahrheit, die du vielleicht gar nicht hören wolltest. Und dann MUSST du etwas tun, denn wenn du die Wahrheit erst einmal kennst, gibt es kein Zurück mehr. Die Tür zur ‚bewussten Inkompetenz' ist dann für immer verschlossen, vorbei die Ausrede: „Ich habe es ja nicht besser gewusst ..."

Was du einmal weißt, verschwindet nicht wieder aus deinem Kopf. Aber keine Sorge: Es wird gar nicht so schlimm, wie es Neo erging, nachdem er die Rote Pille geschluckt hat. Auf keinen Fall sitzt du dann im grauen Hemd in einem Raumschiff, das durch die Unterwelt düst, löffelst ungenießbaren Brei und kämpfst gegen Maschinen.

Ich werde dir wunderbare Alternativen zeigen, so dass du dein altes Leben nicht vermissen wirst. Ich werde dir Lösungsansätze anbieten, mit denen du dir deine geeignete Ernährung zusammenbasteln kannst. Du wirst kopfschüttelnd durch einen Supermarkt gehen und all die Fallen, denen du früher nur zu gerne auf den Leim gegangen bist, lächelnd umschiffen. Du wirst dich rundherum wohlfühlen, weil dein Körper zu deinem besten Freund geworden ist.

Wenn du nicht bereit bist zu handeln und etwas zu ändern, so schlucke lieber die blaue Pille und lege das Buch jetzt weg. Nimm es zu einem späteren Zeitpunkt noch einmal in die Hand oder verschenke es (mit der Option, dass du es dir vielleicht irgendwann zurückholen darfst).

Wenn du die rote Pille nimmst, wird sich einiges in deinem Leben ändern, aber ist es nicht vielleicht genau das, wonach du dich schon eine ganze Weile sehnst? Schau in den Spiegel und sei ehrlich zu dir selbst. Falls du abnehmen willst, wenn du dich krank fühlst oder selbst nicht leiden kannst, dann frage dich: „Soll das alles für immer so bleiben?"

Sei bitte nicht böse, wenn ich Vieles, was du über alles liebst, nun gnadenlos an den Pranger stelle. Dieses Buch soll aufklären, nicht unglücklich machen. Ich bin ein Freund deines Egos und weiß genau, wie du dich gleich fühlen wirst. Es wird etwas wehtun, und vielleicht wirst du griesgrämig oder aggressiv reagieren. Denke daran, was ich über Prägungen geschrieben habe.

Bitte versuche, dich bei den folgenden Kapiteln frei von Bewertungen zu machen, sonst machst du es dir unnötig schwer. Denke daran: Es geht um Klarheit, damit du weißt, was dich krankmacht und warum.

6. Lebensmittel und Nahrungsmittel

Eigentlich ist es total einfach, zu beurteilen, was gesund ist und was nicht. Wir dürfen das nur nicht zu kompliziert sehen.

Vielleicht ist dir aufgefallen, dass ich bisher das Wort ‚Lebensmittel' kaum benutzt, sondern meist von ‚Nahrungsmitteln' geschrieben habe. Genau in dieser Unterscheidung liegt die Lösung. Unser Problem ist nämlich, dass die heutige Zivilisationskost fast nur noch aus Nahrungsmitteln und nicht aus Lebensmitteln besteht.

Als *LEBENsmittel* wird alles bezeichnet, was noch lebendig ist und alle Vitalstoffe enthält, die für unsere Gesunderhaltung unentbehrlich sind. Vitalstoffe kommen in Lebensmitteln in der Menge vor, die unsere Natur vorgesehen hat, in einem ausgewogenen, harmonischen Verhältnis.

Ein *NAHRUNGsmittel* hingegen ist ein mehr oder weniger ‚totes' (denaturiertes) Lebensmittel. Leider reichen Nahrungsmittel für die Gesunderhaltung nicht aus. Sie sind als tote Nahrung lediglich Träger von Makronährstoffen und Energie (mal wieder die lieben Kalorien) und nur fähig, Teilaufgaben zu erfüllen. Sie lassen keine eigenen Stoffwechselvorgänge erkennen, weil sie über keine eigenen *Fermente* (Enzyme) mehr verfügen.

So, eigentlich war's das schon. Klingt einfach, aber du fragst dich sicher, wie sich das mit der heutigen Zeit vereinbaren lässt.

Lass uns zunächst einmal die Zeit etwas zurückdrehen. Ich möchte dir ein paar großartige Ärzte vorstellen:

Max Otto Bruker, Werner Kollath und Max Bircher-Benner

Professor Werner Kollath (1892-1970) ist dir bereits begegnet. Er hatte das Kalorienmodell kritisiert und sich dabei nicht nur Freunde gemacht. In seinem Klassiker *„Die Ordnung unserer Nahrung"* stellte er eine Tabelle auf, in der er zwischen Lebensmitteln und Nahrungsmitteln unterschied[5] und klagte:

„Der Mensch ist das einzige Lebewesen, das seine Nahrung zerstört, bevor es sie isst!"

Tatsächlich deckten sich seine Forschungsergebnisse mit denen von Dr. Max Bircher-Benner (1867-1939). Bircher-Benner empfahl schon zu Beginn des 20. Jahrhunderts sein Müsli, das heute als Bircher-Müsli weltbekannt ist. Erst später trafen die beiden großen Forscher zusammen. Bircher-Benner war auch nach seinem Ableben für Kollath eine große Inspiration.

In der Zeit der Industrierevolution gab es noch viele andere besorgte Ärzte, die die ‚neue' Ernährung kritisch sahen, doch leider wurden nur die wenigsten gehört. Schon damals hat man lieber Argumente erfunden, die Forschungen in diese Richtung sofort niederschmetterten, anstatt sich zum Wohle des Volkes mit solchen Warnungen auseinanderzusetzen. Das Geld lockte, die wirtschaftlichen Interessen waren zu stark und den großartigen Fortschritt wollte niemand aufhalten – selbst wenn er zu Lasten der Gesundheit ging. Als ‚Anders-Denkender' hatte man es sicherlich auch damals nicht einfach.

Ich finde es erschreckend, dass all die düsteren Voraussagungen dieser Ärzte eingetroffen sind. In einer Zeit, in der die Industrialisierung gerade erst begonnen hatte, warnten sie bereits vor den Krankheiten, die heute unsere Gesellschaft fest im Griff haben.

Zum Glück gab es solche außergewöhnlichen Menschen wie Werner Kollath und Bircher-Benner. Wir können heute von ihrem großartigen Erbe profitieren. Kollath hegte auch eine tiefe Freundschaft zu Albert Schweizer und Dr. med. Max Otto Bruker, deren Vermächtnisse bis heute unvergessen sind.

Dr. Bruker (1909-2001) hat die Lehren von Kollath übernommen und leistete unermüdlich Aufklärung über natürliche Ernährung. Als Arzt interessierten ihn die Ursachen von Krankheiten und nicht die Symptome. Er warnte bereits damals vor der ‚Schonkost', die immer noch in Kliniken verabreicht wird, und er belegte sehr eindeutig, wie diese Art von Kost (Weißbrot, gekochtes Obst und Gemüse usw.) einen Magen-, Darm-, Leber- oder Gallenkranken erst recht krank macht.

Dr. Bruker hat bei seinen Versuchen, die Gesellschaft vor ihrer Ernährungsweise zu warnen, sogar die *DGE* (Deutsche Gesellschaft für Ernährung) gegen sich aufgebracht.[6]

Seine jahrelange Arbeit als Klinikleiter sollte ihm eigentlich recht geben, da er viele Menschen, die als unheilbar galten, alleine durch Ernährungsumstellung geheilt hat. Aber von wegen: „wer heilt, hat recht" – Dr. Bruker musste sich immer wieder Anfeindungen gefallen lassen und sich vor Gericht verantworten. Damals gab es noch nicht die Möglichkeiten von Internet und Co., sondern die Bevölkerung war auf die öffentlichen Medien angewiesen, und nicht eine öffentliche Stelle stand ihm wohlwollend gegenüber.

Als Bruker in den Siebzigern begann, Zucker als Schadstoff zu bezeichnen, wurde er von der Zuckerindustrie verklagt. Brukers Argumente für die schädlichen Wirkungen des Zuckers beeindruckten das Gericht jedoch so sehr, dass es nicht zugunsten der Wirtschaft entschied, sondern Bruker Recht geben musste. Darauf komme ich später noch einmal zurück.

Der Fluch der Industrierevolution

Es lebe der Fortschritt! Das Schlimmste, was der Menschheit passieren konnte, waren Erfindungen, die unsere Nahrung zerstören. Alles begann mit der industriellen Revolution im neunzehnten Jahrhundert. Im Zuge der Entstehung von Großstädten gab es Versorgungsprobleme und es kam der Wunsch auf, Nahrungsmittel haltbar zu machen. Die Katastrophe nahm mit diesen drei Erfindungen ihren Lauf: Die Massenproduktion von Auszugsmehlen durch den Stahlwalzenmechanismus (1784), das Raffinieren von Zucker (1813) und die Konservierungstechnik in Blechdosen (1810).[7]

Unter Auszugsmehlen versteht man Mehle, bei denen vor dem eigentlichen Mahlvorgang die Randschichten und der Keim entfernt werden. Dabei ist es unerheblich, um welches Getreide es sich handelt: Auszugsmehl aus Roggen heißt

Graumehl, aus Weizen Weißmehl. Beide gehören zu den Hauptursachen für die ernährungsbedingten Zivilisationskrankheiten.

Ursprünglich wurde jedes Mehl aus dem ganzen Getreidekorn hergestellt, doch weil der Keim ölhaltig ist, ist ein solches Vollkornmehl nicht haltbar. Es wird nach ein paar Tagen oder Wochen ranzig. Die Auszugsmehle, die nur noch die Stärke enthalten, sind nahezu unbegrenzt haltbar. Logisch: Was schon tot ist, das kann nicht mehr sterben.

Die Entkeimung des Mehls wurde von der damals herrschenden Ernährungslehre unterstützt, da man das Nahrungsmittel umso wertvoller hielt, je konzentrierter es die drei Grundnährstoffe enthält. Die Stärke wurde als das Wertvollste am Korn angesehen, auf das bisschen Fett im Kern konnte man verzichten und die Randschichten wurden als zellulosehaltiger Ballast angesehen.

Deshalb der Ausdruck *Ballaststoffe*, da man dachte, dass diese Stoffe unnötig und sogar lästig seien. Wie falsch diese Annahme ist, hat sich inzwischen herumgesprochen. Ballaststoffe sind eine Wohltat für die Darmflora, deshalb werden sie besser als ‚Faserstoffe' bezeichnet. Diese Faserstoffe nähren nicht nur unsere nützlichen Darmbakterien, sie saugen auch Giftstoffe auf wie ein Schwamm und leiten sie aus. Die Gesundheit beginnt im Darm, und viele gesundheitliche Probleme entstehen durch schlechte Verdauung. Nicht nur Blähungen, Reizdarmsyndrom oder Darmkrebs, sondern auch schlechte Nährstoffaufnahme, Infektion mit Hefepilzen, Akne, nur um ein paar Beispiele zu nennen, stehen damit in Zusammenhang.

Es ist eine traurige Tatsache, dass wir alle nicht genügend Faserstoffe zu uns nehmen. Etwas weiter hinten widme ich der Darmgesundheit ein eigenes Kapitel.

Mit dem Fabrikzucker verhält es sich ähnlich wie mit Brot: Zucker stellt wie das Auszugsmehl nur isolierte Kohlenhydrate zur Verfügung, die keine Vitalstoffe besitzen. Von ‚leeren Kalorien' zu sprechen ist aber trotzdem ein großer Irrtum. Alleine über die negativen Auswirkungen von Zucker ließen sich bändeweise Bücher schreiben, und das wurde auch schon fleißig getan. Ich werde die wichtigsten Fakten über Zucker später zusammenfassen.

Auch das Konservieren von Nahrungsmitteln ist eine Errungenschaft, die auf Kosten der Gesundheit geht. Bereits Napoleon rief einen Wettbewerb aus, um die beste Methode zu finden, die Essen für seine Armee konservieren sollte. Ab 1860 war Dosennahrung bereits weit verbreitet. Die Konserven wurden sorgfältig gekocht, dann wurden ihnen Konservierungsstoffe und Salz zugefügt, um die Haltbarkeitsdauer zu erhöhen.

All die neuen Produkte wie Dosennahrung, Weißbrote oder Zuckerspeisen wurden nicht nur gepriesen, weil sie günstig und praktisch waren, sie galten auch als ein Symbol für den menschlichen Fortschritt. Weißbrotessen wurde als vornehm angesehen und zum Privileg der feinen und reichen Leute.

Die fortschrittlichen Produkte unterstützen die dankbaren Hausfrauen. Sie mussten nicht mehr stundenlang kochen oder ihre Kinder stillen. Erstmals in der Menschheitsgeschichte haben sich fast alle Speisen in haltbare, aber tote Nahrung verwandelt. Und wer die moderne Entwicklung nicht mitmachte, musste sich Rückständigkeit vorwerfen lassen.

Die wachsende Industrie freute sich. Sie machte die Menschen mehr und mehr von sich abhängig und brachte sie immer weiter weg von der Natur. Bei der Produktion von Essen geht es inzwischen nicht mehr darum, dass ein Nahrungsmittel bekömmlich und qualitativ gut ist, sondern darum, dass es die Torturen in der Fabrik übersteht und dann im Supermarkt lange hält.

Was sind Lebensmittel?

Lebensmittel sind ungekochte und unverarbeitete Speisen. Dazu zählen u.a. rohes Obst, unerhitztes Gemüse, kaltgepresste Öle, unbehandelte Samen wie Nüsse, Mandeln, Ölsamen, Oliven oder Getreide, Sprossen, Honig, Algen usw.

Dr. Werner Kollath hat die Lebensmittel in 3 Klassen (in absteigender Folge, was die Wertigkeit angeht) eingeteilt: Lebendige Nahrung ist entweder noch ganz naturbelassen, dazu zählte er auch rohe Eier und rohe Milch (Spalte 1) oder nur mechanisch verändert (Spalte 2). Darunter verstand er kaltgepresste Öle, geschrotetes oder gemahlenes Getreide, aber auch Rahm und Butter aus Rohmilch.

Auch fermentierte Nahrungsmittel werden als Lebensmittel angesehen. In Kollaths Tabelle stehen die durch Eigenfermente, Hefe und Bakterien umgewandelten Nahrungsmittel in Spalte 3. Dazu gehören milchsaures Gärgemüse wie Sauerkraut, Vollkornschrot-Breie, Schabefleisch und alkoholische Gärgetränke wie Wein und Bier (Hurra, ein Lichtblick...!). Durch das Fermentieren wird dem Nahrungsmittel nämlich wieder Leben eingehaucht; sie enthalten Bakterien, die Immunsystem und Verdauung stärken.

Diese Lebensmittel verlieren durch die Gärung zwar Vitalstoffe, doch es entstehen auch neue: Aromastoffe und Stoffe mit krankheitsverhütender Wirkung, wie zum Beispiel Milchsäure. Hefen können verschiedene Vitamine, darunter Vitamin B1 und B12 produzieren und damit sogar ein gebackenes Brot wieder aufwerten.

Rohe, lebendige Lebensmittel besitzen Heilkräfte, machen uns gesund, halten uns jung und schenken uns echte Energie.

Wenn ich künftig von *Vitalstoffen* schreibe, dann meine ich die Mikronährstoffe, die nur in lebendiger Nahrung zu finden sind. Auf keinen Fall meine ich damit zugesetzte synthetische Vitamine oder Mineralstoffe. In Lebensmitteln kommen Vitamine, Mineralstoffe, Spurenelemente und essenzielle Fettsäuren in der richtigen Menge und im richtigen Verhältnis vor. Wenn ein Lebensmittel nun in irgendeiner Form behandelt wird, dann verschiebt sich dieses Verhältnis, selbst wenn ein Teil davon die ‚Behandlung' überlebt.

Stell dir vor, in einem Orchester bricht eine Grippewelle aus. Es ist kein Ersatz da, gespielt werden muss trotzdem – das wolltest du dir nicht anhören! Wenn die leeren Plätze des klassischen Orchesters nun mit Mitgliedern aus einer Heavy Metal-Band aufgefüllt werden und ein paar davon bekämen noch ein Mikrofon – wie würde das nun klingen? So ähnlich kannst du dir vorstellen, wenn dem Nahrungsmittel nach der Zerstörung irgendwelche Vitamine oder Mineralien wieder zugesetzt werden.

Es gibt eine Vielzahl von wertvollen Nährstoffen, die nur in frischer Rohkost vorkommen: *Aromastoffe, Enzyme* (Fermente) und *sekundäre Pflanzenstoffe* zum Beispiel. Sekundäre Pflanzenstoffe nennen sich auch *Phytochemikalien*, diese Stoffe wirken *antioxidativ*, stärken das Immunsystem und stabilisieren deinen Hormonspiegel. Antioxidantien sind quasi die Bodyguards unserer Zellen. Sie wirken entzündungshemmend, helfen der Leber beim Entgiften und schützen dich vor Herzkrankheiten und Krebs. Bisher wurden mindestens fünftausend Phytochemikalien entdeckt, doch eine große Menge ist noch immer unbekannt.

Hier ein paar Beispiele:

Lykopin ist in roten Früchten und Gemüsesorten (wie zum Beispiel Tomaten, Wassermelonen, rotem Paprika oder Papaya) enthalten und wirkt als starkes Antioxidans.

Falcarinol kommt in rohen Karotten vor und scheint gewisse Krebsarten in ihrer Intensität zu mildern. Patienten, denen isoliertes Karotin bzw. Vitamin A verabreicht wurde, zeigten hingegen keine Besserungen.

Ein weiterer wichtiger Nährstoff ist das *Resveratrol*, das unser Herz schützt. Resveratrol kommt in der Schale von Weintrauben, Traubenblättern, Rotwein, Olivenöl und anderen Gemüsesorten vor und schützt vor altersbedingten Krankheiten.

In den nächsten drei Spalten von Kollaths Tabelle sind wir bei den Nahrungsmitteln angelangt. Es tut nun gleich ein bisschen weh...

Durch Erhitzung veränderte Nahrungsmittel

Kommen wir zur vierten Spalte in Kollaths Tabelle: Beim Kochen und Braten werden dem Lebensmittel nicht nur Wasser entzogen. Ein Großteil (bis zu 70%) der Nähr- und Vitalstoffe, die in frischem Obst, Gemüse, Grünkost, Samen und Nüssen vorkommen, wird zerstört. Aus unseren Lebensmitteln werden Nahrungsmittel, denn sie leben ja nun nicht mehr. Du kannst das ganz einfach nachweisen, indem du eine Kirsche oder Ähnliches kochst und dann in die Erde pflanzt: Es wird nichts mehr wachsen, der Keim ist tot.

Bei 45-48°C werden alle Enzyme inaktiv und ab 57°C werden Vitamine und andere sekundäre Pflanzenstoffe vernichtet.

Ballaststoffe im Gemüse werden durch Kochen zerstört bzw. verändert und büßen so ihre positive Wirkung auf unser Verdauungssystem ein. Eigenfermente, Aroma und Duftstoffe sind tot, der Vitamingehalt stark vermindert. Wegen der unterschiedlichen Hitzeempfindlichkeit wird die Ausgewogenheit der einzelnen Vitamine untereinander verschoben. Mineralsalze werden ausgelaugt und auch hier das Verhältnis wegen der unterschiedlichen Löslichkeit untereinander verändert.

Kochen tötet nicht nur ab, sondern verwandelt auch die Struktur der Nahrung. Ein Ei ist zum Beispiel flüssig und nach dem Kochen fest. So bleibt es auch, selbst wenn wir es in den Kühlschrank legen. Dass das Ei dann nicht mehr flüssig wird, wissen wir alle. In der Fachsprache heißt dieser Vorgang: Das Eiweiß ist deNATURiert, und das sagt eigentlich schon alles. Wenn unser eigener Körper auf über 43°C aufheizt, ist es vorbei mit uns. Dann gibt es keine Rettung, unsere Organe sind kaputt. Wie kommen wir bloß auf die Idee, dass dieses denaturierte Eiweiß unser Körper genauso gut verwerten kann wie ein natürliches, unbehandeltes Eiweiß? Chemisch gesehen ist Zellulose ein Kohlenhydrat, aber essen wir deshalb Papier?

Durch Konservierung veränderte Nahrungsmittel

Kollath rechnet für seine fünfte Tabellenspalte nicht nur die Büchsennahrung zu den Konserven, sondern auch Dauerbackwaren, Kuchen und Torten. Die Konservierung geschieht durch Erhitzung und chemische Verfahren, also fällt darunter das Backen, die Herstellung von Marmelade und die Pasteurisierung der Milch. Nahrungsmittel mit E-Nummern weisen auf chemische Konservierung hin.

Konservieren bedeutet haltbar machen. Wenn etwas verdirbt, dann ist der Verrottungs- bzw. der Verwesungsprozess eingeleitet worden, ein ganz natürlicher Vorgang in unserem Öko-Kreislauf. Wenn etwas verfault, dann meinen wir den Abbau durch Bakterien, wenn etwas verschimmelt, dann sehen wir hauptsächlich Pilze am Werk. Wenn etwas konserviert, also ‚gut haltbar' ist, dann meinen wir damit, dass Mikroorganismen dieses Nahrungsmittel nicht zersetzen. Eben, weil weder ein Pilz noch ein Bakterium dieses Produkt als eine ‚ehemals lebende' oder überhaupt als natürliche Substanz erkennt und deshalb keine Notwendigkeit darin sieht, seine Arbeit zu verrichten, oder aber das enthaltende Konservierungsmittel den Mikroorganismus zerstört.

Nun ist die Frage: Wenn doch nicht mal ein Mikroorganismus Interesse an einem Nahrungsmittel hat, was soll uns diese Speise dann noch Gutes tun können? Und wenn das Konservierungsmittel Mikroorganismen zerstört, wie kann das dann für uns unbedenklich sein???

Tiefkühlung kann man übrigens als Konservierung der Natur bezeichnen. Da aber das Gemüse vor dem Einfrieren oftmals blanchiert wird, kommt es dabei zu erheblichen Vitalstoff-Verlusten. Wenn du deine Lebensmittel selbst einfrierst, verzichtest du besser auf dieses Verfahren.

Tiefkühlpizza oder Fischstäbchen zählen übrigens nicht zu den konservierten Nahrungsmitteln, solche Speisen kommen in die nächste Spalte, die sechste:

Durch Präparierung veränderte Nahrungsmittel

Die biologisch minderwertigsten Nahrungsstoffe finden sich in der letzten Rubrik der verarbeiteten Nahrungsmittel, den sogenannten *Präparaten*.

Die meisten dieser Nahrungsmittel werden aus nicht naturbelassenen Zutaten industriell hergestellt und haltbar gemacht, damit sie wochen- oder monatelang in den Regalen stehen können. Zum Teil werden aus Lebensmitteln bestimmte Nährstoffe isoliert herausgezogen. Die dabei entstehenden Stoffe haben eine völlig andere Wirkung als ihre Ausgangsprodukte.

Streng genommen dürften diese Präparate gar nicht unter die Nahrungsmittel gerechnet werden. Würden wir sie aber aus der Spalte streichen, könnte all das Essen, welches wir uns tagtäglich einverleiben, leider nirgends auftauchen.

Ursprünglich dachte Dr. Kollath bei ‚Präparaten' wohl eher an Brot und Teigwaren aus Auszugsmehlen, denn die sah er als die minderwertigsten Nahrungsmittel an. Dasselbe gilt für alle Fabrikzuckerarten, Kunstfette und Margarinen. Wenn Kollath wüsste, wie unser Essen heute aussieht, würde er wohl im Grabe rotieren.

Die Ernährungspyramide

„Wie ernähre ich mich gesund?" Wenn du diese Frage Medizinern stellst, kommt wohl stets die gleiche, aber im Grunde nichtssagende Auskunft: *„Ausgewogene Mischkost mit mindestens 5 Portionen Obst oder Gemüse täglich."*

Ich hatte Kollaths Tabelle vorgestellt, damit du ein Bild davon hast, wie sehr man sich bereits vor über 80 Jahren über eine Mangelernährung sorgte. Wenn du seine Tabelle mit unserer gängigen Ernährungspyramide vergleichst, dann fällt dir sicher auf, dass wir uns in dieser Hinsicht rückwärts bewegt haben. Brot und Teigwaren, die bei uns fast ausschließlich aus Auszugsmehlen hergestellt sind, werden wärmstens empfohlen (mehrmals täglich) und sind in der Pyramide ziemlich breit aufgestellt.

Auch Milchprodukte werden in Deutschland noch in den Himmel gehoben. Da ist beispielsweise Kanada schon weiter, denn künftig sollen alle Milchprodukte aus deren Ernähungspyramide verschwinden.

Milch

Ganz unabhängig von der Frage, ob es als Mensch überhaupt sinnvoll ist, die Muttermilch von Rindern zu trinken (Löwen trinken ja auch nicht die Muttermilch von Giraffen oder Pferde die Milch von Schafen), sind wir im Tierreich das einzige Säugetier, das nach dem Säuglingsalter Milch trinkt, von unseren Hauskatzen einmal abgesehen. Letztendlich sollte jeder für sich selbst entscheiden, was er davon hält.

Nicht das Produkt ist das eigentliche Problem, sondern seine Herstellung: Dr. Kollath hatte die Rohmilch in die erste Spalte seiner Lebensmittel gepackt. Unsere heutige H-Milch jedoch gehört in die Spalte der konservierten Nahrungsmittel. Was die Milch für uns früher so wertvoll gemacht haben soll, ist leider Geschichte.

Heute kommt kaum noch eine Kuh auf eine saftige Weide. Die überzüchteten Hochleistungskühe können mit ihren Monstereutern kaum noch richtig laufen; sie stehen den ganzen Tag im Stall, werden mit Hybridfutter aus Soja und Mais gemästet und trauern ihrem Baby nach, dass man ihnen viel zu früh weggenommen hat. Deshalb enthält die (Roh-) Milch kaum noch wertvolle Nähr- und Vitalstoffe, dafür aber jede Menge Tierleid.

Rohmilch zu verkaufen ist in Deutschland mittlerweile verboten. Unsere Nahrungsmittel müssen ‚sicher‘ sein, und in Rohmilch sieht man eine infektiöse Gefahr. Kein Wunder: Früher hat die Bäuerin vor dem Melken der Kuh liebevoll das Euter abgewaschen, denn es klebt immer ein bisschen Blut und Eiter dran (ich habe meine Kinder gestillt und kann bestätigen, welch ein Schmodder sich da über Nacht ansammeln kann). Wären diese Verunreinigungen in die Milch gelangt, wäre die bereits auf dem Weg zur Küche sauer geworden.

Heute werden die Kühe größtenteils maschinell gemolken, und den Rest kannst du dir denken: Blut und Eiter wandern in die Milch. Deshalb muss die sie eiligst durch (Ultrahoch-) Erhitzung bei etwa 130°C sterilisiert werden. Das killt aber nicht nur die Bakterien, sondern denaturiert die Proteine und tötet sämtliche Vitalstoffe ab. Danach wird die Milch homogenisiert, damit sie nicht ‚aufrahmt': Die Fettkügelchen werden verkleinert, indem die Milch unter hohem Druck auf eine Metallplatte gespritzt wird. Die Fettkügelchen platzen auf, fertig ist die H-Milch. Nach solch einer brutalen Behandlung ist von der ursprünglichen Milch leider nichts mehr übrig. In diesem *kolloidalen* (stark verkleinerten) Zustand kann sie schnell aufgenommen werden und unser Blut verkleben. Das macht uns müde und schwer, also von wegen: „Milch macht müde Männer munter"!

Die vermeintlich wertvolle ‚Kalziumquelle' Milch wurde inzwischen als ‚Kalziumräuber' enttarnt, da Milch unseren Organismus gnadenlos übersäuert und somit das Kalzium aus den Knochen zieht. Wie dies geschieht, erkläre ich später.

Übrigens ist *Frischmilch* auch keine Rohmilch. Die Rohmilch wurde *pasteurisiert*, das heißt, die wird eine Viertelstunde lang bei etwa 75°C erhitzt. Das zerstört die Keime, unter anderem auch die nützlichen Milchsäurebakterien und natürlich auch wieder den größten Teil der Vitalstoffe. Die so erhaltene ‚Frischmilch' muss gekühlt werden und hält sich maximal zehn Tage.

Unser tägliches Brot: die wichtigste Krankheitsursache

Es ist schon erschreckend, welche Wandlungen das Brot in den letzten Jahrhunderten durchgemacht hat. Jahrtausende hat Getreide eine zentrale Rolle in der Ernährung der Völker gespielt. Bis zum neunzehnten Jahrhundert wurde auf der ganzen Welt die Getreidenahrung ausschließlich aus dem vollen Korn hergestellt, völlig gleich, ob es sich hierbei um Weizen, Roggen, Hafer, Gerste oder Hirse handelte.

Kein Lebensmittel erhält auf so kleinen Raum so viel *Vitamin B1* wie der Getreidekeim. Allen Auszugsmehlen fehlt (neben vielen anderen wichtigen Vitalstoffen) das Vitamin B1, weil es bei der Beseitigung des Keims und der Randschichten mit entfernt wird.

Vitamin B1 spielt im Stoffwechselgeschehen eine zentrale Rolle. Inzwischen ist bekannt, dass der Mensch in zivilisierten Staaten an einer ständigen Unterversorgung von B1 leidet.

Dr. William Davis hat sich mit seinem Buch *„Weizen-Wampe"* auf eine Getreidesorte eingeschossen, doch damit hat er dazu beigetragen, dass sich ein verheerender Irrtum noch mehr verfestigt: Auch ich habe bis vor kurzem noch geglaubt, dass ein dunkles Roggenbrot viel gesünder sei als Weißbrot, denn so wurde mir das ein Leben lang suggeriert. Wer weiß denn schon, dass in der Minderwertigkeit zwischen Weißmehl und Graumehl gar kein Unterschied besteht? Auszugsmehle aus Weizen und Auszugsmehle aus Roggen sind aber gleichermaßen vitalstoffarm und gesundheitsschädlich. Das gilt natürlich auch für Auszugsmehle aus Hafer, Gerste und Hirse.

Lass dich nicht von der Farbe des Brotes täuschen!

Besonders verhängnisvoll ist die Verwechslung von Schwarzbrot mit Vollkornbrot, oder die Tatsache, dass wir vieles für Vollkorn halten, was es gar nicht ist. Dunkle Brötchen, die ganze Körner enthalten und mit Malzextrakt eingefärbt wurden, sind keinesfalls gesünder als ein helles Weizenbrötchen.

Du kannst einem Brot leider nicht ansehen, ob es ein Vollkornbrot ist oder nicht. Ein helles Brot kann den Keim enthalten, wie zum Beispiel Weizenschrotbrot, und ist dadurch als Vollkornbrot wertvoller als ein entkeimtes Schwarzbrot. Wenn vor der Schrotung der Keim entfernt wird, hat das Brot zwar eine grobe Struktur, ist aber kein Vollkornbrot. Wird das ganze Korn aber zu feinstem Mehl vermahlen, ist es trotz seiner Feinheit ein Vollkornmehl.

Bio-Brot ist übrigens nicht gleichbedeutend mit Vollkornbrot. ‚Bio' bedeutet nicht ‚vollwertig'. ‚Bio' bezeichnet nur die Anbauweise des Getreides bzw. der Lebensmittel nach biologischen Grundsätzen. Leider wird nach der Ernte aus hochwertigem Bio-Getreide häufig minderwertiges Bio-Auszugsmehl hergestellt.

Ein weiterer Punkt ist, dass unser heutiges Getreide mit dem Korn vor hunderten von Jahren fast nichts mehr gemeinsam hat.

Die Böden sind ausgelaugt und müssen chemisch gedüngt werden, damit überhaupt noch etwas wachsen kann. Das Saatgut erhalten die Bauern von Agrarmonopolisten, die bestimmen, welche Pflanzen angepflanzt werden dürfen. Die Hybridpflanzen der Saatgutkonzerne sind so verändert worden, dass sie neben ‚verbesserten' Wachstumseigenschaften keine eigenen Abwehrkräfte mehr besitzen. Außerdem können diese Pflanzen nicht mehr vermehrt werden, sie tragen nur einmal Früchte und sind dann unfruchtbar. Der Bauer muss das Saatgut deshalb jedes Jahr neu erwerben und bekommt dazu die passenden ‚Pflanzenschutzmittel' verkauft.

Die Auswirkungen von vitalstoffarmer Nahrung

So weit, so gut. Vielleicht hast du dich beim Lesen der letzten Seiten gefragt: „Wow, wenn doch alles, was wir essen, so gesundheitsschädlich sein soll, warum rafft uns das nicht alle in kürzester Zeit dahin???"

Das habe ich mich auch gefragt. Wir leben schließlich in einer schnelllebigen Gesellschaft und erwarten, dass alles, was wir tun, sofort eine Wirkung zeigt.

Unser Körper leidet zwar permanent unter Mangelernährung trotz übervollem Bauch, aber er hält dennoch viele Jahre durch. Ein Mensch kann mit Zivilisationskost ein hohes Alter erreichen, obwohl er krank ist. Es dauert Jahrzehnte, bis eine Krankheit sich so weit entwickelt hat, dass sie Beschwerden hervorruft. Häufig trifft es auch erst die nächste Generation.

Bei so einem langen Zeitraum fällt es natürlich schwer, die Beziehung zwischen Ursache und Wirkung zu verstehen. Oft werden die Zusammenhänge zwischen Ernährung und bestimmten Krankheiten auch heute noch übersehen.

Aber keine Krankheit ist schicksalhaft mit dem Alter verbunden. Alterskrankheiten sind die Rechnung für unsere Jungendsünden. Die ‚Alters'krankheiten kommen nicht DURCH das Alter, sondern IM Alter.

So ist auch ganz leicht erklärt, warum wir zu viel essen und übergewichtig werden: Wir werden einfach nicht richtig satt. Unsere Zellen sind ausgelutscht und pfeifen aus dem letzten Loch, deshalb kennen wir das Gefühl von richtiger Sättigung nicht mehr. So lassen sich Energiemangel, aber auch die Heißhungerattacken und Stimmungstiefs erklären.

Wenn wir derart vitalstoffarm essen, kann unser Körper das Signal „zufrieden und satt, wie schön ist dat", nicht geben. Der Körper sucht verzweifelt zwischen dem ganzen Müll nach etwas Verwertbarem: Da er aber kaum etwas findet, schreit er nach mehr.

Vitamine vs. Vitalstoffe

Ein reiner Vitaminmangel zeigt sich am Körper bereits nach wenigen Wochen, doch der Schaden lässt sich durch Zuführung der fehlenden Vitamine auch sehr rasch wieder beheben. Das berühmteste Beispiel ist wohl Skorbut, der durch Vitamin C-Mangel entsteht und früher häufig unter Seefahrern aufgetaucht ist.

Bei Vitalstoffmangel sieht das etwas anders aus: Du merkst ihn nicht, denn dein Körper leidet im Stillen. Die Zellen brauchen erst langsam ihre Speicher auf. Jahre über Jahre macht der Körper das Beste aus dem, was er bekommt, schließlich ist es sein Job, zu überleben und dafür zu sorgen, dass es dir gut geht. Wenn dann eine Krankheit wegen Vitalstoffmangel auftritt, ist es sehr oft schon zu spät, die Schädigungen sind nämlich kaum noch umkehrbar. Was wir als chronische oder unheilbare Krankheiten kennen, ist größtenteils das Ergebnis von jahrelanger Mangelernährung und dauerhaft fehlenden Vitalstoffen. Allerdings brechen viele dieser Krankheiten aus, BEVOR es ganz zu spät ist, quasi als letzter Warnhinweis. Also beginne besser heute als morgen damit, deinen Körper anständig mit Vitalstoffen zu versorgen.

Rohkost kann in Bezug auf Krebserkrankungen von Magen, Speiseröhre, Lunge, Mund- und Rachenhöhle, Gebärmutterschleimhaut, Bauchspeicheldrüse und Dickdarm eine schützende Wirkung haben. Der häufige Verzehr von rohem Obst und Gemüse hat positive Auswirkungen auf Herz-Kreislauf-Erkrankungen, Diabetes, Schlaganfall, Fettleibigkeit, Divertikulose (Veränderung des Dickdarms in Form von kleinen Ausstülpungen der Darmwand) und grauem Star, nur um einiges zu nennen.

Egofutter

So. Nach dieser unangenehmen, aber logischen Erläuterung brauchst du dir nie mehr Gedanken darüber zu machen, was gesund ist und was nicht, du weißt jetzt stets die Antwort.

Ist das nicht verrückt: Wir diskutieren, ob ein Erdbeer-Sahne-Joghurt ein besseres Frühstück ist als ein Käsebrötchen, ob ein Gemüseauflauf gesünder ist als ein Steak, und dabei ist die einfache Antwort: ALLES ist Schrott.

Bitte verachte mich nicht dafür, dass ich Dinge, die du so sehr liebst, als Schrott bezeichne. Ich hatte dich vorgewarnt und dir angedroht, dass ich von nun an dein Arschengel sein werde. Außerdem ist der ganze Schrott per se ja nicht schlecht.

Es geht mir ganz bestimmt nicht darum, dich an der Frage verzweifeln zu lassen: „Super, was kann ich denn jetzt noch essen?“. Wenn dir aber die Tatsachen mit allen Zusammenhängen klar sind, kannst du deine eigenen Entscheidungen treffen. So musst du nicht mehr auf ‚Experten‘ hören, die dir raten: „Tu dies nicht, mach das nicht!“, und dir die Haare raufen, weil jeder etwas anderes damit meint.

Es lässt sich zusammenfassen, dass die Zivilisationskost – damit ist konventionelle Kost (oder böse ausgedrückt ‚Mainstream-Essen‘) gemeint – fast vollständig minderwertig und schädlich für uns ist. Dabei macht es kaum einen Unterschied, ob wir uns dieses Essen an einer Imbissbude reinziehen oder edel in einem Sterne-Restaurant speisen. Ich finde es ratsam, sich von dem Gedanken freizumachen, dass alles richtig sein soll, nur weil es alle tun. Ich halte mich lieber an die Wahrheit statt an die Mehrheit.

Bevor du völlig genervt und entmutigt dieses Buch in die Ecke wirfst, grätsche ich hier einmal kurz mit einer kleinen Vorschau meiner Lösung hinein:

Es reicht nicht, nur das zu verteufeln und wegzulassen, was ‚ungesund‘ ist. Wenn du das tust, wirst du Gott und die Welt (inklusive dir selbst) nicht mehr leiden können und umgekehrt. Diesen Fehler machen die meisten und wundern sich, dass diese Methode nicht zum erwünschten Erfolg führt. Außerdem ist ein ständiges Verlustgefühl und Frust deiner Gesundheit ganz und gar nicht dienlich.

Gesunde Ernährung bedeutet nicht nur, das Falsche zu meiden. Es ist viel wichtiger, das RICHTIGE, also das, was der Körper wirklich braucht, in ausreichender Menge zuzuführen.

Umdenken ist jetzt sinnvoll: Konzentriere dich künftig darauf, deinen Körper mit den richtigen Vitalstoffen zu versorgen und damit zu unterstützen, damit er entspannt seinen Job machen kann. Wenn du dann ‚Schrott‘ isst, wird er viel besser damit klarkommen.

Noch mal: Erst wenn die Zellen gesättigt sind, kann dein Körper endlich zur Ruhe kommen. Ich kann dir versprechen, dass du es sofort merkst, wenn du RICHTIG satt bist. Ich habe es erlebt und möchte dieses zufriedene, befreite Gefühl nicht mehr missen.

Da ich, sicher genauso wie du, viele Nahrungsmittel sehr lieb gewonnen habe und es mir schwer fallen würde, sie ganz aufzugeben, nenne ich diese Lieblinge fortan *Egofutter* oder *Seelenfutter* oder *geiler Schrott.*

‚Egofutter' steht für alle Nahrungsmittel (hauptsächlich die aus Kollaths letzter Tabellenspalte), die ich sehr vermisse, wenn ich sie mir vorenthalte. Egofutter ist das *winkende* Essen, das mir nicht aus dem Kopf geht.

Und wie gehe ich mit Egofutter um? Ganz einfach: Stell dir vor, du bist eine Frau auf der Suche nach dem Mann fürs Leben und lernst in einem Club einen total schnuckeligen Kerl kennen. Es stellt sich aber recht schnell heraus, dass er ein nutzloser Blender ist. Aber er sieht gut aus und der Sex ist toll... was soll's? Du musst ihn schließlich nicht gleich heiraten. Was spricht denn gegen eine lockere Affäre?

Ich hoffe, dass dich dieser kleine Einwand etwas besänftigt, denn nun geht es leider weiter, ich bin mit meiner schwarzen Liste nämlich noch lange nicht am Ende. Ich werde nun einen Teil der Zusatzstoffe, die heute unser Alltag sind, näher beleuchten, dazu habe ich die unheilvollsten herausgesucht.

Mir ist wichtig, dass dir die Gefährlichkeit dieser Stoffe bewusst ist, nur so kannst du entscheiden, welche du künftig besser meiden willst.

Jedoch werden nicht alle Stoffe, die unsere Gesundheit beeinträchtigen, unserem Essen mutwillig zugesetzt. Nicht wenige Stoffe entstehen einfach dadurch, weil WIR unser Essen bearbeiten:

7. Gekochtes ist gefährlicher, als wir ahnen

Vermutlich warst du überrascht und schockiert, als du erfahren musstest, dass Kochen immer ein Kompromiss bleiben sollte.

Kochen zerstört nämlich nicht nur die Vielzahl der wertvollen Nährstoffe, sondern es gibt noch weitere negative Auswirkungen: Häufig bilden sich unter Hitzeeinwirkung toxische und krebserregende Stoffe. Durch das Erhitzen entstehen chemische Reaktionen in der Nahrung, die unsere Nahrungsmittel verändern. Diese chemischen Produkte werden zu den Hauptauslösern von allen schweren Volkskrankheiten gezählt.

Wenn du im Chemieunterricht aufgepasst hast, erinnerst du dich vielleicht, dass viele chemische Reaktionen überhaupt erst durch Wärmeeinfluss eingeleitet werden können. Alle chemischen Reaktionen gehen mit einem Auf- oder Abbau von Atomverbindungen einher. Den Molekülen, die in unserer Nahrung enthalten sind, werden Atome entweder hinzugefügt oder entzogen, wodurch sie sich zu völlig anderen Molekülen umbilden. An die Stelle der zerstörten Nährstoffe treten dann unzählige Substanzen, von denen wir erst sehr wenige kennen.

Etliche Forscher haben sich mit diesem Phänomen beschäftigt, und obwohl sie dafür unumstößliche Beweise erbracht haben, wollte diese unbequeme Wahrheit kaum jemand hören. Bereits vor vielen Jahrzehnten hätte bekannt werden können, wie schwerwiegend unsere Nahrung durch das Kochen verändert wird, doch solche Beweise können wir allenfalls aus den dunkelsten Ecken der Archive ausgraben.

Pottenger's Cats- eine Ernährungsstudie

Kaum jemand kennt die Katzenversuche von Francis M. Pottenger jun., außer vielleicht Dr.-Bruker-Fans und ein paar wenige Katzenliebhaber.

Der Ernährungswissenschaftler führte in den dreißiger Jahren, also in einer Zeit, in der noch nicht einmal Vitamine entdeckt waren, ein Fütterungsexperiment durch, bei dem er nachwies, wie wichtig frische, naturbelassene Nahrungsmittel für Katzen sind. Er beobachtete das Wachstum der Tiere, die Entwicklung der Knochen, die Gesundheit der Zähne, die Widerstandsfähigkeit gegenüber Infektionen und die Fortpflanzungsfähigkeit.

In langjährigen Versuchen über mehrere Generationen konnte er nachweisen, dass durch den Kochprozess eine Veränderung der Nahrung vor sich geht, die eine verheerende

Wirkung auf das Wohlbefinden und den Gesundheitszustand der Tiere hat.

Diese Wirkung verstärkte sich von Generation zu Generation: Bei den Tieren, deren Fleisch gekocht wurde, war Wachstum und Kondition vermindert und die Entwicklung von Skelett, Zähnen und Geschlechtsorganen gestört. Die Tiere zeigten einen deutlich geringeren Kalzium- und Phosphorgehalt in den Knochen und eine überhöhte Allergieanfälligkeit. Es traten Kurz- und Weitsichtigkeit, Unterfunktion und Entzündungen der Schilddrüse, Nieren- und Leberentzündungen, Herzprobleme, Entzündungen der Eierstöcke und der Blase, der Gelenke, des Nervensystems einhergehend mit Lähmungen und Meningitis (Hirnhautentzündung) auf.

Er beschreibt den Gesundheitszustand der Katzen in der dritten Generation der Kochfleisch-Gruppe als *physiolo-gically bankrupt*, also „körperlich völlig ausgelaugt".

Wenn Katzen pasteurisierte Milch als Hauptkost bekamen, reagierten sie sofort mit Knochenveränderungen und ihre Jungen entwickelten sich abnormal.

Pottenger ging aber noch weiter, er stellte den Nachwuchs der Katzen aus der Kochfleisch-Gruppe der ersten und zweiten Generation wieder auf Rohfleisch um und nannte sie *Regenerating Cats*. Was schätzt du, wie lange es dauerte, bis die Tiere den Gesundheitszustand von Katzen erreichten, die von Anbeginn ihres Lebens artgerecht (mit Rohfleisch) gefüttert wurden? Sein Experiment zeigte, dass hierzu VIER Katzen-Generationen nötig waren!

Manche Katzenliebhaber, Tierärzte und Futterhersteller schreiben deshalb auf ihrer Homepage: *„Es wird Zeit, dass wir umdenken! Der Gesundheit und dem Wohlbefinden unserer Samtpfoten zuliebe."*[8]

Denken diese Leute auch dahingehend um, was diese Studien für IHRE Ernährung bedeuten? Ich erinnerte mich an die Frau, die mir das BARF-Futter für meine Hunde empfahl.

Ähnliche Versuche gibt es übrigens auch mit Affen, und die Ergebnisse überraschen nicht wirklich: Affen, die mit unserer ‚konventionellen' Kost gefüttert werden, werden krank. Nach ein paar Generationen wären sie nicht mehr in der Lage, in der Wildnis zu überleben, da sie nahezu blind wurden und sich die Zähne so unnatürlich umbildeten, dass sie kaum noch fressen konnten. Wurden diese Tiere aber wieder artgerecht gefüttert, so dauerte es wieder mehrere Generationen, bis all diese Missbildungen und Krankheiten verschwanden.

Welche Stoffe entstehen beim Kochen?

Es sind bereits einige Substanzen erforscht, aber das ist nur die Spitze des Eisberges. Unzählige unentdeckte Stoffe treiben ihr Unwesen noch im Verborgenen. Die bekanntesten Übeltäter werde ich nur kurz erwähnen:

HCA und PAH

Beim Erhitzen von Fleisch und Fisch (besonders beim Braten und Grillen) entstehen *heterozyklische Amine (HCA)* und *polyzyklische Hydrokarbone (PAH)*, die als genverändernd und krebserregend eingestuft sind. Der Zusammenhang zwischen diesen Stoffen und der Entstehung von Krebserkrankungen der Bauchspeicheldrüse, des Darms und der Brust ist wissenschaftlich belegt[9].

Acrylamid

Seit es dank einer neuen EU-Verordnung im Jahre 2018 nur noch blasse Pommes gibt, kennen wir *Acrylamid*. Acrylamid entsteht beim Erhitzen von stärkereichen Speisen; in ungekochter Nahrung ist keinerlei Acrylamidgehalt feststellbar. Acrylamid gilt als extrem krebserregend und ist in einer alarmierend hohen Zahl von Nahrungsmitteln enthalten, selbst auch die, die als ‚Grundnahrungsmittel' gelten: Gebackene Kartoffeln, Brötchen, Frühstücksflocken und Kartoffelchips.

Glykoproteine (AGEs)

Acrylamid ist leider nur einer von vielen Vertretern der *Glykoproteine*, und diese Verbindungen sind wohl das Schlimmste, was bisher in gekochtem Essen gefunden wurde: Beim Kochvorgang bindet sich Glukose an die Eiweißkörper, wobei außergewöhnlich dichte Komplexe entstehen. Glykoproteine sind Stoffe, die unter der Gruppe *Advanced Glycation Endproducts,* abgekürzt *AGEs,* zusammengefasst werden. Diese große Gruppe enthält extrem schädliche Substanzen[10].

Es heißt, kaum andere Moleküle haben so eine wandlungsfähige Struktur und potentiell giftige Wirkung auf Proteine wie AGEs. Sie zerstören Proteinstrukturen und hemmen die Funktionen der Proteine, und das führt zu Störungen in allen lebenswichtigen Organen. Neben diesen schweren Schädigungen sind AGEs auch für ‚kleinere' Symptome verantwortlich. So können sie zu Entzündungen und Herz-Kreislauf-Störungen führen, den Blutdruck erhöhen, zur Bildung von Falten beitragen und den Alterungsprozess beschleunigen.

AGEs begegnen wir täglich in unserem gekochten Essen: sie sind für die Farbe und Konsistenz, ja sogar für das Aroma verantwortlich. Sie verfestigen und verfärben die Nahrung, zum Beispiel in ‚knusprig-braun'. Gekochtes oder Gebratenes schmeckt völlig anders als Rohes, und das liegt nicht nur an den Gewürzen. ACEs sind neben anderen Substanzen dafür verantwortlich, dass gekochtes Essen *winkt,* weil es so verführerisch duftet und schmeckt. Unser Gehirn wird getäuscht, und das hebelt Instinkte und Abwehrmechanismen aus. Für die Industrie sind solche Eigenschaften natürlich ein Glücksfall, deshalb wundert es nicht, dass AGEs absichtlich in der Nahrungsmittelherstellung eingesetzt werden, um Farbe und Geschmack der Produkte zu ‚verbessern'.

Wir finden die goldbraune oder dunkelbraune Verfärbung aber nicht nur im Essen. AGEs können sich auch in unserem Organismus ablagern. Eine ordentliche Ansammlung an AGEs lässt als bräunlich-gelbe Pigmente in den Augenlinsen erkennen, oder an sogenannten *Altersflecken* an Armen und Beinen.

Erhitzte Fette und Transfette (trans-Fettsäuren)

Wenn man Fette erhitzt, führt dies zu messbaren Veränderungen ihrer physikalischen und chemischen Eigenschaften. Beim Braten in der Küche entstehen Stoffe, die bei Labortieren zu Zellschädigungen im Herzen, in der Leber und in den Nieren geführt haben.

Transfette entstehen, wenn flüssige Öle, die ungesättigte Fettsäuren enthalten, auf künstliche Weise gehärtet werden. Die gehärteten Fette werden und für streichfeste Margarinen benötigt und als Frittierfett genutzt.

Transfette steigern das Herz-Kreislauf-Erkrankungsrisiko massiv. Sie lassen unsere Zellhüllen versteifen, feuern Entzündungswerte an und führen zu Insulinresistenz. Transfette gehören zu den wenigen Fetten, die auch wirklich fett machen.

Während in den USA Transfette in Lebensmitteln vollständig verboten sind und in einigen EU-Ländern wie etwa Dänemark und Österreich verbindliche Obergrenzen gelten, gibt es in Deutschland noch nicht einmal eine Deklarationspflicht. Daher bleibt völlig unklar, wie viele Transfette sich in welchem Produkt befinden. Sie verstecken sich in Kartoffelchips, Fertigpizzas, Pommes, Donuts, Keksen, in jeglichem Industriegebäck und in so mancher Margarine[11].

Doch auch vor den handelsüblichen Pflanzenölen (Sonnenblumen-, Distel-, Raps-oder Sojaöle) muss ich warnen: Diese Öle enthalten große Mengen an *Omega-6-Fettsäuren*, die durch Erhitzung und industrielle Herstellung zu Transfettsäuren umgewandelt werden.

Ich möchte dir Leinöl, Leindotteröl, Fischöl oder ähnliches empfehlen, da diese Öle nicht ganz so viele Omega-6-Fette enthalten, dafür aber viele *Omega-3-Fettsäuren*, an denen es uns oft mangelt.

Leider wissen nur wenige, dass Pflanzenöle immer kaltgepresst, im Kühlschrank aufbewahrt und zügig aufgebraucht werden sollten, denn auch durch Licht- und Sauerstoffeinfluss oder längere Lagerung bilden sich die Omega-6-Fettsäuren in Trans-Fettsäuren um.

Solltest du also ein gutes kaltgepresstes Öl kaufen wollen, dann findest du es in der Kühltheke. *Kaltgepresst* ist übrigens nicht automatisch *Rohkostqualität*, da viele Ölmühlen nicht über wassergekühlte Schneckenpressen verfügen und somit die Temperaturen oft ziemlich hoch werden.

Über ein billiges, ‚kaltgepresstes' Leinöl, das ungekühlt gelagert wurde, freut sich allenfalls dein Parkettboden.

Gekochtes macht süchtig

Was ist bloß mit unseren Instinkten geschehen? Hast du dich jemals gefragt, warum du eigentlich so scharf auf Sachen bist, die dein Körper ganz sicher nicht will? Ist da irgendwas in unserem Essen drin? Irgendwas, das aufs Unterbewusstsein wirkt, im Gehirn falsche Botschaften verbreitet, uns zum Essen treibt und Geschmack und Genuss vorgaukelt?

Neben den AGEs, von denen bekannt ist, dass sie den Geschmack und Geruch der Nahrung verändern und ständig *winken*, entstehen beim Erhitzen noch viele andere neue Moleküle, die uns ganz süchtig auf gekochtes Essen machen. Es ist erforscht, dass bei der Erhitzung von Milch oder glutenhaltigem Getreide sogenannte *Kaseomorphine* bzw. *Gluteomorphine* entstehen, so dass bereits von einer Brot-, Nudel-, Milch- oder Käsesucht gesprochen wird.

Wer einmal gekochte Nahrung genossen hat, kann schwer darauf verzichten; dieser Effekt lässt sich auch bei Wildtieren und Naturvölkern beobachten.

Das erklärt, warum wir von unseren Instinkten im Stich gelassen werden und wir immer wieder auf *winkendes* Essen hineinfallen. Im Grunde können wir gar nichts dafür, dass wir immer wieder zum Egofutter greifen und kaum wieder damit aufhören können.

Gekochte Nahrung beeinflusst das Immunsystem

Der Schweizer Arzt Paul Kouchakoff hat bereits in den Dreißigerjahren entdeckt, dass Gekochtes schädlich für den Organismus ist.

Nach dem Verzehr von gekochter Nahrung kommt es zu einer sogenannten *Verdauungsleukozytose*: *Leukozyten*, die weißen Blutkörperchen, sind unsere ‚Gesundheitspolizei', die immer dann auf den Plan treten, wenn Substanzen auftauchen, die dem Körper schaden können.

Kouchakoff konnte nachweisen, dass die vorübergehende Zunahme der Leukozyten nur nach gekochten oder verarbeiteten Speisen auftreten, aber niemals bei Rohkost. Dieses Phänomen ist der Beweis für eine krankmachende Reaktion des Körpers auf ungeeignete Nahrung. Mit erhitztem Essen steht das Immunsystem unter Dauerstress[12].

Ich kann mir gut vorstellen, dass dich all die negativen Fakten über das Kochen schockieren. Immerhin ist das Erhitzen von Speisen für uns alle normal, gewollt und beliebt. Es ist allgemein akzeptiert und jeder tut es – das kann doch nicht schlecht sein, oder? Gekocht wird doch schon so lange und wir sind noch nicht ausgestorben – wie soll das denn schädlich sein?

Tja ...

Wenn man bedenkt, wie viele Wirtschaftszweige und Arbeitsplätze vom Erhitzen unserer Nahrung abhängen, erklärt sich, dass es nicht einfach ist, mit diesen Fakten gewissenhaft umzugehen und vernünftig zu handeln. Unsere eigene Sucht ist ebenfalls nicht zu unterschätzen, wenn es um Argumente geht, die unser geliebtes Essen verteidigen.

Wahrlich wäre es der einzig richtige Weg, wieder zu einem natürlichen Essen zurückzukehren, doch diese Idee würde auf erheblichen Widerstand – auch bei jedem von uns selbst – treffen.

So kann nur jeder für sich etwas tun und in kleinen Schritten damit anfangen.

8. Naturvölker

Sehr spannend finde ich die Untersuchungen von Naturvölkern, die interessante Fakten zum Thema ‚gesunde Ernährung' beisteuern.

Ich drehe noch einmal die Zeit zurück in das Jahr 1920, in die Zeit, in der die Menschen vom Land in die Städte zogen.

Der amerikanische Zahnarzt Weston Price stellte bei diesen Leuten eine beängstigende Zunahme von Zahn- und Kieferkrankheiten fest und vermutete, dass diese Krankheiten ernährungsbedingte Ursachen haben. Auf der Suche nach Beweisen begann er, auf der ganzen Welt herumzureisen und nach gesunden Völkern zu suchen.

Er fand verschiedene Völker, bei denen ein Teil noch die naturbelassene Esstradition pflegte, während ein anderer Teil gerade begann, auf ‚westlich zivilisierte' Nahrung umzusteigen. So hatte er die Auswirkungen von natürlicher und denaturierter Nahrung deutlich vor Augen.

Bei all diesen Völkern (die überall auf der Welt verteilt waren, und das finde ich sehr beeindruckend angesichts der Tatsache, dass 1920-1930 das Reisen noch recht beschwerlich war) kam er auf das gleiche Ergebnis. Wenn die Nachkommen dieser Naturvölker ihre Familie verließen und in ‚zivilisierte' Gegenden zogen, wurden sie nach ein paar Jahren genau so krank wie ihre Nachbarn.

Als Zahnarzt interessierte sich Weston Price in erster Linie für den Zahnverfall. Naturvölker hatten so gut wie keine Karies. Innerhalb weniger Jahre mit zivilisiertem Essen stieg jedoch der Kariesbefall so hoch an, wie es in der westlichen Welt der Fall ist.

Was die Ausbildung von Kiefer- und Gesichtsknochen angeht, konnte Weston Price überall die gleichen Phänomene beobachten: Sobald Menschen auf denaturierte Nahrung umsteigen, entwickeln sich bei den Kindern der nächsten Generationen die Zähne, Kiefer und Gesichtsformen nicht mehr natürlich[13].

Ganz gleich, ob bei Bergbauern in der romanischen Schweiz, bei afrikanischen Stämmen, auf südpazifischen Inseln und auf einer abgelegenen Insel vor der Küste Schottlands: Bei natürlicher Nahrung gab es immer perfekte Kieferbögen. So wie bei wildlebenden Säugetierarten, die alle ähnliche Proportionen haben, sahen die Menschen dieser Völker untereinander wie Geschwister aus. Offensichtlich entfaltet sich die Knochenentwicklung je nach ethnischer Gruppe bei Menschen immer ähnlich, vorausgesetzt, sie essen naturbelassene Nahrung.

Wir müssen uns damit abfinden, dass viele Gesichtsformen, die für uns als völlig normal und ‚individuell' gelten, in Wirklichkeit Fehlentwicklungen sind, die wir unserem modernen Leben zu verdanken haben. Viele junge Menschen haben heute so enge Kiefer, dass einfach nicht mehr genügend Platz für alle Zähne vorhanden ist. Die meisten Kinder müssen sich die Weisheitszähne entfernen lassen, obwohl diese völlig gesund sind. Selbst dann sind die Kiefer noch zu eng, und die Kinder brauchen dann eine Zahnspange, damit die Zähne nicht schief wachsen. Auch Überbisse und Unterbisse sind die Folgen unserer denaturierten Nahrung.

Aber Weston Price fand noch mehr heraus: Manche Völker leben in Gegenden, die große Herausforderungen an ihre Gesundheit stellen. Eskimos trotzen der Kälte, der spärlichen Nahrung und großer psychischen Belastung, wenn sie beispielsweise tagelang ausharren müssen, bis ein Schneesturm vorüber ist. Trotzdem blieben sie kräftig und gesund, solange sie ihre ursprüngliche Nahrung zu sich nahmen. Es trat zwar häufig eine mild verlaufende Tuberkulose auf, die aber nach kurzer Zeit wieder ausgeheilt war und keine Folgeschäden hinterließ. Als Teile der Bevölkerung ihre Ernährung änderten und Zucker, Weißmehl und Konserven aßen, gab es plötzlich eine Epidemie bösartiger und schwer verlaufenden Tuberkulose-Fälle. Wenn die Erkrankten jedoch zu ihrer Familie zurückkehrten und sich dort mit traditioneller Nahrung wieder aufpäppeln ließen, kam es oftmals zu einer vollständigen Heilung.

Die Erforschung von Naturvölkern ist der Schlüssel zu unserer Gesundheit. Tatsächlich gibt es viele ähnliche Studien von Ärzten, Zahnärzten und Forschern, die meist nur ein Volk untersuchten, aber auf ähnliche Ergebnisse wie Weston Price gekommen sind. Dr. Ralph Bircher hat all diese Forschungen in seinem Buch *„Geheimarchiv der Ernährungslehre“* zusammengefasst. Dabei ist bemerkenswert, dass sich die traditionellen Ernährungsweisen der einzelnen Völker extrem unterscheiden. In vielen Fällen ernährten sich diese Menschen ziemlich einseitig und unregelmäßig. Niemand scherte sich um Kalorien, ausgewogene Ernährung, Vitamin-B12-Mangel oder Gifte, die angeblich in rohem Essen sind, und trotzdem blieben diese Menschen kerngesund. Sie lebten einfach von dem, was die Natur bereitstellte:

Die chinesischen Bauernvölker ernährten sich hauptsächlich von Vollgetreidenahrung, ganz selten Fleisch, Fisch oder Eiern und keinerlei Milchprodukten.

Die Nahrung der Eskimos bestand hauptsächlich aus rohem Fisch oder Fleisch und im Sommer zusätzlich aus Kräutern und Beeren.

Die ärmlichen Völker Mexikos aßen Malven-Spinat, Vollmais-Tortillas und Peperoni.

Die alten Wikinger verzehrten hauptsächlich Hering (roh oder getrocknet, wie heute noch in Island üblich), Haferbrei, Kohl und Wildgemüse.

Das Volk der Bantu im südlichen Afrika aß Pflanzenkost mit Mais als Grundnahrung.

Eine Völkerschaft in Neuguinea ernährte sich fast ausschließlich von Süßkartoffeln. Wie auch bei allen anderen Völkern beobachtet, litten sie aber weder an Eiweiß- noch an Vitamin B12-Mangel. In ihren Ausscheidungen wurde jedoch so viel Eiweiß nachgewiesen, dass die Forscher davon ausgingen, dass der Darm sich die Stoffe, die er braucht, selbst synthetisiert.

Es wundert mich sehr, dass all diese wertvollen Erkenntnisse unsere heutige Ernährungswissenschaft überhaupt nicht interessiert. Nach unserer Ernährungslehre müssten all diese Völker schwach, unterentwickelt und mangelernährt sein. Vitamin- oder Nährstoffdefizite konnten die Forscher aber bei keinem Volk nachweisen. Diese Menschen waren große körperliche Belastungen gewohnt, sie strotzten vor Kraft, zeigten keinerlei Krankheiten oder Mangelerscheinungen und waren mit ihrem Leben glücklich und zufrieden - bis sie die Zivilisation erreichte.

9. Zusatzstoffe in unserem Essen

Bedauerlicherweise ist das noch nicht alles. Die Industrie hat sich nämlich nicht nur darauf beschränkt, die Vitalstoffe in unserem Essen abzutöten, sondern versieht es auch mit einem Übermaß an Zusatzstoffen.

Als unsere Oma vor 50 Jahren gekocht hat, brauchte sie nur eine Handvoll ‚Zusatzstoffe', wie etwa Salz, Pfeffer und Gewürz-Kräuter. Heute finden sich in dem gleichen Essen mindestens vierzig verschiedene FREMDE Stoffe. Diese Zahl vermehrt sich auf ein Vielfaches, wenn wir uns die gigantische Auswahl von Fastfood anschauen.

Über 350 verschiedene Zusatzstoffe, die mit E-Nummern versehen sind, tummeln sich inzwischen in allem Essbaren, was in irgendeiner Form verpackt wurde. Diese Fremdstoffe sind meist künstlich hergestellte Substanzen, die in natürlichen Lebensmitteln nicht vorkommen.

Das heißt, unser Körper leidet doppelt: Auf der einen Seite bekommt er kein ordentliches Material, um gesund zu bleiben, auf der anderen Seite muss er mit Stoffen zurechtkommen, die ihm genetisch überhaupt nicht bekannt sind. Er wird überladen mit Giftmüll.

Was und in welcher Menge von diesem Zeug in den Nahrungs-Präparaten enthalten ist, weiß niemand, schon gar nicht, wie die Auswirkungen auf unsere Gesundheit sind. Es gibt so gut wie keine Untersuchungen über Langzeit- oder Kombinationswirkungen dieser Stoffe.

Der Grund, warum unser intelligenter Körper bei dieser Vielzahl an Fremdstoffen neben der Unterversorgung nicht sofort in die Knie geht, liegt in seiner bemerkenswerten Wandelbarkeit. Auch wenn er schon lange aus dem letzten Loch pfeift, macht er weiter und bemüht sich, einen halbwegs normalen Stoffwechsel zustande zu bringen. Eine großartige Leistung, die wir viel zu wenig würdigen.

Ich habe schon öfter das Argument gehört, dass der menschliche Körper sich an die heutige Ernährung ‚angepasst' haben soll. Leute, die das denken, haben vermutlich den Wandel der Evolution im Kopf.

Aber auch wenn der Mensch sich im Laufe der Evolution an verschiedene Begebenheiten anpassen konnte, darf man nicht vergessen, dass dies jeweils Tausende von Jahren gedauert hat. Und nun soll ein Körper eine derart radikale und vor allem UNNATÜRLICHE Änderung wegstecken, die noch nicht einmal zweihundert Jahre alt ist? Nebenbei bemerkt ist das Kochen von Nahrung auch eine relativ junge Erfindung in der Entwicklung der Menschheit.

Es macht mich ziemlich sauer, dass die Ausdrücke ‚Zivilisations- oder Wohlstandkrankheiten' das eigentliche Problem verschleiern. Wir bekommen ständig suggeriert, dass dies eben unser modernes, fortschrittliches, bequemes Leben so mit sich bringt. Aber keine Krankheit kommt aus dem Nichts, und kein Mensch beschließt von sich aus, dass er sich krank machen will. Der Grund, warum wir es trotzdem tun, liegt in unserem Umfeld und unserer Gesellschaft.

Transmitter und Hormone

Zu den wichtigsten menschlichen Botenstoffen gehören *Hormone* und *Neurotransmitter*. Diese Stoffe bewegen sich durch den Körper, zielen auf eine bestimmte Stelle und lösen dort einen Effekt aus.

Neurotransmitter übertragen ein elektrisches Signal zwischen zwei Nervenzellen. Im Nervensystem sorgen sie blitzschnell, je nach ihrer Wirkweise, für eine Reizweiterleitung oder für eine Reizblockierung. Dazu passieren sie den *synaptischen Spalt* und docken an die *Zellrezeptoren* an.

Hormone sind da etwas gemütlicher; sie vermitteln ihre Wirkung an die Zielorgane über die Blutbahn. Im chemischen Aufbau sind sie den Transmittern sehr ähnlich. Auch sie können an Rezeptoren andocken und so eine Wirkung auf das Nervensystem entfalten.

Es gibt wohl keine andere Gruppe von Stoffen mit solch weitreichender Bedeutung: Hormone sind bei allen Vorgängen im Körper beteiligt, sie steuern Wachstum (auch das Wachstum von Krebszellen), Verdauung, Sexualität und Fortpflanzung, Herztätigkeit und Körpertemperatur. Sie bestimmen über Verhalten und Charakter, die Stimmung und die Laune. Sogar Moral und Ehrlichkeit sind hormonell gesteuert.

Der Einfluss der Hormone auf den Organismus ist erst in Ansätzen erforscht. Man weiß nicht einmal, wie viel es von diesen Botenstoffen gibt. Ein paar hundert sind schon bekannt, aber die geschätzte Zahl liegt über Zehntausend. Der Plan, der das Zusammenspiel regelt, wird wohl ein ewiges Geheimnis bleiben, denn Hormone führen ein Eigenleben. Ihre Befehlsketten im Organismus sind schwer zu durchschauen, denn sie haben widersprüchliche Fähigkeiten und Arbeitsweisen. Deshalb lassen sich Hormone kaum kontrollieren und es ist ziemlich umstritten, ob der Mensch in dieses System überhaupt eingreifen sollte.

Normalerweise halten sich Hormone gegenseitig in Schach. Wenn sie jedoch ‚personell' verstärkt werden und sich der Überschuss langweilt, dann könnte der sich vielleicht an anderen Stellen austoben. Bei ihren vielfältigen Talenten, die nicht immer besonders logisch zusammenhängen, können sie dabei Schäden anrichten, die zunächst gar nicht auf die Botenstoffe schließen lassen.

Dass unsere Nutztiere mit Hormonzusätzen gemästet werden, ist bereits hinreichend bekannt. Aber weißt du auch, dass sich in unserer modernen Industrienahrung, in Agrargiften und sogar in den Verpackungen (zum Beispiel aus Plastik) viele Chemikalien befinden, die auf den Körper wie Hormone wirken? Sie können Fehlprogrammierungen des Energiestoffwechsels hervorzurufen und im Gehirn einen Schalter umlegen, der die natürlichen Abläufe durcheinanderbringt. Diese ‚Hormonstörer' wirken bereits in winzigsten Mengen.

Niemand kann absehen, wie die Substanzen in ihrer Summe auf den Organismus wirken. Die Menschheit nimmt sozusagen an einem weltweiten Feldversuch teil.

Was ist der Grund für unkontrolliertes Essen?

Nicht nur erhitztes Essen macht uns süchtig. Wir müssen uns nur umsehen um zu begreifen, dass Übergewicht bei uns allmählich epidemische Ausmaße annimmt. Doch das ist keine Folge von falschem Essverhalten, sondern von unserer Nahrung, die mit Kunsthormonen und anderen Störfaktoren belastet ist.

Wenn es um die Zunahme von Übergewichtigen geht, sehen die Nahrungsmittelkonzerne gerne den Grund im „persönlichem Fehlverhalten der Betroffenen", doch inzwischen gibt es immer mehr Kritiker, die von einer „zivilisatorischen Vergiftungserscheinung" sprechen.

Der Körper zieht aus der Nahrung nicht nur Nährstoffe, sondern erhält auch wichtige Botschaften fürs Gehirn. Alleine für die Auswahl und Verarbeitung der Nahrung sind mindestens 100 Botenstoffe erforderlich. Für das Gefühl von Hunger und Sattheit werden die Informationen aus den verschiedenen Körperregionen ins Gehirn geschickt. Der Chef im Kopf checkt dann die Versorgungslage und entscheidet, wann Zeit zum Essen ist und wann wieder Schluss sein sollte.

Die Kommunikation mit den Inhaltsstoffen der natürlichen Lebensmittel klappt problemlos, denn das hat unser Körper jahrtausendelang eingeübt - aber es hakt bei den industriell produzierten Bestandteilen.

Viele Inhaltsstoffe in der modernen Nahrung haben logischerweise mit dem Geschmack zu tun. So kann unser Essverhalten gezielt manipuliert werden. Der Geschmack ist das erste Signal, das den Körper über die Beschaffenheit und Material informiert, und der Körper zieht seine Konsequenzen – er muss ja Obst anders verarbeiten als ein Steak oder eine Sahnetorte.

Industrielle Aromen senden falsche Signale aus und können Chaos auslösen, die Signale für Hunger und Sättigung funktionieren dann nicht mehr. Der Körper wird umprogrammiert, ohne dass wir das merken. Das Essen wird auf diese Weise von den tatsächlichen Bedürfnissen des Körpers losgelöst.

Ich habe oft das Gefühl, als ob mich eine fremde Macht steuert, wenn ich maßlos ‚zuschlage', und ich kenne Leute, die sogar nachts an den Kühlschrank getrieben werden. Wie sieht es mit deinem Essverhalten aus? Kannst du die Tüte mit den Gummibärchen oder Chips loslassen, bevor sie leer ist?

Glutamat

Glutamat (Mononatriumglutamat) ist neben Zucker einer der wichtigsten Zusätze der Nahrungsmittelproduktion. Offiziell gilt Glutamat als harmlos, auch in größeren Mengen.

Ich habe in den 80ern in der Schule gelernt, dass es auf der Zunge Rezeptoren für die vier Geschmacksreize süß, sauer, salzig und bitter gibt. Meine Kids haben mich aufgeklärt, dass inzwischen eine fünfte Geschmacksrichtung hinzugekommen ist: *Umami*. Als Umami (japanisch ‚Wohlgeschmack') bezeichnet man das, was weder salzig noch süß und weder bitter noch sauer ist. Es heißt auch, umami sei der ‚Fleischgeschmack', der proteinhaltige Nahrungsmittel kennzeichne. Diese Info hat mich ein bisschen schockiert, denn verdächtigerweise ist ‚umami' exakt die Geschmacksrichtung von Glutamat. Glutamat wird gerne als ‚Geschmacksverstärker' bezeichnet, aber das stimmt so nicht. Glutamat hat einen ganz eigenen Geschmack, der den ursprünglichen Geschmack des Essens verdrängt und nicht verstärkt, und somit den Körper in die Irre führt.

In Fertigessen und vielen Kantinen gibt es die volle Dröhnung von synthetischem Glutamat. Es gilt als ‚Soßendoping', und Spaßvögel nennen es „Viagra für lendenlahme Köche" [14].

Im menschlichen Körper befindet sich aber auch natürliches Glutamat. Ohne könnte ein Mensch gar nicht leben, denn Glutamat ist ein sehr bedeutender Neurotransmitter. Es wird gebraucht für die Schmerzübertragung und die Steuerung von Körperwachstum, Gewichtsregulierung, Appetit und Fortpflanzung. In Parmesan, Bohnen, Tomaten und auch in Muttermilch steckt es in natürlicher Form.

Allerdings lässt sich natürliches Glutamat mit seinem synthetischen Klon nicht vergleichen. Natürliches Glutamat würde der Körper nie überdosieren; kein Mensch könnte Parmesan in rauen Mengen essen. Bei industriell zugesetztem Glutamat fällt dieser Schutzmechanismus allerdings weg.

Glutamat wirkt im Gehirn genau an der Stelle, an der unter anderem der Appetit reguliert wird. Es senkt den *Leptin*wert. Der Botenstoff Leptin ist das ‚Ich-bin-zufrieden-und-satt-Hormon' und signalisiert dem Körper, dass er das Essen einstellen und die Energie aus den Fettdepots holen soll. Fehlt Leptin, dann fordert das Gehirn Nachschub an, obwohl die Speicher proppenvoll sind.

Der Kieler Professor Michael Hermanussen wies in einer Studie nach, dass Glutamat zu Gefräßigkeit führen kann: Seine Versuchstiere fraßen unter Einfluss des Geschmacksverstärkers fast doppelt so viel wie ohne[15].

Die Ernährungsforscherin France Bellisle (Paris) beobachtete bei Menschen einen ‚erhöhten Anreiz', mehr zu essen. „Wenn Glutamat beigemischt wurde, neigen die Versuchsesser zu schnellerem Hinunterschlingen, sie kauten weniger und machten kürzere Pausen zwischen zwei Bissen", heißt es sinngemäß in ihren Studien[16]. (Das kann ich bestätigen. Ich wurde quasi zum Glutamat-Junkie erzogen, und dieses Essverhalten ist mir hinreichend bekannt.)

Da Glutamat in die Steuerungsmechanismen im Gehirn eingreift und Körperfunktionen durcheinanderbringt, kann es aber nicht nur zu Übergewicht, sondern auch zu Krankheiten führen.

Weniger dramatische Glutamatschäden zeigen sich durch einen ganzen Packen von verschiedenen Anzeichen, die als *China-Restaurant-Syndrom* bekannt wurden. Über diese Symptome hatten Menschen geklagt, die in einem chinesischen Restaurant speisten: Mundtrockenheit, Kopfschmerz, Schwindel, vorübergehender Gedächtnisschwund, Sehstörungen, Verwirrung, Lethargie und Reizbarkeit, aber auch Schüttelfrost, Muskelschmerzen oder Durchfall.

Aber das ist längst nicht alles: Bei einer ständigen Überdosis wirkt Glutamat als Nervenzellgift (*Exzitotoxin*) und kann zu schweren Gehirnschäden führen, das hat der amerikanische Neurowissenschaftler Dr. John Olney bereits 1969 mit Tierversuchen herausgefunden. Seither hat er eine Fülle weiterer Untersuchungen angestellt und ist dabei auf Zusammenhänge zwischen Glutamat und Schlaganfall, Epilepsie, Parkinson, Alzheimer und Multiple Sklerose gestoßen[17].

Diese möglichen ‚Kollateralschäden' kennen viele Neuropathologen, die sich mit Glutamat beschäftigen[18].

Die deutschen Glutamatverteidiger sehen die Rolle des Glutamats als nicht so gravierend. Glutamat sei ein gut verwendbares Additiv und sogar „mit den Maßstäben einer ‚gesunden Ernährung' vereinbar"[19]. Schon klar.

Die Glutamatproduktion steigt noch immer von Jahr zu Jahr an, während die pharmazeutische Industrie riesige Summen in die Entwicklung von Medikamenten steckt, die die Glutamatrezeptoren blockieren sollen. Was für eine verrückte Welt.

Aspartam

Zero-Limonaden: Von wegen NULL- vielleicht ohne Kalorien, aber dafür mit viel Chemie ...!

Süßstoffe aller Art bringen beim Abnehmen überhaupt nichts. Süß ist süß, so ist die Sprache des Geschmacks, und dabei spielt es kaum eine Rolle, wie die Süße erzeugt wird. Es geht um die Botschaft, die das Süße übermittelt – und die hormonellen Reaktionen im Körper. Hormone stellen damit die Weichen; sie bestimmen, wie die Energie aus der Nahrung verwendet wird. Die künstlichen Süßstoffe missbrauchen ein Geschmackssignal, das auf Energiezufuhr hindeutet und lösen damit eine Kettenreaktion aus, an deren Ende wiederum Heißhunger steht.

Aspartam ist wohl der bekannteste Vertreter und wird unter anderem zum Süßen von Light-Getränken verwendet. Im Handel ist es zum Beispiel unter den Namen *NutraSweet, Canderell* oder *E 951* zu finden. Dem Hersteller ist bekannt, dass Aspartam den Appetit steigert, schließlich wird der Stoff auch in der Schweinemast eingesetzt.

Der in Aspartam enthaltene Stoff namens *Aspartat* ist, wie das chemisch verwandte Glutamat, ein Neurotransmitter. Sämtliche akute Störungen, die du bereits als ‚Chinarestaurant-Syndrom' kennst, kann auch Aspartat auslösen.

In Studien konnte der Neurologe Dr. John Olney (siehe oben) beweisen, dass Aspartat – genau wie Glutamat – Hirnzellen zerstört. Seine Studien mit Mäusen zeigten, dass Aspartam die gleichen Hirnschäden verursacht wie Aspartat. All diese Botenstoffe können erwirken, dass Aluminium die *Blut-Hirn-Schranke* leichter durchquert – und damit die Anfälligkeit für Alzheimer-Krankheit steigt[20]. Aspartat kann ab einer bestimmten Dosis also neurotoxisch wirken und gilt deshalb als Risikofaktor für die gleichen Krankheiten, die ich bereits unter Glutamat beschrieben habe.

Aspartam behindert auch den Eintritt von Glukose ins Gehirn; ohne Treibstoff ist das Gehirn aber zu keiner Leistung in der Lage. Diesen Effekt hat übrigens auch synthetische Zitronensäure, die sich in nahezu jeder Limonade und zahlreichen Fertiggerichten findet.

Heute gibt es bereits über 900 veröffentlichte Studien, die Aspartam mit gesundheitlichen Problemen in Verbindung bringen. Migräne gehört zu den häufigsten Nebeneffekten, gefolgt von Asthma, Diabetes, Lymphknotenerkrankungen, Geburtsfehler, Leukämie, Hirntumoren, Reizdarmsymptomen, Parkinson, Multipler Sklerose, emotionale Verwirrung und/ oder Epilepsie[21].

Oft treten diese Erscheinungen erst nach langem Aspartam-Genuss auf, deshalb ist es schwierig, es mit diesen Gesundheitsproblemen in Verbindung zu bringen. Wer kommt schon auf die Idee, dass die tägliche Diät-Limo der Grund für die schleichende Verschlechterung seiner gesundheitlichen Verfassung ist?

Aspartam stimuliert als Excitotoxin das Wachstum der Krebszellen. In Versuchen wurde nachgewiesen, dass Aspartam auf die Zellteilung und die Metastasen-Bildung anregend wirkt. Die erste Langzeitstudie des *Brigham and Women's Hospital* der Harvard University, die über 22 Jahre geführt wurde, stellte eine klare Verbindung zwischen Aspartamkonsum und erhöhtem Blutkrebsrisiko fest[22].

Die Macht der Multis

Risiken von Lebensmittelzusätzen werden von den internationalen Food-Konzernen immer wieder heruntergespielt, natürlich wollen sie nicht, dass das Image ihrer umsatzstarken Produkte leidet.

Die Nahrungsmittelhersteller unternehmen viel, um die Bedenken gegen ihre Erzeugnisse zu zerstreuen: Sie unterstützen Professoren, die ihnen wohlgesonnen sind, und überschwemmen die wissenschaftliche Welt mit ihren eigenen Studien. Sie bekämpfen gnadenlos ihre Kritiker und bezahlen Werbeprofis, um die Öffentlichkeit in ihrem Sinne zu beeinflussen. Ob die Unbedenklichkeitsbescheinigungen, mit denen sie aufwarten, der Wahrheit entsprechen, interessiert nach so einer Gehirnwäsche niemanden mehr.

Die Zulassung von Aspartam ist ein Beispiel dafür, wie gnadenlos die Chemie- und Pharmakonzerne vorgehen können[23]. Sie schrecken kaum davor zurück, die Regierungsbehörden zu manipulieren und Organisationen zu beeinflussen:

1973 beantragte die amerikanische Firma *Searle Company* bei der *FDA* (*Food and Drug Administration*, deutsch: Behörde für Lebens- und Arzneimittel) die Zulassung von Aspartam und reichte über hundert Studien ein, die seine Unbedenklichkeit belegen sollten. Bereits zwei Jahre zuvor hatte Dr. John Olney die Firma Searle gewarnt, dass Aspartam in seinen Versuchen Löcher in die Gehirne von Babymäusen frisst.

1977 wurde der *Bressler-Report*[24] veröffentlicht: Die FDA hatte sich unter der Leitung von Jerome Bressler mit den Studien von Searle befasst und viele Ungereimtheiten entdeckt. Eine Ratte wurde z. B. zweimal für tot erklärt und dazwischen als lebendig verzeichnet. Während der Studie starben die Hälfte aller Tiere und wurden gar nicht oder erst viel zu spät autopsiert. Geschwüre wie z. B. Gebärmutterpolypen wurden in den Tieren gefunden, aber nicht den offiziellen Berichten erwähnt. Die Zulassung von Aspartam wurde abgelehnt, basierend auf all den unabhängigen Studien, der Meinung vieler Wissenschaftler und vor allem von der FDA selbst.

Die Zeit verstrich, und Vorwürfe gegen die Firma Searle verjährten. Nach diesem Bericht gab es einige Umbrüche in den Führungsreihen der FDA, aber auch einen Regierungswechsel im Lande. Ein Mitglied des Übergangsteams von Präsident Ronald Reagan wurde ganz nebenbei der neue CEO von der Firma Searle.

Nach diesem Gemauschel wurde 1981 ‚NutraSweet' mit erlaubter Tagesdosis von 50mg genehmigt – aufgrund einer Studie des Herstellers Searle.

1990 wurde Aspartam gemäß der Zusatzstoffzulassungsverordnung in Deutschland zugelassen.

1993 durfte Aspartam in den USA für sonstige Getränke, Back- und Süßwaren verwendet werden und unterliegt seit 1996 keinerlei Verwendungsbeschränkung mehr.

Im gleichen Jahr warnt der Neurologe Dr. John Olney mit einem Artikel, der auf eine Zunahme der Häufigkeit von Gehirntumoren innerhalb der amerikanischen Bevölkerung hinweist[25].

Der Kieler Toxikologe Hermann Kruse meinte dazu: *„Ich würde als Hersteller mein Produkt vom Markt nehmen."* Der Hersteller zog es allerdings vor, Hermann Kruse zu verklagen. NutraSweet Company verlor jedoch den Prozess[26].

Im Dezember 2013 veröffentlichte die *EFSA (European Food Saftey Authority)* ihre erste vollständige Risikobewertung zu Aspartam. Das Gutachten gelangte zu dem Schluss, dass Aspartam und seine Abbauprodukte für die allgemeine Bevölkerung (einschließlich Säuglingen, Kindern und Schwangeren) unbedenklich seien[27].

Der Spiegel bezeichnete 2015 in einem Online-Artikel die Warnungen vor Aspartam als „Verschwörungstheorien"[28].

Zucker

Kommen wir nun zum Publikumsliebling *Zucker*, den verhängnisvollsten aller Zusatzstoffe. Für die Nahrungsmittelkonzerne ist er der wichtigste aller industriell produzierten Geschmacksstoffe, denn damit können sie billig ihre Ware aufpeppen. Sie sehen ihn längst nicht mehr als eine Zutat, sondern einen ‚Grundbaustein'.

Viele Nahrungsmittel könnten ohne Zucker gar nicht existieren oder würden so grausig schmecken, dass wir sie niemals anrühren würden.

Ist dir schon mal aufgefallen, dass wir das Wort *Zuckerkrankheit* kaum noch benutzen? Wie gebildet wir doch sind, dass wir alle den Fachausdruck *Diabetes* kennen. Die Medien sind ja stets bemüht, uns aufzuklären... Vielleicht liegt es einfach daran, dass das Wort ‚Zuckerkrankheit' bereits darauf hinweist, wer sie verursacht? So mancher sieht es eben nicht gerne, wenn ein derart gewinnbringendes Produkt ständig ‚schlecht gemacht' wird.

Bevor ich nun damit anfange, den Zucker so richtig schlechtzumachen, möchte ich ein paar wichtige Begriffe erklären: Unter *Fabrikzucker* versteht man alle industriell hergestellten Zuckerarten: Weißer Zucker, brauner Zucker, Rohrzucker, Fruchtzucker, Traubenzucker, Milchzucker, Malzzucker, usw.

Eigentlich klingen diese Namen ja ganz nett, doch dies sind rein chemische Bezeichnungen für verschiedene Zuckerarten. Der Rohrzucker ist nicht unbedingt aus Zuckerrohr hergestellt, er kann genauso gut aus der Zuckerrübe stammen. Der Traubenzucker muss nicht aus der Traube kommen oder der Milchzucker aus der Milch.

Unseren *Haushaltszucker* (Kristall-, Rohrzucker) nennt man in der Fachwelt *Saccharose*. Darauf werde ich mich zunächst konzentrieren, denn im Volksmund ist es gebräuchlich, ‚Zucker' zu sagen und ‚Saccharose' damit zu meinen. Saccharose ist aus zwei einfachen Zuckerarten, dem *Traubenzucker (Glukose)* und dem *Fruchtzucker (Fruktose)* zusammengesetzt. Es ist wichtig zu verstehen, dass der Haushaltszucker nicht aus einem Zuckerbaustein besteht, sondern aus zwei verschiedenen.

Alle Einfachzucker sind kleine Bausteine der Kohlenhydrate, die aus Kohlenstoff, Wasserstoff und Sauerstoff bestehen. Auch komplexere Kohlenhydrate sind aus Einfachzuckern aufgebaut, wie zum Beispiel Stärke, die aus tausenden aneinandergereihten Glukosemolekülen besteht.

Die Begriffe Traubenzucker und Fruchtzucker sind sehr verwirrend, deshalb werde ich ab jetzt nur noch die Begriffe Glukose und Fruktose verwenden. Außerdem klingt der Ausdruck ‚Fruchtzucker' irgendwie so wahnsinnig gesund. Dabei ist es ausgerechnet die Fruktose, die unseren Körper hochgradig schädigen kann.

Fruktose ist für unsere Leber nicht das gleiche wie Glukose. Während Glukose von der Leber wohlwollend durchgewunken wird und somit schnell in den Blutkreislauf gelangt, saugt die Leber Fruktose auf wie ein Schwamm. Ganz gleich, wie groß die Fruktoseflut sein mag und unabhängig davon, wie satt die Leber ist, sagt die Security: „In den Blutkreislauf kommst du nicht rein!", und wandelt die Fruktose in Fett um, quasi für schlechte Zeiten.

Dem Steinzeitmenschen half diese Strategie beim Überwintern: Bei den Früchtefressorgien im Herbst legte das Gehirn den ‚Fettschalter' um, und der Körper wechselte in den Energiesparmodus. Das Fett wurde eingelagert, auf diese Weise half Fruktose die jährlich widerkehrenden Hungersnöte zu überstehen. In unserer Gesellschaft, in der es sehr schwer ist, Zucker aus dem Weg zu gehen und Hungersnöte kein Thema sind, wendet sich diese Strategie natürlich gegen uns[29].

Während in Lebensmitteln wie Obst und Gemüse die Glukose- und Fruktosemoleküle getrennt vorliegen, liefert sie der Zucker nur im Doppelpack. Das bedeutet, dass bei Süßigkeiten oder Softdrinks nur die eine Hälfte der Energie (die Glukose) in der Kommandozentrale namens Gehirn ankommt. Die andere Hälfte (die Fruktose) wird von der Leber abgefangen und in Fett umgesetzt. Während sich das Gehirn also dem Zuckerrausch hingibt, leidet im Stillen die Leber.

Zusätzlich braucht das Gehirn die doppelte Menge an Zucker, um sich genauso satt zu fühlen wie mit reiner Glukose. Deshalb wird man auch von einem Päckchen Gummibärchen nicht wirklich satt.

Ein weiterer Grund des fehlenden Sättigungsgefühls ist, dass Fruktose auf verschiedene Hormone einwirkt. Sie drosselt unter anderem den Ausstoß des Sättigungshormons Leptin, hält aber gleichzeitig den Pegel des Botenstoffs *Ghrelin* künstlich hoch. Ghrelin ist das ‚Guten-Appetit-Hormon', das normalerweise während des Essens langsam sinken sollte und somit beim Ausklingen den Essbefehl stoppt. Unter Fruktose bleibt Ghrelin jedoch weiter aktiv.

Die (nicht alkoholische) Fettleber

Fabrikzucker richtet in deinem Körper großen Schaden an, und dabei spielt die Leber eine Rolle: Sie ist nicht dafür gebaut worden, solche Unmengen von Fruktose zu verarbeiten, erst recht nicht, um Fett in solchen Mengen zu horten. Es bildet sich *ektopisches Fett,* das wir als inneres Bauchfett kennen. Der Begriff kommt aus dem Griechischen und beutet so viel wie: ‚Fett am falschen Ort'. Dieses Fett sammelt sich um unsere Organe und befindet sich in den Zellen von Leber, Bauchspeicheldrüse usw.

Es ist deshalb so schädlich, weil das viele Fett die Zellen bei ihrer Arbeit stört. Scherzhaft nennen Experten die Fruktose gerne „Ethanol ohne Schwips", denn Fruktose (bedenke die Unmengen alleine in Softdrinks und Fruchtsäften) hat langfristig den gleichen Effekt einer Fettleber wie Alkoholgenuss.

Das Fett in den Zellen stumpft die Leber gegenüber dem Hormon Insulin ab, was zu vermehrter Insulinausschüttung führt, was wiederum zur Entwicklung zahlreicher Krankheiten (von Übergewicht bis Herzinfarkt und Krebs) beiträgt.

Ich möchte noch einmal betonen, dass der natürliche Fruchtzucker, etwa in Äpfeln, als harmlos gilt. Außerdem macht die Menge das Gift. Daher wurde der bekannte Spruch erweitert: *„Ein Apfel am Tag hält den Doktor fern, zwei Äpfel am Tag bescheren dir eine Fettleber…!"* Dennoch: Wie oft kommt es schon vor, dass du dich an Obst überisst?!? Anders sieht es jedoch mit Obstsäften aus, vor allem, weil die meisten auch noch zusätzlich gesüßt sind. Aber auch mit frisch gepressten Säften oder Smoothies solltest du aufpassen. Mein Motto ist: Nimm nie mehr Obst, als du essen würdest, in flüssiger Form zu dir. Ich persönlich kaue mein Obst sowieso lieber.

In den 60ern gab es die letzte große Innovation auf dem Gebiet der industriellen Zuckerproduktion: Mit einem japanischen Verfahren konnte ein stark mit Fruktose angereicherter Maissirup in Großserie hergestellt werden. Es soll lästernde Leute geben, die diese Erfindung als Rache für Hiroshima und Nagasaki ansehen. Das neue Produkt heißt abgekürzt *HFCS (High Fruktose Corn Sirup)* und wird für einen großen Teil der amerikanischen Gesundheitsprobleme verantwortlich gemacht.

Seit Herbst 2018 darf HFCS nun auch in Deutschland uneingeschränkt und ohne Deklarationspflicht verwendet werden. Ohne Worte.

Zucker macht süchtig

Zucker ist ein potentielles Suchtmittel. Die Nahrungsmittelindustrie missbraucht ganz gezielt unsere Sucht, um den Verkauf zu fördern, deshalb hat Zucker so eine atemberaubende Karriere hingelegt.

Er wirkt auf jene Zonen im Gehirn, über die auch Drogen wirken. Ein Wissenschaftler-Team an der Universität im französischen Bordeaux stellte fest, dass Zucker und Süßstoff im Gehirn die gleichen Reaktionen hervorrufen wie Kokain und einen vergleichbaren Suchteffekt haben. Der ständige Verzehr von Zucker und Süßstoffen überwältige die Mechanismen der Selbstkontrolle und führe so zu Sucht und Abhängigkeit, heißt es[30].

Aber nicht nur das, Zucker kann auch eine physische Sucht erzeugen, ähnlich einer Abhängigkeit von Beruhigungsmitteln, Amphetaminen oder anderen suchtgefährdeten Chemikalien (Haushaltszucker ist letztlich auch eine Chemikalie). Der Verzehr von raffiniertem Zucker löst eine kurzfristige Produktion an Beta-Endorphinen aus, was die Belohnungszentren des Gehirns antriggert. Deshalb dieses kleine, kurze Glücksgefühl beim Naschen. Bei regelmäßigem Zuckerkonsum schränkt der Körper die Produktion von diesen Beta-Endorphinen jedoch ein, und die Euphorie, die sowieso schnell vorübergeht, wird zunehmend schwächer und schwächer. Der Teufelskreis der Sucht beginnt: Wir brauchen Zucker ständig als Stimmungsaufheller, mit dem Ergebnis, dass wir gereizt sind oder so ein ödes Grundgefühl verspüren, wenn wir mal nicht genug davon bekommen.

Wir nennen Zucker Nervennahrung, dabei ist es wie mit den Zigaretten: Beim Rauchen verspürst du ein erleichtertes Gefühl, weil damit für eine kurze Zeit deine Entzugserscheinungen gelindert sind. Während du rauchst, fühlst du das gleiche befreite und erleichterte Gefühl, das ein Nichtraucher den ganzen Tag genießt. Kaum ist die Zigarette ausgedrückt und der Nikotinspiegel im Blut wieder am Abfallen, nimmt die Unruhe und das Gefühl der Leere wieder zu. Bis zur nächsten Zigarette... Ähnlich kannst du dir die Zuckersucht vorstellen.

Der amerikanische Kinderarzt Prof. Dr. Robert H. Lustig (*1957) ist neben Dr. Bruker einer der wenigen Ärzte, die es wagen, die Zuckerindustrie und -lobby gegen sich aufzubringen. Er findet, dass weder Charakterschwäche noch eine Verhaltens-Verirrung für Übergewicht verantwortlich ist, sondern der Zucker in der Nahrung, der völlig unbemerkt in die Regelungsmechanismen im Körper eingreift. So wird die Essbremse im Körper lahmgelegt, und es kann ungehemmt gefuttert werden.

Fabrikzucker verändert die Darmflora

Eine veränderte Darmflora ist eine bekannte Begleiterscheinung zahlreicher Zivilisationskrankheiten.

Der Darmflora widme ich mich später in einem eigenen Kapitel, deshalb nur so viel: Der Verzehr von Zucker stört bereits nach wenigen Tagen das Gleichgewicht der Bakterienstämme massiv. Diese Störung des Gleichgewichts hat nicht nur Folgen für unseren Dickdarm, sondern wirkt sich auf unseren gesamten Körper negativ aus. Vor allem führt das Ungleichgewicht dazu, dass wir Glukose im Blut nicht mehr so gut verarbeiten können, und das ist der erste Schritt auf dem Weg zur Zuckerkrankheit – Verzeihung: Diabetes.

Verträglichkeit mit anderen Nahrungsmitteln

Zucker scheint andere Götter neben sich nicht zu dulden, zumindest kann er die Bekömmlichkeit und Verträglichkeit anderer Nahrungsmittel erheblich stören. Klinische Forschungen von Dr. Bruker haben ergeben, dass eine Unverträglichkeit von Vollkornbrot oder Rohkost in kürzester Zeit verschwindet, wenn die Fabrikzuckerarten aus der Kost komplett gestrichen werden. Dabei hat sich herausgestellt, dass auch gekochtes Obst und Säfte jeglicher Art imstande sind, Unverträglichkeit von Rohkost und Vollkornbrot hervorzurufen.
Ich höre oft von Menschen, „die keine Rohkost vertragen", dabei liegt es nur an den Nebendarstellern.

Die Kombi macht's, aber darauf komme ich später noch einmal zurück.

Glukose

Die nächsten Beispiele betreffen alle Zuckerarten, darunter auch komplexere Kohlenhydrate. Nun geht es um die Glukose. Rein molekülmäßig gesehen sind Glukose und Stärke ja das gleiche, da Stärke aus unzähligen Glukosemolekülen besteht. Fortan wird es passieren, dass ich Zucker schreibe und alle Zuckerarten und Kohlenhydrate damit meine.

Glukose ist für den Körper lebensnotwendig, denn nur mit Glukose kann unser Gehirn versorgt werden. Glukose versorgt zudem alle anderen Zellen mit Energie. Das Problem ist deshalb nicht die Glukose an sich, sondern diese Unmengen, die wir uns regelmäßig einverleiben. Ich möchte dich jetzt nicht mit Zahlenbeispielen langweilen, denn du kannst dir selbst ausmalen, dass wir viel zu viel Zucker essen, auch wenn wir gar nicht ahnen, wie viel an ‚verstecktem' Zucker wir zu uns nehmen.

Vitamin-B-Räuber

Zum Abbau von Zucker werden Vitamine des B-Komplexes benötigt. Du erinnerst dich: Genau diese Vitamine stehen in Auszugsmehlen kaum noch zur Verfügung. Fabrikzucker und Auszugsmehle haben die gemeinsame Eigenschaft, dass sie isolierte Kohlenhydrate darstellen und frei von Vitalstoffen sind. Bei dem Fehlen von Vollgetreide ist die Verarmung von Vitamin B1 vorprogrammiert, und nun muss das bisschen, was von diesem Vitamin übrig ist, auch noch mit der großen Zuckerflut klarkommen.

Das Vitamin B1 hat nicht nur die Aufgabe, beim Abbau des Zuckers mitzuhelfen, sondern ist auch noch bei anderen wichtigen Stoffwechselvorgängen unentbehrlich. Ist das Vitamin aber aufgebraucht, so stehen unseren Nervenzellen nicht mehr genügend zur Verfügung.

Die Achterbahnfahrt des Blutzuckerspiegels

Durch die Nahrung gelangt Glukose ins Blut. Der Körper muss sie schnell wieder aus der Blutbahn schaffen; hierfür schüttet die Bauchspeicheldrüse das Hormon *Insulin* aus, das den Zucker in die Zellen schleust.

Insulin gilt als ‚Masthormon', denn es blockiert (genau wie Fruktose) den Ausstoß von Leptin, dem ‚Schlankheitshormon'. Dadurch tritt kein Sättigungsgefühl ein, und der Esser isst einfach weiter.

Eigentlich wäre der Körper auch ohne Pasta, Brot und Süßigkeiten schon ausreichend mit Glukose versorgt, da alle Kohlenhydrat-Anteile in den Speisen mit der Verdauung zu Einfachzuckern aufgespalten werden. Mit der unfassbaren Flut an Zucker kommt unser Körper deshalb kaum klar.

Zucker treibt also den Insulinspiegel in die Höhe. Der *Glykämische Index*, auch *Glyx* genannt, gibt an, wie schnell der Blutzuckerspiegel in die Höhe schießt – und in der Folge auch das Insulin.

Die große Insulinschwemme bewirkt, dass die Glukose schnell wieder abtransportiert wird. Was wir als erneuten Hunger missverstehen, ist in Wirklichkeit das Abfallen des Blutzuckerspiegels, der nach solch einem Höhenflug nicht auf ein ‚normales' Niveau sinkt, sondern direkt in den Keller rauscht. Der Mechanismus fordert nun: „Raus da unten, mach schon!", und provoziert einen Fressflash.

Wenn der Blutzucker schnell absackt, werden wir müde, schlapp und zittrig. Das nennt man *Zuckerloch* oder *Zuckerfalle*. Dieser Effekt tritt etwa 1-2 Stunden nach einem zuckerreichen Essen (wie zum Beispiel Nudeln mit Soße oder einem Marmeladenbrötchen) ein. Wenn wir sagen: „Ich bin total unterzuckert!", dann halten wir das für eine normale Reaktion des Körpers, der wieder Hunger hat. Dabei ist dies nur die Folge dieser Achterbahnfahrt und nicht, weil uns Essen fehlt.

Stell dir mal ein wildes Tier vor, das müde und schlapp wird, wenn es Hunger hat. Wie soll es sich denn in diesem Zustand sein Fressen beschaffen? Logischer ist es doch, dass wir müde sind, weil wir uns den Bauch vollgeschlagen haben, da will ja auch der Körper in Ruhe verdauen. Wenn wir nicht mehr leistungsfähig wären, nur weil wir nichts zu essen haben, wäre unsere Spezies mit Sicherheit schon ausgestorben.

Da wir diesem Zuckerloch aber gerne abhelfen, geht die Fahrt von Neuem los, so wird das ständige Auf und Ab für viele ein Dauerzustand. So auch bei mir: Ich liebte Brot und Pasta und tappte ständig in die Zuckerfalle. Seit ich mein Ernährungsverhalten geändert habe, brachte ich meinen Blutzuckerspiegel auf ein konstantes Niveau. Das war ein echter Befreiungsschlag, denn ich kenne das Zuckerloch nicht mehr.

Wenn das ehrenwerte Insulin ständig durch den Körper gescheucht wird, kann es aber auch böse werden, es wirkt schließlich wie ein Wachstumshormon – und kann so leider auch Krebs wachsen lassen. In seinem Buch: *„Syndrom X"* beruft sich der Ernährungswissenschaftler Nicolai Worm auf eine italienische Untersuchung: Wer viele Weißmehlprodukte, also Nahrungsmittel mit hohem glykämischem Index gegessen hatte, zeigte im Vergleich zu Menschen, die Pasta und Co. vermeiden, ein deutlich höheres Krebsrisiko.

Doch nicht nur Zucker oder Auszugsmehle, sondern viele andere, vor allem industriell hergestellte Nahrungsmittel und Zusatzstoffe treiben den Insulinspiegel an die Decke.

Je natürlicher die Nahrung, umso niedriger ist der glykämische Index. Wenn die Frucht direkt aus der Natur kommt, muss der Körper einiges leisten, um den Zucker zu verstoffwechseln, und das dauert. Je mehr die Nahrung verarbeitet ist, umso schneller und höher steigt der Blutzucker, desto mehr Insulin wird daraufhin ausgeschüttet.

Ein kleines Zahlenspiel mit der Kartoffel: Pellkartoffeln liegen bei 65 Indexpunkten, selbstgemachtes Kartoffelpüree bei 80. Püree aus Pulver hat 90. Pommes und Kartoffelchips zeigen einen Indexwert von bis zu 95, genau wie die sogenannte *‚modifizierte Stärke'*, die in großen Mengen in Fertigprodukten zu finden ist. Der Glyx-Wert wird übrigens mit den Werten von 1-100 angegeben. Im Vergleich dazu liegen selbst süße Früchte wie Kirschen oder Erdbeeren nur bei 30.

Was ist nun die Folge dieser Achterbahnfahrt, denn wir essen schließlich viel mehr als wir brauchen? Der Zucker muss aus dem Blut. Wenn die Zellen aber keinen Zucker mehr wollen, weil sie von der letzten Zuckerflut noch satt sind, dann hat das Insulin keine Chance, den Zucker in die Zellen zu bringen. Die Folge ist Insulinresistenz: Die Zellen machen ihre Schotten dicht, und der Zucker verbleibt in der Blutbahn. Das ist nicht gut, denn in hohen Spiegeln kann Glukose Gefäße und Zellen schädigen.

Zum Glück hat die Natur immer eine Ersatzlösung, denn in diesem Falle wird der Zucker ins Fettdepot geschoben und für schlechte Zeiten eingelagert. Nun wird kein Fett mehr verbrannt, der Körper befindet sich im Sparmodus. Hier hast du ein tolles Beispiel dafür, dass es nicht die übermäßigen Kalorien sind, die dick machen, sondern die Art des Nahrungsmittels.

Im nächsten Teil möchte ich dich mit meiner Begeisterung für das ‚Wunderwerk Körper' anstecken. Es wird spannend. Dein Körper ist dein eigener kleiner Mikrokosmos, in dem du wohnst. Und wenn du die Funktionen und Zusammenhänge verstehst, wirst du dir viele Deiner Krankheiten und Symptome selbst erklären können.

Wenn es dann das nächste Mal irgendwo zwickt oder muckt, wirst du vielleicht erst einmal in deinen Körper hinein spüren und ihn fragen: „Was willst du mir sagen, was kann ich tun?"

Teil III: Die Vorgänge im Körper und in seinem Umfeld

Die Biografie meiner Gesundheit, Teil 3

„Ich hatte mein Leben lang mit Wut, Aggressionen und Depressionen zu kämpfen und probierte einiges an Therapien und Energiearbeit aus, um diese Emotionen in den Griff zu bekommen.

Nachdem ich erfahren musste, dass meine Freundin an Darmkrebs erkrankt war, begann ich, Bücher über Ernährung und Gesundheitsvorsorge zu verschlingen. Dabei lernte ich, dass Emotionen sehr stark von der Ernährung abhängig und auch in den Organen gespeichert werden.

Inzwischen war ich von den Ärzten enttäuscht, die seit vielen Jahren meine Schulterprobleme behandelten. Selbst nach einer Operation spürte ich kaum eine Verbesserung. Ich versuchte einen anderen Weg und ließ mich von einer vielgepriesenen Physiotherapeutin durchchecken. Sie bemerkte sofort einen unnatürlichen Druck auf meiner Gallenblase und erklärte mir, dass Gallenprobleme ganz eng mit Schulterschmerzen zusammenhängen – und das, obwohl ich ihr von meinen Schulterbeschwerden noch gar nichts erzählt hatte.

Sie riet mir zu einer Leber- und Gallenblasenreinigung. Davon hatte ich zuvor noch nie etwas gehört, doch ihre Aussage regte mich sehr zum Nachdenken an: „Wir machen schließlich regelmäßig einen Öl- und Filterwechsel am Auto, und unser Körper hätte es doch auch verdient, wenn wir ihn mal ordentlich reinigen.“

Als ich mich daraufhin über Leberreinigungen informierte, wurde mir sehr schnell klar, dass ich mein Thema gefunden hatte: Leberprobleme, Wut und Zorn hängen ganz eng zusammen. Ich lernte, dass man bei dauerhaft aggressiven Menschen davon ausgehen kann, dass sie eine verstopfte Leber haben.

Nicht ohne Grund gibt es diese Sprüche wie etwa: „Ist dir eine Laus über die Leber gelaufen?“, oder: „Der spuckt ja Gift und Galle!“

Also führte ich (2016) meine erste Leberreinigung durch.

Wenn ich die Methode hier aufschreiben würde, dürfte dies den Rahmen dieses Buches sprengen, deshalb bitte ich um Verständnis, dass ich mich so kurz wie möglich halte[31]*.*

So eine Reinigung macht man nicht „einfach mal so“. Ich nenne die Leber- und Gallenblasenreinigung eine „Liebeserklärung an meinen Körper“, denn eigentlich mache ich fünf Tage lang ganz unlustige Sachen: Ich trinke Flüssigkeiten, die mir nicht schmecken, hungere drei Tage lang durch Saftfasten und entleerte meinen Darm mit Unterstützung von Einläufen. Die Wochen danach verbringe ich damit, meinen Darm weiterhin mit Einläufen zu reinigen, Tees zu trinken, die ich nicht wirklich mag und viele, viele gesunde Sachen zu essen, die auch nicht gerade zu meinen Lieblingsspeisen zählen. Die eigentliche Leberreinigung läuft in nur 3 Stunden ab, aber in dieser Zeit liege ich hochgelagert im Bett und darf mich dabei nicht bewegen.

Bei der ersten Leberreinigung war ich besonders streberhaft und trank die Leber- und Nierentees bereits zwei Wochen zuvor. Es erstaunte mich sehr, was so ein paar Kräuter in Wasser bewirken konnten: Obwohl die eigentliche Reinigungsphase noch gar nicht begonnen hatte, sonderte ich ganz üble Gerüche ab, und es ging mir gar nicht gut. Erst später lernte ich, dass eine Entgiftung anfangs oft mit Rückvergiftungen einhergeht, da Gifte, die gelöst und ausgeleitet werden, auf ihrem Weg nach draußen noch einiges anrichten können.

Nachdem ich mit dem Naturprodukt Cassia Fistula*, die in der Lage ist, das 50-fache ihres Eigengewichtes an Giften zu binden und aus dem Körper zu transportieren, meinen Darm gereinigt hatte, stanken meine Ausscheidungen bis zum Himmel.*

Ich erinnerte mich sofort an den Geruch: Unsere komplette Familie hatte sich einmal den Rota- und Jahre später den Noro-Virus eingefangen; damals hatten wir noch Wickelkinder. Den Geruch beim Windelwechseln oder bei meinen eigenen Stuhl-

gängen werde ich wohl nie vergessen. Und genau dieser Geruch trat auf, als ich mit der Cassia Fistula meinen Darm entleerte. Ich dachte nur: „Oh Gott, was hatte ich denn da drin?"

Die Leberreinigung an sich brachte zunächst nicht das Ergebnis, das ich erwartet hatte: Es sollten steinartige Gebilde aus geronnener Galle, die durch den Reinigungsprozess aus den Gallengängen gespült werden, in der Kloschüssel landen. Das einzige, was ich absonderte, waren Unmengen von stinkendem, braunem, zähflüssigem Schleim.

Ich wiederholte die Leberreinigung noch zwei Mal in einem Abstand von 3-4 Monaten, doch stets mit dem gleichen Ergebnis.

Auch wenn es nicht das war, was so eine Reinigung eigentlich bringen sollte, so war ich mir sicher, dass diese Leberreinigungen, trotz der Tortur, ein Segen für mich waren. Obwohl ich nur Schleim ausschied, spürte ich doch eine große Erleichterung, nachdem ich ihn losgeworden bin. Ich fühlte, dass etwas Wunderbares mit mir passierte. Am Tag nach der Leberreinigung strahlten meine Augen wie Scheinwerfer, so als ob ein gelblicher Schleier gelüftet worden wäre, und ich fühlte mich unglaublich fit und befreit.

Das Empfinden nach solch einer Reinigung ist total krass: Mein Bewusstsein, mein Geschmack, meine Gelüste auf ungesunde Sachen – alles ist wie auf ‚Null' gestellt, und ich habe sogar eine Abneigung gegen kalte Getränke und auch – Achtung! – Alkohol. Wenn ich mein Essverhalten mit einer Festplatte vergleiche, dann wäre sie in diesem Falle frisch formatiert worden. Ich sage dann jedes Mal zum Spaß, dass ich mir alle schlechten Angewohnheiten jetzt erst mal wieder antrainieren müsse, und bisher klappte das prima ...!

Ich war so begeistert, dass ich in meinem Blog beschreiben wollte, wie ich zu Hause meine Leber- und Gallenblasenreinigungen durchführe[32].

Doch bevor ich anfing, darüber zu schreiben, wollte ich natürlich sicher sein, dass ich das alles auch wirklich richtig mache. Deshalb wollte ich diese Reinigung einmal unter einer professionellen Anleitung durchführen. Und so fuhr ich eine Woche lang in den Thüringer Wald zu Florian Sauer und absolvierte ein „Intensivseminar mit Leber- und Gallenblasenreinigung"[18].

Ich fand die Vorstellung ziemlich lustig, quasi im Rudel so eine Reinigung durchzuführen. Ich wusste, dass wir alle anschließend unsere Ausscheidungen auch begutachten. Das war genauso bizarr wie interessant. Da ich immer nur diesen stinkenden Schleim ausschied, konnte ich nun endlich herausfinden, warum das bei mir so war.

Dass ich ein Intensivseminar für Ernährung quasi ‚mitgebucht' hatte, war mir nicht so wirklich klar. Ich wusste nur, dass der Seminarleiter aufgrund seiner früheren Krankheitsgeschichte über eine Riesenkompetenz und ein großes Wissensspektrum verfügt. Ich nahm an, in dem Seminar gehe es weniger um Ernährung, sondern mehr um die Gesundheit, da in dieser Woche vor der Leberreinigung sowieso drei Tage lang Saftfasten angesagt war. Dass Florian Sauer Rohköstler ist, wusste ich zwar, doch eigentlich konnte ich mir darunter gar nichts vorstellen. Wie kann man denn sattwerden, wenn man den ganzen Tag nur Stangensellerie und Paprika knabbert?

Ich ging mit folgender Einstellung in dieses Seminar und stellte mich dementsprechend in der Runde vor:

„Ich bin ein Allesfresser (ein echter Pfälzer Saumagen also), und bin ohne Kohlenhydrate, tierische Produkte und Riesling nicht lebensfähig. Ich esse jeden Mittag in der Kantine, lasse aber unter der Woche den Tieren zuliebe das Fleisch weg. Ich esse sehr gerne und viel Salat und Obst, und auch öfter mal rohes Gemüse. Für mich steht der Genuss an erster Stelle. Was gut schmeckt, möchte ich mir nicht vorenthalten. Außerdem möchte ich nicht zu viel Zeit und Gedanken über Nahrungsbeschaffung und Nahrungsaufnahme verschwenden. Ich möchte künftig 1-2 Mal jährlich eine Leber- und Gallenblasenreinigung durchführen, quasi als Entschuldigung an meinen Körper und als Ausgleich meines ungesunden Lebenswandels. Mehr will ich mir aber eigentlich nicht antun, meine Pfälzer Lebenslust will ich mir schließlich nicht nehmen lassen ..."

Jeder in der Runde akzeptierte meine Aussage, und niemand missionierte mich. Das Bewusstsein kam mit dem neu gewonnenen Wissen über die vielen Krankheitsursachen von ganz alleine.

Die Leberreinigung in der Gruppe (wir waren 12 völlig unterschiedliche, total interessante Menschen) war ein ganz besonderes Erlebnis. Doch was mich vor allem fasziniert hat, war die Rohkostküche: Von wegen, nur Paprika und Gurken knabbern! Bereits am Anreisetag wurden uns Gerichte aufgetischt, die uns Geschmacksexplosionen im Gaumen bescherten. In den Saftfasten-Tagen verbrachten wir viel Zeit in der Schulküche. Dort bereiteten wir leckere Dinge zu, die wir leider erst drei Tage später, nämlich nach dem Fasten, essen durften.

Es war das erste Mal, dass ich Rohköstler kennenlernte, und ich kann wirklich behaupten, dass ich noch nie solche gesunden, vitalen und positive Menschen getroffen habe. Schöne Menschen, mit einer makellosen Haut, glänzendem Haar, strahlenden Zähnen und leuchtenden Augen, und das ganz ohne Fotoshop.

Vorher hatte ich mir über Rohkost nie Gedanken gemacht, und ich wusste noch nicht mal genau, was ‚Rohkostqualität' bedeutet.

Unter Rohkost stellte ich mir ‚nur' Salate vor, und alles kalt zu essen. Dabei gibt es komplette Rohkostgerichte, die auch gerne mal angewärmt werden. Wir haben sogar Brot hergestellt und Kuchen, und niemals würde jemand ahnen, dass alles ‚roh' zubereitet wurde. Als ich den Kuchen zum Test meiner Familie vorgesetzt hatte, wollten sie mir das nicht glauben.

Dieses ‚Gesundheitsseminar' entpuppte sich also als Zubereitungskurs für lebendige Lebensmittel. Wir arbeiteten mit Hochleistungsmixern, Entsaftern, Trockenöfen und Sprossengläsern. So langsam begann ich zu verstehen, dass Gesundheit nicht durch Einnahme von irgendwelchen Mittelchen erreicht wird, sondern durch Vermeidung von Müll im Körper und die Versorgung durch die richtigen Nährstoffe, die der Körper braucht.

Es war einfach Wahnsinn, was wir alles gegessen hatten und vor allem: Ich hatte mich noch nie so fantastisch gefühlt. Ich meine, ich habe mich immer als das blühende Leben betrachtet, aber dieses Gefühl war ein anderes. Natürlich pusht das Saftfasten auch die Vitalität, doch hier wurde es mit Rohkost eingeleitet und mit Rohkost beendet, und das war wirklich phantastisch. Es schmeckte so lecker und ich vermisste nichts. Im Gegenteil: Als ich wieder nach Hause kam und mich ich in meiner Küche umsah, war ich plötzlich deprimiert. Mein erster Gedanke war: „Hilfe, ich glaube, ich verhungere hier!“

Die ‚Steinbeschau‘ nach der Ausleitungsphase der Leberreinigung war ein besonderes Highlight, wenn auch nichts für schwache Nerven. Es war zum Glück Januar, und durch die Kälte verbreitete sich draußen der ‚Duft‘ nicht allzu penetrant. Ich werde dieses Bild wohl nie vergessen: Florian Sauer, dick eingemummelt und mit Gummihandschuhen ausgestattet, stocherte mit den Fingern ungerührt in den Schüsselchen herum, in denen sich unsere Exkremente befanden. Das Erstaunliche war, dass wir alle völlig unterschiedliche Ausscheidungen hatten. Es zeigten sich Steine in diversen Größen, Konsistenzen, Formen und Farben. Von dunkelbraun, rot über gelb bis hin zu neongrün. Ja, neongrün!

Aber nicht nur das: Ich konnte Biofilme und Schlacken mit meinen eigenen Augen sehen: Krusten von altem Kot, von denen eine sogar noch die Form einer Windung des Dünndarms offenbarte.

Ja, und ich? Ich war etwas enttäuscht, denn ich hatte den ersten Preis für die spektakulärsten Steine nicht gewonnen. Ich hatte wieder nur übelriechenden Schleim in meinem Becher.

Florian hatte dafür die Erklärung: Ich hatte bei meinen Leber- und Gallenblasenreinigungen alles richtig gemacht. Der Körper entledigt sich zuerst von dem, was ihm am Wichtigsten erscheint. In meinem Fall waren diese Unmengen an toxischem Schleim für meinen Körper gefährlicher als Leber- oder Gallensteine. Der Grund für diese Schleimmassen waren ausgerechnet meine Vorlieben für Kohlenhydrate und tierische Produkte jeglicher Art – das hatte mich gnadenlos übersäuern lassen.

Nach diesem Seminar war meine Welt eine andere – mir war so, als habe mir endlich mal jemand die Augen geöffnet. Plötz-

lich war für mich alles logisch und klar; jegliche Missverständnisse, Widersprüche und Ammenmärchen in Sachen Ernährung waren wie weggefegt.

Nach dieser Woche im Thüringer Wald war ich so geflasht, dass dies der Auftakt zu vielen weiteren Seminaren, Vorträgen, Workshops, viel Literatur und Selbstversuchen war. Endlich wusste ich, was ich zu tun hatte, um mich bis ins hohe Alter kerngesund und jung zu halten.

Um es vorweg zu nehmen: Nach diesem Trip stellte ich meine Ernährung komplett um, und siehe da: Als ich vier Monate danach meine nächste (die fünfte) Leberreinigung durchzog, kam kaum noch Schleim, aber dafür purzelten die ‚Steinchen'.

Und wie ging es mit meiner Schulter weiter? Ich zweifle bis heute daran, dass die Operation meiner linken Schulter überhaupt nötig gewesen war. Meine rechte zeigte die gleichen Symptome, doch ich wollte keinen weiteren Eingriff. Im Laufe meiner Yogalehrer-Ausbildung und Weiterbildungen lernte ich viel über Anatomie, und zusammen mit meiner Physiotherapeutin bekam ich mit wirksamen Übungen das Problem allmählich selbst in den Griff."

-Fortsetzung folgt-

10. Freispruch für die Bakterien

Den meisten fällt bei dem Wort *Bakterien* oder *Mikroben* sofort der Begriff ‚Krankheitserreger' ein. Dieses Vorurteil haben wir der schulmedizinischen Philosophie zu verdanken, mit der alles radikal bekämpft wird, was als ‚Feind' bzw. als ‚Krankheit' angesehen wird. Für alle offensichtlich wurde in den letzten beiden Jahren verstärkt die Angst vor allen möglichen Mikroben geschürt.

Ständig versuchen wir so viele Bakterien wie möglich zu vernichten, weil wir nicht begreifen, welche Aufgaben sie auf der Erde erfüllen. Das Gesetz der Natur heißt aber ‚Kooperation' und nicht: ‚feindliche Abgrenzung'. Es wäre viel einfacher, uns mit den Mikroben zusammenzutun, anstatt sie zu bekämpfen und gleichzeitig nach Methoden zu suchen, die uns gesund machen sollen.

Auch wenn wir Menschen so langsam uns selbst und die ganze Erde zerstören, werden Bakterien noch da sein, wenn die Sonne explodiert. Dies ist eigentlich ihr Planet, und uns gibt es nur, weil sie uns geschaffen haben. Sie haben auch sehr gut ohne uns gelebt, und sie sind deutlich in der Überzahl: Das Gesamtgewicht aller Mikrobenzellen auf der Erde beträgt fünfundzwanzig Mal so viel wie das aller Tiere[33].

2 Milliarden Jahre lang waren Mikroorganismen die Alleinherrscher der Erde, und dabei waren sie echt fleißig: Sie schufen unsere Biosphäre und die gesamten wichtigen Kreisläufe von Kohlenstoff, Sauerstoff, Schwefel und Phosphor. Sie bildeten die Basis für die Entwicklung des mehrzelligen Lebens.

Die *Photosynthese* wurde übrigens nicht von den Pflanzen erfunden, sondern durch Bakterien entwickelt. Der größte Teil des Luftsauerstoffs auf der Erde stammt von *Cyanobakterien*, die wir unter dem Begriff ‚Blaualgen' kennen.

Vor allem dürfen wir nicht vergessen, dass die Mikroben eine sehr wichtige Aufräumaufgabe übernehmen. Bakterien sind die großartigsten Recykler der Welt. Sie wandeln alle tote organische Materie in Erde um und führen sie auf diese Weise wieder zum Ursprung aller Elemente zurück. Ohne sie würde nichts verfallen oder verwesen, Berge von Müll würden sich auf unserem Planeten türmen.

Letztendlich fressen sie auch uns, wenn wir sterben, und das ist gut so. Das ist der Kreislauf des Lebens. Herbst, Winter, Vergehen und Tod sind ja nichts Böses oder Schlechtes, auch wenn wir Menschen das nicht so gerne hören.

Mitochondrien

Ohne *Organellen (Mitochondrien und Chloroplasten)*, die in den Zellen als kleine ‚Kraftwerke' arbeiten, wäre kein Zellstoffwechsel möglich.

Diese Organellen waren ursprünglich Bakterien, die sich im Laufe der Evolution abenteuerlustig mit anderen Bakterien oder mit Zellen höherer Lebensformen zusammengetan haben. Nach der *Endosymbiontentheorie* entstand eine WIN-WIN-Situation: Durch diese Wohngemeinschaft erhielten die Bakterien ein geschütztes Umfeld und stellen als Gegenleistung den Zellen Energie für alle Lebensprozesse (wie etwa Wachstum und Teilung) zur Verfügung.

Trotz dieser Symbiose blieben die Mitochondrien-Bakterien eigenständige Organismen: Sie haben ihre eigene *DNA* (Erbgut) und teilen sich alle 4-5 Tage.

Jede Zelle besitzt zwischen 1000 und 2000 Mitochondrien. Diese kleinen Kraftwerke bauen Nährstoffe ab und produzieren durch die sogenannte *Atmungskette* Moleküle für biochemische Reaktionen und die Energiegewinnung.

Chloroplasten sind Organellen in Pflanzenzellen und charakteristisch durch ihre grüne Färbung *(Chlorophyll)*. Dort findet die Fotosynthese statt, bei der Lichtenergie in chemische Energie umgewandelt wird. Jede Pflanzenzelle besitzt etwa 50 Chloroplasten, die aus Kohlenstoffdioxid Glukose und Sauerstoff produzieren.

Mitochondrien und Chloroplasten machten also die Existenz von Pflanzen, Tieren und Menschen überhaupt erst möglich. Ohne diesen raffinierten Kunstgriff der Evolution wäre das Leben auf der Erde wohl beim Schleim geblieben.

Mikrobiom

Die Mikroben, die wir gerne abfällig als ‚Keime' bezeichnen, sind eine unsichtbare Macht, die uns umgibt. Neben Bakterien gehören auch *Pilze, Hefen* und *Viren* zu den Mikroben.

Sie sind überall: Im Boden, in der Luft, im Wasser, in den Wäldern, Industrieanlagen und auf jeder Türklinke. Jede Kreatur auf der Erde ist dicht besiedelt von ihnen und wäre ohne sie nicht lebensfähig. Dabei hat sich jeder seine eigene Kollektion von nützlichen Mikroben, das sogenannte *Mikrobiom*, zugelegt.

Unser Mikrobiom ist so einzigartig und individuell wie ein Fingerabdruck. Wir erhalten es bei Geburt von unseren Müttern, und es begleitet uns ein Leben lang.

Es sind tausende verschiedene mikrobielle Arten, die sich in uns und auf uns tummeln. Ihre Anzahl ist unvorstellbar: Wir haben mehr Bakterienzellen in und auf unserem Körper als menschliche Zellen, und sie wiegen zusammen etwa 2-3 Kilo (etwa so viel wie unser Gehirn). Unsere Mikroben erfüllen bei uns vielfältige Aufgaben. Je nachdem, wo sie sich angesiedelt haben, ob im Auge, im Mund oder unter der Fußsohle, sind ihre Funktionen auf dieses Milieu abgestimmt.

Im Darm sind sie nicht nur für die Verdauung zuständig, sondern sie produzieren unter anderem auch lebenswichtige Vitamine und Aminosäuren (aus denen Eiweiße, also Proteine bestehen) und tragen zur Energieversorgung bei. Die Nahrung, die wir essen, begünstigt bestimmte Bakterien, sich im Darm zu vermehren.

Während unser Erbgut fest fixiert ist für unser ganzes Leben, können wir das *Genom* unseres Mikrobioms jeden Tag ändern, denn unsere Mikroorganismen reagieren auf äußere Einflüsse. Es heißt oft, dass ‚die Gene' Auswirkungen auf unsere Gesundheit haben sollen, doch wessen Gene sind damit gemeint? Nur etwa 1% der DNA im menschlichen Körper ist überhaupt menschliche DNA. Neben unseren Darmbakterien und anderen einzelligen Mitbewohnern sorgen vor allem die Mitochondrien für diese unschlagbare Dominanz.

Die Gene unseres Mikrobioms verändern sich als Antwort auf unsere Nahrung, Stress, Hygiene, die Stoffe, die wir einatmen und die Medikamente, die wir einnehmen. Damit verändert sich logischerweise auch unsere Gesundheit. Bakterien kooperieren vom Darm aus intensiv mit unserem Immunsystem.

Parasiten und pathogene Keime

Mikroben werden gerne in die Kategorien ‚gut' und ‚böse' eingeteilt. Ein guter Keim ist uns in irgendeiner Weise nützlich, ein böser, *pathogener* Keim wird als potentieller Krankheitserreger verschrien. Aber wie soll ich mir das vorstellen? Fliegen oder schwimmen böse Bakterien durch die Welt, um unschuldige Menschen anzufallen und krankzumachen? Was hätten die denn davon?

Tatsächlich leben die meisten pathogenen Mikroben bereits in uns; sie müssen also gar nicht erst in unseren Organismus eindringen. Solange wir leben und gesund sind, bleiben sie in der Unterzahl und lassen uns in Ruhe.

Ich bin ziemlich sicher, dass ‚Bösartigkeit' in der Natur gar nicht vorgesehen ist. Bösartigkeit ist eine Erfindung der Menschen. Die ‚bösen' pathogenen Keime haben lediglich eine Bestimmung, die uns nicht in den Kram passt: Sie bleiben in Wartestellung, bis ihre Zeit gekommen ist. Ihre Aufgabe besteht nämlich darin, den Organismus schnell zu kompostieren, sobald dieser gestorben ist.

Alle Lebewesen verfügen über ein starkes Immunsystem, das Bakterien daran hindert, den Körper zu zersetzen, bis dieser Organismus stirbt. Mikroben können zwischen lebendiger und toter Materie unterscheiden, und sie ernähren sich nicht von gesundem Fleisch.

Da wir in heutiger Zeit tote Nahrung im Übermaß konsumieren, sorgen im Darmmilieu unsere Mikrobenfreunde dafür, dass wir nicht von innen verfaulen, indem sie das tote Material beseitigen. Am Beispiel einer *Candida-Verpilzung* lässt sich schön nachvollziehen, dass diese Pilze (im Grunde genommen sind es Hefen) im gewissen Sinne unsere Helfer sind. Sie retten uns das Leben, weil sie den Gär- und Fäulnisprozess dieser toten Nahrungsbestandteile verhindern. Und was machen wir? Diese ‚bösen' Hefepilze mit Medikamenten bekämpfen!

Das Feindbild über Parasiten lässt sich nicht aufrechterhalten, sobald wir die Vorgänge in unserem Körper verstehen. Der wahre Feind sind wir selbst.

Ich bin überzeugt, es gibt nur eine einzige Spezies auf dem ganzen Planeten, die dem Namen ‚Parasit' und der Eigenschaft ‚pathogen' überhaupt gerecht wird. Und diese Spezies heißt Mensch.

Statt Angst vor Infektionskrankheiten zu haben und Bakterien abzutöten, sollten wir all unsere Bemühungen darauf richten, unser Immunsystem zu stärken. Bakterien, Pilze und Viren können uns nichts anhaben, wenn wir dem Gesetz der Natur folgen. Wir können unser Immunsystem unterstützen, indem wir nahrhafte Lebensmittel essen, uns körperlich betätigen, den Stress reduzieren und natürliche Heilmethoden anwenden.

Antibakterielle Stoffe zerstören alle Bakterien, ganz gleich ob ‚gut' oder ‚böse'. Das ist so, wenn ich eine Bombe auf ein Kriegsgebiet werfe: Damit mache ich alles platt – ich töte zwar meine Gegner, aber eben auch die eigenen Leute und unzählige Zivilisten.

Ackerbau

Bakterien spielen eine wichtige Rolle beim Ackerbau. Wie reichhaltig und fruchtbar der Erdboden ist, hängt in hohem Maße von der Aktivität der in ihm lebenden Mikroorganismen ab. Ein Teelöffel gute Gartenerde enthält etwa eine Milliarde Bakterien und mehrere Meter Pilzsporen.

Der Hauptunterschied zwischen biologischem und konventionellem Anbau besteht darin, dass man bei der biologischen Variante die Mikroorganismen im Boden nährt, während beim konventionellen Gartenbau die Versorgung der Pflanzen der Mensch in die Hand nimmt – mit Chemikalien.

Die konventionellen Bauern ignorieren die Mikroorganismen im Boden, die es nicht überleben, wenn man ihnen nur künstliche Düngemittel und allerlei Chemikalien vorsetzt. Biologie und Chemie sind aber nicht das Gleiche: Den chemischen Düngern fehlen lebendige Enzyme, die den Boden so ergiebig und einzigartig machen. Ohne Mikroorganismen wird Muttererde zu Staub. Die Produkte des konventionellen Ackerbaus sind ‚aufgeblasene Schönlinge', die kaum noch Nährstoffe enthalten. Diese hochgezüchteten Pflanzen und Früchte sind sehr empfindlich, so dass sie mit allerlei anderer Chemie ‚geschützt' werden müssen.

Biobauern achten darauf, die lebendigen Bestandteile des Bodens zu ernähren, denn die bieten den Pflanzen ein harmonisch ausgewogenes Nährstoffpaket. Eine gesunde Erde in Biogärten bringt robuste Pflanzen hervor, die sich selber schützen können, indem sie die für uns gesundheitsfördernde Antioxidantien herstellen. Diese Pflanzen sind übersät mit dem prallen Leben, denn die Blätter und Früchte sind von einer wahren Bakterienvielfalt besiedelt. Wenn wir diese ‚Würze des Lebens', essen, nähren wir damit unsere Darmbakterien und können so unser Mikrobiom positiv beeinflussen.

11. Die Leber

Bei der Verdauung werden die Nahrungsbestandteile über die Dünndarmschleimhaut ins Blut aufgenommen, das direkt zur Leber fließt. Hier befindet sich der zentrale Ort für den gesamten Stoffwechsel: Kein anderes Organ erfüllt so viele Aufgaben im Körper wie die Leber. Sie hat hunderte verschiedene Funktionen und ist mit jedem Teil unseres Körpers verbunden. Die Leber funktioniert wie eine komplizierte und vielseitige chemische Fabrik, die Stoffe produziert, um- und aufbaut. Hierfür braucht der Körper eine große Vielfalt von Materialien. Die Rohstoffe dafür zieht er aus dem Essen. Wenn wir uns vitalstoffarm ernähren, fehlen der Leber diese nötigen Rohstoffe, doch sie bleibt kreativ und macht das Beste daraus.

Sie greift dann eben auf die ‚Ware' zurück, die sie bekommt - auch wenn damit das Ergebnis entsprechend minderwertig ausfällt.

Die Leber ist außerdem unsere ‚Reinigungsstation'. Sie kann Alkohol im Blut abbauen, aber auch alle anderen schädlichen Substanzen entgiften. Dafür gibt es spezialisierte Zellen in den Blutgefäßen der Leber, die wie ein Filter wirken. Diese binden so gut wie alle schädlichen Elemente, die vom Darm in die Leber gelangen.

Wenn du beispielsweise eine Kopfschmerztablette einnimmst, musst du ein Vielfaches des Wirkstoffes schlucken, weil die Leber das Medikament als ‚Gift' einstuft und somit erst einmal zurückhält. Nur das, was sie aus Überlastung nicht mehr halten kann, lässt sie ins Blut passieren. Dieser Rest ist dann der, der deinen Kopfschmerz beseitigt; deshalb sind Zäpfchen, Spritzen, Salben oder Sprays oft die bessere Wahl, weil sie viel niedriger dosiert werden können.

(Ich erinnere mich mit Entsetzen daran, was ich mir in meinem Leben alleine an Ibuprofen eingeworfen habe und habe ein echt schlechtes Gewissen…!)

Dies erklärt, warum du Tabletten niemals mit Alkohol einnehmen solltest: Die Leber kann beides nicht gleichzeitig abbauen. Der Alkohol hat wegen seiner Gefährlichkeit Vorrang, und so kreist das Arzneimittel erst einmal durch deinen Körper. Wirkung, aber auch Nebenwirkungen verlängern und verstärken sich somit; Vergiftungen sind möglich.

Mit fremden chemischen Stoffen, beispielweise Medikamente und Zusatzstoffe unserer Nahrung, hat unsere Leber ein Problem. Ebenso mit Schwermetallen, wie z.B. Blei, Aluminium, Quecksilber und Cadmium. Der Industrie haben wir zu verdanken, dass unsere Nahrung, das Wasser und die Luft mit diesen stark giftigen Schwermetallen verschmutzt sind und wir sie größtenteils unfreiwillig und unbemerkt aufnehmen.

Unsere Leber vollbringt täglich Höchstleistungen, um die vielen Gifte, die sie nicht mal kennt, zu verarbeiten. Was sie nicht unschädlich machen kann, hält sie zurück, um mögliche

Schäden abzuwenden. Der Körper weiß, dass diese Substanzen ihm nicht guttun, doch da die Leber bereits Überstunden schiebt, packt er diese Gifte erst einmal gut weg. So mutieren im Laufe unseres Lebens ganz allmählich nicht nur unsere Leber, sondern auch Nieren, Darm, Gehirn und Gelenke zu einer Giftmülldeponie.

Ich höre oft von Menschen, die „keine Galle mehr haben" und „trotzdem prima damit weiterleben." Zuerst einmal: Galle haben diese Leute noch. Sie haben nur keine *Gallenblase* mehr, die die Gallenflüssigkeit auffängt und lagert, bis sie für die Verdauung gebraucht wird.

Die Leber produziert die Galle (normalerweise über einen Liter pro Tag), die durch die Gallengänge fließt. Die Galle gelangt durch den Hauptgallengang in den *Zwölffingerdarm* (das ist der erste kurze Abschnitt des Dünndarms). Wenn sie gerade nicht für die Verdauung gebraucht wird, fließt die Galle auf einem Nebenweg, der vom Hauptgang abzweigt, in die Gallenblase. Dort wird die Galle noch ein bisschen ‚umgebaut': Die Gallenflüssigkeit wird eingedickt, etwa um ein Zehnfaches konzentriert und mit Schleim vermischt. Das macht sie zu einem wirkungsvollen Verdauungssaft. Die Galle ist basisch und hat einen bitteren Geschmack. Sie hilft bei der Verdauung von Fett, Kalzium und Proteinen, entfernt aber auch die Giftstoffe aus der Leber.

Die Schulmedizin nennt die Gallenblase „ein entbehrliches Organ". Tatsächlich ist die Gallenblase nicht überlebenswichtig; man kann auch ohne sie leben. Der produzierte Gallensaft tröpfelt dann eben permanent und unkontrolliert aus der Leber heraus.

Ohne Gallenblase werden die Gallensalze vorzeitig mit dem Stuhl ausgeschieden, dadurch ist die Fettverdauung empfindlich gestört. So ist es günstiger, eine Gallenblase zu besitzen, weil dadurch Verdauung und Stoffwechsel wesentlich besser funktionieren.

Übrigens entstehen die gefürchteten Gallensteine, die sich in der Gallenblase während des Eindickungsverfahrens bilden, nur, wenn die Galle aufgrund von Ernährungsfehlern falsch zusammengesetzt ist.

Die meisten Steine sitzen aber gar nicht in der Gallenblase, sondern in der Leber selbst, in den unzähligen kleinen Gallengängen. Sind Blut und Lymphe z.B. durch übermäßiges und vitalstoffarmes Essen aus dem Gleichgewicht geraten, vermindert sich der Blutfluss in den Leberläppchen, was ebenfalls die Zusammensetzung der Galle verändert. Die Galle gerinnt und verursacht Verstopfungen in der Leber. Die *Lebersteine* sind meist weich und knatschig, während sich die verhärteten, kristallinen Steine eher in der Gallenblase finden lassen.

Die Leber ist ein echt gutmütiger und geduldiger Kumpel, und sie erduldet sehr lange klaglos die großen Belastungen, die wir ihr täglich zumuten. Sie leidet stumm, denn sie besitzt keine Nervenfasern, mit denen sie Schmerzreize zur Warnung aussenden könnte – schade eigentlich, sonst würden wir vielleicht rechtzeitig aufwachen.

Die Abläufe in der Leber sind so eng mit allen Vorgängen verbunden, dass eine kränkliche und überbelastete Leber zu fast allen Arten von Krankheiten führt. Sie ist nun mal der Dreh- und Angelpunkt in unserem Körper, so dass es auch zu Erkrankungen an anderen Organen kommen kann.

Die Müdigkeit ist der Schmerz der Leber

Eines der einzigen Anzeichen einer beginnenden Lebererkrankung ist leider so banal und unspezifisch, dass wir es kaum erkennen: Wir fühlen uns abgeschlagen und schlapp. Wir schleppen uns durchs Leben, weil wir diese Müdigkeit nicht als ein Signal einer Krankheit verstehen. Wir machen zu wenig Schlaf und zu viel Stress für unsere Schlappheit verantwortlich, wobei auch das ganz eng mit einer kränklichen Leber zusammenhängt.

Lebererkrankungen werden oft erst viel zu spät erkannt. Die Diagnostik stützt sich auf die Bluttests, doch so lässt sich die Gesundheit der Leber schlecht bewerten. Auch wenn die

Leber bereits kränklich ist, kann sie noch ganz normale Leberenzym-Werte anzeigen. Die Leberenzym-Werte erhöhen sich nur, wenn die Leber schon schwer geschädigt ist, wie zum Beispiel bei einer Leberentzündung oder Gelbsucht. Leberzellen enthalten viele Enzyme, und wenn diese Zellen platzen, geben sie die Enzyme ins Blut ab, so können sie durch einen Bluttest nachgewiesen werden. Doch wenn es schon so weit gekommen ist, ist bereits großer Schaden entstanden. Es braucht Jahre, bis in einer verstopften und kranken Leber so ein Ereignis stattfindet; deshalb sollten wir es nicht so weit kommen lassen. Denn dann drohen nicht nur der Leber, sondern dem gesamten Organismus ernsthafte Folgen.

Da Lebererkrankungen inzwischen bei uns sehr häufig vorkommen, möchte ich noch einmal die Moralkeule schwingen und betonen, dass nahezu ALLE Erkrankungen der Leber und der Gallenblase ihre Ursache in der Ernährung und dem Lebenswandel haben (mit einer verschwindend geringen Ausnahme der infektiösen Ursache). Krankheiten wie Fettleber, Gallensteine und Gallenkoliken, Leberzirrhose (Leberentzündung) und die resultierenden unzähligen schlimmen Folgekrankheiten hat sich unsere zivilisierte Gesellschaft selbst gezüchtet.

In den meisten Fällen ist es aber nicht zu spät, seiner Leber etwas Gutes zu tun. Auch wenn sie schon krank ist und schwächelt, so lässt sie sich auch gerne und dankbar wieder aufpäppeln. Wenn ihre Zellen noch weitgehend intakt sind, zeigt sie sich ganz erstaunlich regenerationsfähig. Anders als alle anderen Organe ist die Leber in der Lage, entstandene Schäden wieder zu reparieren. Sie kann sogar in nur wenigen Wochen nachwachsen, wenn man große Stücke aus ihr herausschneidet. Das lässt doch hoffen!

11. Unser Biotop - wie unser Körper funktioniert

Der menschliche Organismus im mittleren Lebensalter besteht zu etwa 70% aus Wasser und aus rund 80 bis 100 Billionen Zellen. 100 Billionen, das sind eine Eins mit 13 Nullen –

also Zehn Millionen Millionen ... unvorstellbar. Jede einzelne davon ist ein kleiner biologischer Betrieb, in dem ständig Energiestoffwechsel und tausende andere Stoffwechselprozesse ablaufen.

Ein Körper erneuert sich immerzu. Innerhalb von sieben Jahren tauscht sich der Mensch vollständig aus. Nach Schätzungen besteht der menschliche Körper aus zwei Millionen verschiedenen Stofflichkeiten, und die müssen regelmäßig erneuert werden, also gibt es (spätestens) alle sieben Jahre neue Arme, neue Organe, neue Haare, neue Knochen, usw. Ach ja, die Gehirnzellen werden nicht erneuert, die bleiben zum Glück die alten, sonst müssten wir ja alle 7 Jahre wieder laufen und sprechen lernen. Das ist der Grund, warum Hirnschäden irreversibel sind.

Auf diese Weise formt der Mensch also seinen Körper aus seiner Nahrung, nun kannst du die Bedeutung des Spruches: „Du bist was du isst", sicher besser verstehen.

Die einzelnen Körperzellen sind nicht einfach so zusammengepappt, sie berühren sich noch nicht einmal. Sie schwimmen in einer Flüssigkeit, dabei ist jede dieser Zelle mit jeder anderen Zelle faszial verbunden. Zwischen all den Zellen und dem Gewirr von Faszien-Fädchen befindet sich Flüssigkeit, die *Extrazellulärflüssigkeit* oder *Zwischenzellflüssigkeit*. Die meisten kennen den Ausdruck *Lymphflüssigkeit oder Lymphe*. In diesem See schwimmen unsere Zellen, verbunden durch die Faszie, umgeben von der Haut. Egal ob eine Organzelle, eine Muskelzelle oder Venenzelle, egal ob an der Hand oder am Ohr: Alle Körperzellen schwimmen in Lymphe. Diese Zwischenzellflüssigkeit hat mit ihren rund 7 Litern fast doppelt so viel Volumen wie Blut, von dem zwischen 4-5 Litern in uns strömen. Der Zustand dieser Flüssigkeit ist für alle Körperprozesse extrem wichtig.

Die Gesamtheit der Zwischenzellflüssigkeit ist als ein großes Organ zu betrachten und wird zusammen mit den Faszien-Fädchen als *Bindegewebe* bezeichnet. Es hat die vielfältigsten Aufgaben zu erfüllen; ich beschränke mich jedoch auf die zwei wichtigsten Hauptaufgaben: Das Bindegewebe ist das

Aktionsfeld des Immunsystems und es stellt die Versorgung von sämtlichen Körperzellen sicher.

Wenn wir an die Entwicklungsgeschichte dieses Planeten denken, so wissen wir, dass sich das organische Leben im Wasser entwickelt hat. Dieses *Ur-Ozean-Wasser* hatte eine ganz spezielle Zusammensetzung, und nur in diesem ganz speziell zusammengesetzten Wasser konnte sich das Leben entwickeln. Und auch nur in diesem Wasser kann das Leben weiter existieren.

Der Heilpraktiker Gunther-Wolfgang Schneider hat in seinem großartigen Buch: *„Biotop Mensch - Liebe deine Darmbakterien"* ein sehr schönes Bild beschrieben:

Um außerhalb des Wassers überleben zu können, hat sich die Natur einen Trick einfallen lassen: Umhüllt und festgehalten von unserer Haut, schleppen wir permanent einen ‚Mini-Ozean' mit uns herum, in dem unsere Körperzellen schwimmen. So ist es leicht zu verstehen, wie wichtig die Qualität unserer Lymphflüssigkeit für die Gesundheit ist.

Alles, was wir essen, wird verdaut, d. h. aufgespalten und in winzige Moleküle zerlegt. Diese Moleküle wandern durch die Darmwand in die Blutbahn. Von da werden sie über das Kreislaufsystem zu den einzelnen Körperzellen transportiert, von den Zellen aufgenommen und in den Zellen weiterverarbeitet, sprich *verstoffwechselt.* Die Sauerstoffversorgung der einzelnen Körperzellen geschieht auf dem gleichen Weg, nur dass der Sauerstoff über die Lungen und über die Haut in die Blutbahn gelangt.

Mit Hilfe des Sauerstoffes, der Mineralien und Spurenelemente werden die Nährstoffe in den Zellen verarbeitet. Dabei fallen immer Abfälle an, die über das Blut (den venösen Kreislauf) wegtransportiert und über die Nieren, den Darm, die Haut und die Lunge entsorgt werden. Und je minderwertiger die Nahrungsmittel sind, umso mehr Müll fällt an.

Allerdings gelangen die einzelnen Stoffe nicht direkt von der Blutbahn in die Körperzellen: die Arterien geben sie durch Druck *(den Blutdruck)* in die Zwischenzellflüssigkeit. Von dort aus müssen sie strömend die Zellen erreichen, um von ihnen aufgenommen zu werden. Umgekehrt das gleiche Bild: Die Abfallstoffe werden von der Körperzelle in die Lymphflüssigkeit ausgespuckt, durch die sie sich wiederum schwimmend zu den Venen hin durchkämpfen müssen, um dann vom venösen Kreislaufsystem abtransportiert zu werden.

Dieser Vorgang kann nur dann optimal ablaufen, wenn sich die Lymphflüssigkeit in einem guten Zustand befindet, also unser Mini-Teich-Körper ökologisch in Ordnung ist. Die Lymphe muss immer sauber und flüssig sein, und dies ist nur mit einem exakt definierten *pH-Wert* möglich.

So, wie wir in unseren Flüssen und Ozeanen Giftstoffe und Müll ‚verkappen', schütten wir unseren lebensnotwendigen Mini-Ozean mit unnatürlichen Nahrungsmitteln, Suchtmitteln, Umweltgiften, Medikamenten und vielen anderen Stoffen voll. So voll, dass die Müllabfuhr nicht mehr hinterherkommt. Die Zwischenzellflüssigkeit verdickt, verdreckt und versäuert.

Ich werde von nun an das Wort ‚Schlacken' benutzen, um diesem Müll einen Namen zu geben. Laut Schulmedizin existieren Schlacken überhaupt nicht, zumindest werden sie bis heute von ‚Experten' hartnäckig bestritten. Das ist ungefähr so, wie wenn dir ein Messie versichert, in seiner Wohnung befänden sich keine Abfälle, sondern ‚diverse Sammlerstücke'.

In der Naturheilkunde ist schon lange bekannt, wie problematisch die zunehmende Übersäuerung der Zwischenzellflüssigkeit ist. Studenten der Medizin oder Ernährungsforschung hören jedoch nichts von Schlacken, und auch das Lymphsystem und dessen Säure-Basen-Gleichgewicht ist kein großes Thema ihres Studiums. Obgleich alles, was mit dem Immunsystem zusammenhängt, hier zwischen den einzelnen Körperzellen in unserer Lymphe arbeitet!

Wenn wir uns jetzt vorstellen, wie das Immunsystem röchelnd und erstickend in einer säuerlichen Brühe arbeiten muss, dann ist es kein Wunder, dass es auch mal zu Fehlern kommen kann und sich beispielsweise Allergien und alle möglichen Autoimmunkrankheiten entwickeln.

Gunther-Wolfgang Schneider vergleicht das Immunsystem, das körpereigenes Gewebe angreift, mit Tieren in perverser

Käfighaltung, die sich gegenseitig anknabbern. Für den Fall, dass du diesen Vergleich für übertrieben hältst, schlägt er vor, sich vorzustellen, jahrelang mit vielen anderen in einer stinkenden Kläranlage eingesperrt zu sein…!

Übersäuerung

„Keine Krankheit kann in einem basischen Milieu existieren – nicht einmal Krebs!“
Dr. Otto Warburg (Medizinnobelpreisträger)

Wie wichtig der pH-Wert für die Wasserqualität ist, wissen alle Aquarienfreunde, Teich- und Poolbesitzer. Wenn das Wasser ‚kippt‘, werden die Aquarium- und Teichbewohner krank und sterben. Ähnlich ergeht geht es unseren eigenen Mini-Ozean-Bewohnern, den Körperzellen.

Der pH-Wert misst die Wasserstoff-Ionenkonzentration der Körperflüssigkeiten. Die pH-Skala liegt zwischen 0 und 14. Je höher der pH-Wert, desto sauerstoffreicher und alkalischer (basischer) ist das Milieu. Je niedriger der pH-Wert ist, desto weniger Sauerstoff ist enthalten und desto saurer ist das Milieu.

Damit die Stoffwechselvorgänge im Körper optimal ablaufen können, sollte sich der pH-Wert unseres Mini-Ozeanes zwischen 7,0 bis 7,3 bewegen.

Noch wichtiger ist der pH-Wert im Blut. Er muss konstant in einem leicht basischen Bereich zwischen 7,35 und 7,44 liegen und bereits kleine Abweichungen sind lebensgefährlich. Es gibt auch einige Bereiche, die sauer sein müssen, wie zum Beispiel im Magen (der pH-Wert liegt zwischen 1 und 2). Die saure Umgebung sorgt hier für eine optimale Verdauung, ebenso wie im Darm, der ein leicht saures Milieu aufweist.

Wenn ein gesundes Baby auf die Welt kommt, ist es (bis auf den Magen) vollkommen basisch, selbst auf der Haut. Sogar all seine Ausscheidungen sind basisch. Erst mit den Jahren entwickeln sich ungünstige Lebensgewohnheiten, die den Körper allmählich ‚versauern‘ lassen. Vielleicht kennst du diese Sprüche: „Sei doch nicht so sauer!", „Guck dir mal diesen Giftzwerg an!", „Du machst ja ein Gesicht, als hättest du in eine Zitrone gebissen!"

Ein Säuregehalt im Körper zeigt an, dass eine Menge *freier Radikale* im Körper herumschwimmt, denn wenn sich freie Radikale verbinden, entsteht Säure.

Freie Radikale sind aggressive Sauerstoffteilchen und sehr schädlich für unseren Körper. Der Grund ist das Fehlen von Elektronen, die dem Sauerstoff bei dem rasanten Stoffwechselgeschehen abhanden gekommen sind. Diese freien Radikale wollen diese Elektronen unbedingt wieder ersetzen und schrecken nicht davor zurück, einfach einem anderen Molekül Elektronen wegzunehmen. Dieser Elektronenraub nennt sich *Oxidation.* So wird eine Kettenreaktion in Gang gesetzt, da auf diese Weise die freien Radikale ständig neue Kollegen erzeugen. Diese angriffslustigen Kerlchen schädigen unsere Zellen und sind maßgeblich am Alterungsprozess beteiligt. Wissenschaftler haben nachgewiesen, dass in der heutigen Zeit jede einzelne Körperzelle täglich von über 10000 freien Radikalen angegriffen wird.

Dies lässt unseren sauberen Teich (also die Zwischenzellflüssigkeit) zu einem Tümpel werden: Falsche Ernährung, Essen zum falschen Zeitpunkt, der Aufenthalt in geschlossenen, sauerstoffarmen Räumen, wenig Bewegung, Konservierungsstoffe, Rauchen, Insektizide, Medikamente und Impfungen, Antibiotika, Umweltgifte, sowie Elektrosmog und andere Strahlungen, blaues Licht (Bildschirme), schlechte Nachrichten, Zorn, Hass, Ärger, Aggression, Negativität, Unzufriedenheit, Sorgen, Angst und dauerhafter Stress.

Auch das Nicht-vergeben-können zeigt, dass wir auf denjenigen noch ‚sauer' sind. Wenn unser Körper gewissermaßen ‚sauer wird', will er uns seinen Unmut damit mitteilen. Wenn wir ihm aber keine Beachtung schenken, reagiert er ‚gekränkt'.

Trotz dieser Unzahl an Ursachen bildet die Ernährung den Löwenanteil. Stark übersäuernd wirken vor allem Zucker,

Auszugsmehle und tierische Eiweiße, aber auch die Kohlensäure im Mineralwasser.

Wenn sich zu viel Säure in Blut und Lymphe befinden, dann versucht der Organismus die Säuren zu neutralisieren, um Schäden am Körper zu vermeiden. Der Körper hat die Möglichkeit, notwendige basische Mineralien aus seinen Depots zu ziehen, um den Säuregehalt zu reduzieren und das Gleichgewicht wieder herzustellen. Wir denken bei ‚Nährstoffspeichern' ja gerne an einen separaten Vorratsbehälter, ähnlich wie die Kornspeicher oder Wassertürme, die wir Menschen errichtet haben. Das wäre zu schön, aber da uns dieser dauerhafte erbärmliche Gesundheitszustand erst seit etwa zweihundert Jahren plagt, sah die Evolution noch keine Veranlassung, ‚externe' Speicher in unserem Körper zu entwickeln. Basen-Depots sind deshalb Knochen, Muskeln, Knorpel, Sehnen und Zähne. Das ist an sich eine sinnvolle Einrichtung, denn sie ist für Extremsituationen gedacht, um eine lebensgefährliche Situation abzuwenden. Leider muss unser Körper durch die heutigen Lebensbedingungen dauerhaft auf diese ‚Notlösung' zurückgreifen. So lässt sich leicht verstehen, dass eine chronische Übersäuerung einen negativen Einfluss auf den gesamten Organismus hat.

Eines dieser Mineralien kennen wir: Es ist das *Kalzium*, was für die Festigkeit der Knochen und Zähne sorgt. Wenn der Körper seine Kalziumreserven entleert, werden Knochen und Zähne schwach, die Muskeln verspannen sich und es kommt zu einer inneren Unruhe. Der Körper fühlt sich müde und erschöpft an, obwohl er an Einschlafstörungen leidet. Wenn sich die Muskeln verspannen, verengen sich die Blutkapillaren, dadurch fehlt der Muskulatur Sauerstoff. Die Folgen sind oft Muskelschmerzen, Krämpfe und eine schwache und müde Muskulatur.

Obwohl er alles gibt, kann der Körper diese Unmengen an Säuren nicht alle hinausschaffen. Sie werden deshalb im Fettgewebe zwischengelagert, wo sie sich an Fettzellen heften. Der Körper benötigt die Fettzellen, um die überschüssige Säure zu speichern und sich davor zu schützen. Die Folgen sind oft Fettansammlungen und Schwierigkeiten beim Abnehmen. *Cellulitis* (Orangenhaut) ist nichts anderes als in die Hautschichten eingelagerte Säure.

Schon geringe Abweichungen des pH-Wertes stören wichtige Körperfunktionen, wie den Transport von Nährstoffen und Sauerstoff, die Weiterleitung von Nervensignalen und die Tätigkeit von Hormonen und Enzymen.

Wenn ständig Säuren und Sondermüll aller Art in den Körper gelangen, entwickelt sich unsere Lymphe immer mehr zu einer wabbeligen gelierten Masse. Du erinnerst dich: In diese Sülze schüttet das Blut nun Sauerstoff und Nährstoffe, die von dort aus zur Zelle strömen. Zusätzlich entleeren die Zellen ihren Abfall dort hinein, damit der zur ‚aufsaugenden' Vene gleiten kann. Du kannst dir sicher vorstellen, dass das ‚Gleiten' in dieser dicken Suppe nicht so einfach ist.

Das heißt in letzter Konsequenz, dass die Körperzellen nicht mehr anständig versorgt werden, und auch die Entsorgung nicht mehr richtig klappt. Die Lymphe vermüllt zunehmend, und unsere Zellen verhungern am gedeckten Tisch.

Eine Ursache von zu hohem Blutdruck ist übrigens, dass die gallertartige Konsistenz dieser Kloake den freien Strom der Nährstoffe zur Zelle verhindert.

Langsam fängt unsere Lymphflüssigkeit, sprich unser Mini-Ozean an, zu faulen und zu stinken. Und das im wahrsten Sinne des Wortes, man denke an Mundgeruch, Achsel- und Fußschweiß. Körperausdünstungen sind nichts anderes als die Ausscheidung von Schlackenstoffen über die Haut.

Jeder Mensch reagiert anders: Der eine Körper versucht, sich übers Schwitzen zu reinigen, der nächste Körper sucht einen anderen Ausgang. Es bedeutet zwar nicht automatisch, dass ein Mensch, der nicht schwitzen kann, gesund sein muss, aber generell kann man anhand von Körperausdünstungen auf den ‚Verschlackungsgrad' schließen. Für einen Heilpraktiker oder Ganzheitstherapeuten ist der Körpergeruch eine wichtige Information.

Wenn die Nase regelmäßig verstopft oder sich Schleimansammlungen bilden, versucht der Körper mit dem Schleim die überschüssigen Säuren über den Nasengang herauszuspülen. Schleimproduktion ist ein natürlicher Abwehrmechanismus des Körpers, doch chronische Schleimansammlungen können sich in den Lungen ausdehnen. Häufige Folgen sind übermäßiger Husten, Atmungsprobleme und Schmerzen in der Brust.

Brennender Dünnpfiff ist übrigens auch nur ein verzweifelter Versuch des Körpers, sich von seinem Müll zu befreien; genau wie das große Brechen.

Es ist zudem wichtig zu wissen, dass die Haut und der Darm quasi Geschwister sind; die beiden korrespondieren eng miteinander. Erkrankt der Darm und kann seine Giftausscheidungsfunktion nicht mehr erfüllen, dann springt sofort die Haut ein und übernimmt für ihn die Arbeit. Jede ‚Hautirritation' also jede Pustel, jedes Furunkel und jedes Ekzem ist eine Giftausscheidung, die der Darm nicht mehr bewältigen kann. Mit jedem Pickel „kotzt die Haut sich aus". Die Haut spiegelt also nicht nur deine Seele, sondern auch deine Darmgesundheit, die wiederum von der Seele abhängt.

Es sind immer Langzeitprozesse, die anfangs unbemerkt und schleichend den Boden für unsere Krankheiten bereiten.

Kommen wir nun zurück zu den Bakterien: Erst im 19. und 20. Jahrhundert fand man heraus, dass es Bakterien gibt, die im Körper entstehen. Bisher hatte man angenommen, dass sie ausschließlich über den Luftweg in den Körper gelangen.

Prof. Dr. Dr. Piere Jacque Antonie Béchamp stellte bereits 1866 fest, dass in unserem Körper sogenannte *Mikrozyme* leben, die sich erst dann zu Bakterien entwickeln, wenn ein pathologisches Milieu herrscht. Sein Zeitgenosse Prof. Dr. Dr. Louis Pasteur hatte jedoch viele einflussreiche Freunde, und seine gegnerische Theorie der „Infektion durch Krankheitserreger" barg viele gewinnbringende Möglichkeiten. Deshalb ist ‚Pasteur' heute ein Name, den nahezu jeder kennt, während sich ‚Béchamp' nur noch durch Recherche finden lässt[34]. Die Menschheit konzentrierte sich von nun an lieber auf das Bekämpfen von Krankheiten, anstatt nach einer Möglichkeit zu suchen, die Gesundheit aufrechtzuerhalten.

Schädliche Bakterien oder Pilze zeigen eigentlich nur an, wo sich im Körper ein krankhaftes bzw. saures Milieu befindet, da sie sich von Säure und Abfallstoffen ernähren. Ein gesunder menschlicher Organismus bietet keinen Nährboden für krankmachende Bakterien. *„Der Keim ist nichts, der Nährboden ist alles.“*, sagte schon Prof. Dr. Claude Bernard.

Unter natürlichen Bedingungen ist der menschliche Körper nur einmal im Leben ‚sauer‘, nämlich dann, wenn sein Leben zu Ende geht, bzw. gegangen ist. Was wir als ‚Entzündung‘ missverstehen, ist also Wirklichkeit keine „Infektion mit bösen Krankheitserregern“, sondern die Aufräumarbeit von Bakterien, die das Zeichen zur Entsorgung erhalten haben, und kämpfende Gegenspieler, die vom Immunsystem ausgesendet worden sind, um dies zu verhindern.

Eine Entzündung ist immer ein natürlicher Heilungsprozess. Schlimm nur, wenn der Körper nicht mehr zur Ruhe kommt, damit die Entzündung wieder ausklingen kann.

Du erinnerst dich an die nützliche Aufgabe der Pilze (Hefen, oftmals Candida) in unserem Darm? Sie sind eigentlich unsere Freunde, entarten aber durch zu viel zuckerhaltiges Essen und ein saures Milieu. Eine Pilzdiagnose bedeutet ebenfalls: Wir sollen kompostiert werden. Da bekommt die nächste Scheidenpilz-, Darmpilz- oder Hautpilzdiagnose doch einen ganz neuen Blickwinkel.

Der Körper gibt überschüssige Säuren in den Darm ab, um sie auszuleiten. Dabei muss er in Kauf nehmen, dass dadurch unsere Kumpel, die Darmbakterien, angegriffen werden. Die fühlen sich in dem verdreckten Tümpel nicht wohl und werden kränklich und schwach. So machen sie Platz für die Kollegen, die eine andere Aufgabe haben – was wohl?

Eine veränderte Darmflora kann die Nahrung nicht mehr richtig verdauen, deshalb setzt ein sogenannter Nebenstoffwechsel ein, der zwar auch, aber nur notdürftig verdaut. Durch diese unzureichende Verdauung werden dem Körper nun nicht mehr alle Nährstoffe zur Verfügung gestellt, die er unbedingt bräuchte, zumal die Nährstoffe sowieso schon

Probleme haben, durch die Kloake zu schwimmen, um die Zellen zu erreichen.

Gleichzeitig werden durch den Nebenstoffwechsel Schlacken und Säuren gebildet, die unseren Körper immer weiter mit Müll überhäufen und versauern lassen. Fertig ist der Teufelskreis.

Die veränderte Darmflora wird zum Nährboden für aggressive Keime und bietet eine gute Grundlage für Allergien. So verschaffen sich große Scharen an ‚bösen' Mikroorganismen im Verdauungstrakt eine sichere Stellung, sie ‚befallen' aber auch andere Organe und Gewebe. Sie behindern den Körper dabei, Nährstoffe aufzunehmen, denn hier geht es um völlig gegengerichtete Ziele: Der Körper kämpft ums Überleben und feuert deshalb sein Immunsystem an, um die ‚infektiösen Eindringlinge' in Schach zu halten - die wiederum nicht checken, dass der noch gar nicht sterben will. Man spricht von ‚stillen' oder ‚heimlichen' Entzündungen.

Wenn das Immunsystem mit der Zeit erschöpft, sinkt das körperliche und geistige Energieniveau. Du wirst müde, schlecht gelaunt und schlapp.

Ist der Körper derart geschwächt, können die freien Radikale, die im Übermaß vorhanden sind, ohne weiteres in die Zellen eindringen und dort die DNA-Stränge schädigen. Den Rest kannst du dir ausmalen. Lasse es also bitte nicht soweit kommen und lerne, eine saure Lebensweise zu vermeiden.

Im Grunde sind wir alle übersäuert, dafür brauchen wir auch eigentlich keinen Test. Ein Arzt interessiert sich in der Regel nicht für den pH-Wert deines Körpers und ein Bluttest bringt nichts. Das Blut MUSS einen konstanten pH-Wert haben, sonst stirbt der Organismus. Deshalb laufen schließlich diese Notprogramme des Körpers, um Schwankungen auszugleichen. Ein einmaliger Urintest ist jedoch nicht aussagekräftig, denn der pH-Wert des Urins schwankt und ist abhängig von Tageszeit, Trinkmenge und Essenszufuhr. Wenn du den pH-Wert deines Mini-Ozeans überprüfen möchtest, kaufe dir pH-Teststreifen und suche die Methoden im Netz, wie zum Beispiel den ‚Zitronentest'[35].

Ich kann dir nur raten, dich ein wenig mit basischer Ernährung zu befassen. Momentan wird die *antientzündliche Ernährungsweise* hochgepriesen, was aber auch nichts anderes bedeutet, auf säurebildende Nahrungsmittel zu verzichten. Ein Säureüberschuss entsteht übrigens nicht, wenn man saures Obst isst, im Gegenteil: Zitronen, Grapefruits oder Sauerkraut wirken sich im Verlauf des Stoffwechsels sogar basisch aus. Wie bereits weiter oben schon beschrieben, sind alle Süßigkeiten, Produkte aus Auszugsmehlen und tierische Eiweiße stark säurebildend. Viel trinken ist wichtig – und damit meine ich Wasser. Vorsicht vor Limonaden: Der viele Zucker in Kombination mit Kohlensäure ist reines Gift für deinen Körper. Gekaufte, konservierte Fruchtsäfte sind wegen ihres hohen Zuckergehaltes übrigens kaum besser. Wenn du diese Getränke aus deinem Leben streichst und ein sauberes Wasser zu schätzen lernst, hast du oftmals schon die halbe Miete.

13. Die Bedeutung des Darms für unsere Gesundheit

Ein gesunder Körper hängt vom Darm ab, denn er verbindet die innere Welt mit der äußeren.

Bei immer mehr Menschen ist er ein Schmerzzentrum, in dem es zwickt, rumpelt und krampft. Die einen müssen sich ständig entleeren, die anderen können es kaum noch. Geschwüre nisten sich ein, Entzündungen breiten sich aus. Aber auch für diejenigen, die keine Darmbeschwerden kennen, gilt: Es gibt in unserer modernen Welt kaum noch gesunde Därme.

Tief im Darm, hauptsächlich im Dickdarm, arbeiten bei der Verdauung der Nahrung über 5000 Bakterienarten mit, insgesamt 100 Billionen Keime mit einem Gesamtgewicht von eineinhalb Kilo. Dieses Mikrobenvolk, die *Darmflora*, ist gleichzeitig unser Verteidigungsministerium. Im Darm wird unser Immunsystem gesteuert; 60-80% der *Antikörper* (Abwehrzellen) werden dort produziert. Der Darm muss die Abwehrschlachten organisieren und das soziale Zusammenspiel unter Kontrolle halten, schließlich sind viele von den Darmbakterien potentielle Killer, die uns kompostieren, wenn sie die Oberhand gewinnen.

Der Darm muss pausenlos handeln, aus einer unglaublichen Vielzahl von Informationen auswählen, Entscheidungen fällen, sich an vergangene Maßnahmen erinnern und bei einem Krieg darauf achten, dass es die Richtigen trifft. Er trägt dabei eine große Verantwortung, denn von seinen Maßnahmen hängt unser Leben ab.

Ist das Geschehen im Darm gestört, kann die Abwehrkraft geschwächt werden und die Immunbalance aus dem Gleichgewicht geraten[36].

Der Chef sitzt nicht im Kopf

Der Mensch hat im Bauch die gleichen Nervenzellen *(Neuronen)* wie im Gehirn, dort befindet sich die größte Ansammlung von ‚grauen Zellen' außerhalb des Kopfes. Lange glaubten wir, dass der Darm eine Röhre mit einfachen Reflexen sei, dabei ist niemand auf die Idee gekommen, die Nervenzellen zu zählen.

Das Gehirn im Darm spielt eine große Rolle bei menschlichem Glück und Unglück; es wirken auch die gleichen Neurotransmitter und all jene Chemikalien, die fürs Denken, Erinnern und Planen gebraucht werden. Glutamat, Dopamin, körpereigene Opiate und viele gefühlsaktive Substanzen werden hier produziert. Alleine 95% des Botenstoffes *Serotonin* befinden sich im Darm. Dieses Glückshormon hilft bei der Verdauung, indem es die La-Ola-Welle aus Muskelbewegungen anschubst, mit der der Darminhalt fortbewegt wird. Serotonin erzeugt neben Glücksgefühlen auch das ‚Bauchgefühl'. Der Bauch hat die Macht: Jedes Mal, wenn du eine Entscheidung fällen musst, basiert das auf den gespeicherten Informationen über Gefühlszustände im Verdauungstrakt. Die anstehende

Entscheidung wird mit ähnlichen Situationen verglichen und das verursacht eine Empfindung im Bauch.

Kopfhirn und *Darmhirn* sind verbunden wie siamesische Zwillinge. Sie stehen in einem ständigen Austausch, interessieren sich für die gleichen Dinge, freuen sich und leiden gemeinsam. Selbst in der Nacht reißt der Kontakt nicht ab: Der Darm träumt mit. Deshalb können äußere Umstände, Gefühlslagen und Erfahrungen die Darmtätigkeit beeinflussen. Umgekehrt schlagen Probleme im Verdauungstrakt auch aufs Gemüt. Trifft das Darmhirn falsche Entscheidungen, leidet darunter auch das Kopfhirn, also die Psyche und die gesamte Persönlichkeit.

Obwohl der Darm mit dem Kopfhirn Informationen austauscht, hat das große Gehirn nicht viel zu melden. Der Darm arbeitet völlig unabhängig, doch dieses autonome Darmleben ist von außen bedroht: Bei dem heutigen Nahrungsangebot rutscht von dem, worauf sich der Darm im Laufe der Evolution eingestellt hat, immer weniger durch. Im Gegenzug kommen ständig neue artfremde Stoffe und neue Mixturen an. Das verändert den Mikrokosmos aus Bakterien und Botenstoffen, die auch über das Wohlergehen des Kopfhirns entscheiden.

Wer sein zweites Hirn umsorgt und gut behandelt, wird auch im ersten Hirn die Folgen spüren.

Verklebungen und Biofilm

„Der Tod sitzt im Darm"
–Paracelsius

Ich kann mich noch sehr gut an eine Fernsehsendung erinnern, bei der ein Arzt oder Professor der Darmheilkunde unter anderem gefragt wurde, wie man selbst erkennen könne, ob der Darm gesund und die Verdauung gut sei. Darauf antwortete der kurz und trocken: *„Wenn Sie kein Papier benötigen, um Ihren After zu reinigen."*

An diesen einen Satz, sogar an den genauen Wortlaut, erinnere ich mich noch heute, selbst wenn das schon fast 30

Jahre her sein muss (leider weiß ich nicht mehr, wie dieser gute Mann hieß). Ich war damals nämlich tief beeindruckt und kapierte das nicht: Wie meinte er das: kein Klopapier??? Ich brauchte fast eine halbe Rolle pro Sitzung und war so happy über dieses neue ‚feuchte Toilettenpapier', das es seit kurzem gab – und der redete von „kein Papier brauchen"!

Heute verstehe ich ganz genau, was er meinte. Das Klopapier ist tatsächlich das perfekte Indikatorpapier für deine Darmgesundheit.

Wenn ein Darm vollkommen in Ordnung ist, dann können die verschiedenen Bakterien in Ruhe ihre Arbeit verrichten. Das Ergebnis ist eine schön geformte Kackwurst, leicht mit Schleim überzogen und in ihrer Konsistenz so fest, dass sie nirgendwo ‚Bremsspuren' verursacht. Bei vollkommener Gesundheit bräuchten wir weder Klopapier noch Klobürste, schon gar keine Feuchttücher und Einmalwaschlappen.

So wie kaputter Stuhl Schleifspuren am Klopapier und in der Schüssel hinterlässt, so hinterlässt er aber auch seine Spuren in unserem Darm.

Der Werbefeldzug für den übermäßigen Konsum von Eiweiß hält bis heute an, obwohl es bisher keine (unabhängige) Studie gibt, die diese Behauptung, tierisches Eiweiß sei notwendig bzw. gesund, belegen könnte. Im Gegenteil: Der enorme Eiweißüberschuss in der Ernährung ist eine der Hauptursachen von Darmverschlackung.

Erhitzte Nahrungsmittel mit hohem tierischem Eiweißanteil haben im Darm eine besonders schleimbildende Wirkung. Gemeinsam mit heißem Fett und erhitzten Kohlenhydraten (du erinnerst dich an die AGEs?) werden sie im Darm zu einer zähklebrigen Masse, die sehr schwer verdaulich ist.

Schicht auf Schicht überziehen diese Massen wie Kleister die Darmwände, besonders im mikroskopisch kleinen Gewebe des Dünndarms (den *Darmzotten*), wo die Aufnahme der Speisen stattfindet. Der Kleister ‚backt' sich bei 36°C an der Darmwand fest.

Nur wenige Menschen haben eine dunkle Ahnung davon, wie viel alter, verhärteter Kot in ihrem Körper lagert, dabei kommen heutzutage praktisch bei jedem von uns diese Anhäufungen im Darm vor; sogar bereits bei Kindern.

Auch im Dickdarm sammelt sich alter Kot. Im Dickdarm wird der Nahrung Feuchtigkeit entzogen, und je länger die Rückstände im Darm verweilen, desto mehr Feuchtigkeit wird daraus absorbiert, desto trockener und zusammengepresster werden sie sein.

Ein übersäuerter Stuhl ist eine zähflüssige Masse. Die wird durch die peristaltischen Bewegungen des Dickdarms langsamer befördert als wässriger, gesunder Kot. Da sie dort länger verweilt, wird sie auch stärker komprimiert. Aus der zähflüssigen Masse wird so ein harziger, dickflüssiger Brei, der bei seiner Reise durch den Dickdarm an den Darmwänden kleben bleibt. Es bildet sich eine zähe, gummiartige, nahezu schwarze Substanz, die wir *Biofilm* nennen.

Die Versorgung der Darmschleimhaut in diesem Bereich wird erschwert; dieser Darmabschnitt kann seiner Aufgabe der Verdauung und Entgiftung nicht mehr nachkommen. Zusätzlich kann sich diese Schleimhaut entzünden. Ein Biofilm ist ein Paradies für alle möglichen Mikroben, die wir eigentlich nicht in so großer Überzahl in unserm Körper haben wollen. Unsere nützlichen Freunde da unten werden immer mehr zurückgedrängt und dezimiert.

Aber das ist nur ein Nebenaspekt. Viel schlimmer ist die Tatsache, dass dieser Darmabschnitt seine Elastizität und Spannkraft verliert und somit weit und schlaff wird. Dann bilden sich ‚Taschen', sogenannte *Divertikel,* in denen sich alter Kot sammelt. Eine Darmtasche kann einen 3-4 mal größeren Durchmesser als im Normalzustand haben und in der Mitte nur noch einen engen Kanal frei lassen, durch den der Darminhalt fließen kann.

Ein derart mit altem Kot vollgestopfter und verkrusteter Dickdarm wird stark deformiert, das betrifft aber nicht nur seine Form, sondern auch seine Position. Das gleiche gilt übrigens auch für den Dünndarm. Diese Auswirkungen merken wir dann an der Statur und folglich im Skelett.

Ich entschuldige mich jetzt schon für das Kopfkino, das ich dir nun bescheren werde: Der klassische Bierbauch, so prall und fest wie ein Fußball, hat kaum etwas mit ‚Bauchfett' zu tun. In so einem Bauch können locker 20 Kilo (und mehr) alte, verkrustete Kacke stecken. Auch das kleine ‚Bäuchlein', das selbst schlanke Damen oft mit sich herumtragen, auch wenn sie bereits mit allen möglichen Diäten und Trainingsmethoden versucht haben, dieses ‚Knerzel' (so sagt man dazu in der Pfalz) wegzukriegen, ist nichts anderes als eine Ansammlung von Kotkrusten in einem deformiertem Darm.

Ein Lieblingssatz von Florian Sauer lautet: *„Es gibt gar keine dicken Menschen – es gibt nur verschlackte Menschen."* Ich hoffe, du kannst jetzt noch entspannt und ohne dieses Bild ins Schwimmbad oder in die Sauna gehen ...

Ein überfüllter Darm quillt aber nicht nur nach vorne raus. Je nach Platzverhältnis und Volumen drückt er natürlich auch nach hinten und beschert dir so Schmerzen an der Wirbelsäule. Wenn deine Bandscheiben mucken, gehst du zu einem Orthopäden – hat der dir schon mal erzählt, dass deine Beschwerden vielleicht an einem überfüllten, total verschlackten Darm liegen könnten ...?[37]

Gallensalze

Ich möchte noch einmal kurz auf die Galle zurückkommen. Eine ihrer extrem wichtigen Aufgaben ist nämlich weniger bekannt: Sie reinigt den Darm und entsäuert ihn (sie ist schließlich basisch).

Wenn saure Nahrung und eiweißhaltige Stoffe vom Magen in den Zwölffingerdarm kommen, ziehen sich die starken Wände der Gallenblase zusammen und stoßen das Gallenkonzentrat aus, wie bei einem heftigen Husten. Bei sehr fetthaltigen Nahrungsmitteln wird diese Leistung sogar noch erhöht. Die Gallensalze vermischen sich mit dem Fett und erleichtern somit die Verdauung. Im letzten Abschnitt des Dünndarms werden die Salze dann wieder in den Blutkreislauf überführt *(resorbiert)* und zurück in die Leber transportiert.

Wenn nun der Darm verstopft, bzw. die Darmwände mit altem Kot verkrustet ist, so kommen diese Salze kaum noch durch, und so verringert sich die Menge an Gallensalzen, die für die normale Gallenproduktion und Fettverdauung benötigt wird. Wenn die Gallensalze des Körpers völlig aufgebraucht werden, können sich Gallensteine bilden.

Und damit schließt sich der Kreis: Eine ordentliche Darmsanierung hilft auch immer der Leber und der Galle.

Darmkur

Eine Darmreinigung hat noch keinem geschadet. Die Befreiung von diesem ‚alten Scheiß' ist ein Segen, dann hat für dich die Redewendung „wie neu geboren" eine völlig andere Dimension erreicht.

Eine *Darmspülung*, auch die intensivere *Colon-Hydro-Therapie*, reicht jedoch bei weitem nicht aus, auch wenn ich diese Maßnahmen nützlich und empfehlenswert halte. Beides betrifft sowieso nur den Dickdarm.

Hüte dich außerdem vor ‚Wundermittelchen' und Versprechungen, eine Darmreinigung in ein paar Tagen oder Wochen erfolgreich durchführen zu können. Bei dem ganzen Schmodder ist es mit ein paar Pillen nicht getan. Für eine ordentliche Darmsanierung musst du mindestens drei Monate einplanen[38].

Den hartnäckigen Film bekommst du gut mit einer Kombination aus hochwertigen Wildkräutern und Flohsamen raus. Die Flohsamen quellen im Darm stark auf und drücken somit die Wände auseinander. Die kräftigen Inhaltstoffe der Wildkräuter rücken mit Hammer und Meißel dem Biofilm ‚auf die Pelle' und tragen ihn Schicht für Schicht ab. Das ist mühselig und erfordert Geduld. Bei mir dauerte es fast sechs Wochen, bis das erste Geröll herunterkam, und danach hatte ich noch über zwei Monate lang ‚alte Schiss'.

Getrocknete und gepresste hochwertige Wildkräuter sind zwar nicht billig (du kannst etwa hundert Euro pro Monat rechnen) aber dafür sehr effektiv[39].

Medikamente können da wirklich nichts ausrichten. Wenn du noch immer sehr pharmaverliebt bist, so denke bitte daran, dass die Medizin immer bei der Natur klaut, wenn sie ihre Produkte entwickelt. Dabei reißen Wissenschaftler einzelne Wirkstoffe aus einem funktionierenden Gesamtpaket, das ausgeklügelte Reaktionsmechanismen besitzt, die leider selten von den Experten vollständig erfasst werden. Warum nicht also das Original nehmen, statt eine minderwertige (und oft teurere) Kopie?

Hier noch eine kleine Warnung: Komme bitte nicht auf die Idee, Bitter-, Glaubersalz oder Ähnliches zum Abführen einzunehmen, um den Darm zu reinigen. Damit rasierst du dir deine komplette Darmflora weg, die dann mühselig wieder aufgepäppelt werden muss.

Eine ähnliche Wirkung haben übrigens *Antibiotika* jeglicher Art; sie richten ein wahres Schlachtfeld im Darm an, am Ende gibt es nur noch Tote und Verletzte. Hat dir ein Arzt jemals gesagt, dass es sehr wichtig ist, nach ANTIbiotika unbedingt PRObiotika einzunehmen? Auch wenn die Darmflora nicht im Labor nachgestellt werden kann – das liegt zum einen daran, dass nur ein Bruchteil aller Bakterienstämme bekannt sind und zum anderen, dass die meisten Arten nur *anaerob*, sprich unter Sauerstoffausschluss wachsen – so ist es ein guter Anfang, wieder ein paar neue Freunde (meist in Form von verschiedenen Milchsäurebakterienstämmen) im Darm auszusetzen, damit sie sich ansiedeln können. Den Rest muss dann der Körper erledigen.

Teil IV: Eine realistische und akzeptable Lösung finden

Die Biografie meiner Gesundheit, Teil 4

„Die Rohkostzubereitung hatte mich gepackt. Wer mich kennt, der weiß, dass ich keine Haushaltsfee bin; ich koche nicht gerne und Kuchenbacken bedeutet für mich Höchststrafe. Und nun hatte ich etwas gefunden, was mich wirklich anmacht: Gesund zubereiten.

Ich mistete Vorratskammer und Küchenschränke aus, um Platz für völlig neue Zutaten zu schaffen. Unter lautem Protest meiner Kinder gab ich die Mikrowelle zum Elektroschrott. Von nun an sparte ich für neue Küchenhelfer, die ich mir nach und nach zulegte. In den ersten Wochen probierte ich Rezepte aus, bei denen man die Geräte nicht braucht, oder ich stellte sie entsprechend um. Auf Dauer machte das aber keinen Spaß. Zuerst kaufte ich einen Dörrofen, der als ‚Backofen der Rohköstler' gilt. Damit bereite ich bis heute Rohkostbrote (sogenannte ‚BROHte') und Kräcker, aber auch Gemüsechips zu und trockne eingeweichte Nüsse und Samen. Auf der Fensterbank ziehe ich frische Sprossen in Gläsern. Mit diesen Energiebomben werte ich alle Gerichte auf, presse sie als Saft mit meiner neuen Saftpresse oder mixe sie in den Smoothie; wobei der Hochleistungsmixer erst über ein halbes Jahr später hinzugekommen war, weil er sehr teuer ist. Seit ich meinen Mixer habe, brummt er jeden Tag; und ich habe keine der Anschaffungen bereut.

Ich bin immer noch auf Entdeckungsreise. Manches habe ich umgestellt, aber auch einiges davon wieder verworfen. Meine Nahrung hat sich im Verhältnis „Zwei Drittel wertvolle Lebensmittel auf ein Drittel Schrott – also Egofutter" eingependelt.

Inzwischen habe ich ziemlich schnell die Nase voll, wenn ich es mit ‚geilem Schrott' übertreibe. Die Sucht ist noch genauso stark wie früher, und wenn ich mal zuschlage, dann ‚richtig'. Hinterher ist mir meist schlecht, und ich ärgere mich. Trotzdem lasse ich keine Grillparty aus, und wenn wir irgendwo eingela-

den sind, esse ich das, was auf den Tisch kommt. Ich bestelle mir weiterhin in einer Pfälzer Waldhütte Leberknödel und Rieslingschorle und erzähle erst gar nicht herum, wie ich mich sonst ernähre. Das schont die Nerven.

Ich lebe in einem Bundesland, das für seinen übermäßigen Alkoholkonsum berühmt ist. Es heißt, in der Pfalz sei das Wasser teurer als der Wein, und die Leber eines Pfälzers sei doppelt so groß wie eine gewöhnliche Leber. Natürlich stimmt beides nicht, aber dass wir ein lustiges Volk sind, das seinen Wein aus ‚Schoppengläsern' (die einen halben Liter fassen) trinkt und eine extrem ungesunde Lebensweise als Tradition pflegt, kann ich nicht abstreiten. Wir Pfälzer sind sehr gesellig. Es kommt häufig vor, dass ein Nachbar spontan „uff en klääne Schorle" (also zu einem – oder mehreren – Rieslingschorle) vorbeikommt. Übrigens ist dies kein grammatischer Fehler; ein pfälzischer Weinschorle ist nicht weiblich, und selbst wenn wir ihn als klein bezeichnen oder als ‚Schöllsche' verniedlichen, wird ein Schorle immer als ‚Schoppen' getrunken. ‚Kleine' Schorle bestellen bei uns höchstens die Touristen.

Die spontanen Abende sind immer die schönsten; und solch ein Kurzbesuch dehnt sich gerne mal aus, so dass ein Schoppen nach dem anderen geleert wird. Dann richten wir einen ‚Schmackofatz' her, bei dem alle zugreifen: Meist Salzbrezeln oder Brot, dazu Schinken, Käsewürfel oder aufgeschnittene Trockensalami. Inzwischen stehen meine Gemüsechips und die Trockenbrote dabei, und das wird sehr gerne angenommen. Seither werde ich immer danach gefragt, etwa so: „Hoscht du noch e bissel von dem gsunde Zeigs do?"

Als ich in die Welt der Rohköstler eintauchte, war ich erstaunt darüber, wie groß diese Community bereits ist. Ich bildete mir ein, etwas ziemlich Neues entdeckt zu haben, dabei gibt es bereits unzählige Foodblogger, Zubereitungskurse, Bücher und Videos, Online-Kongresse, Rohkost-Messen und Geschäfte, die Produkte in Rohkost-Qualität anbieten. Es stellte sich heraus, dass ich mitten in einer ‚Rohkost-Hochburg' wohne; bei mir im Ort hat die charismatische Britta Diana Petri ihre Rain-

bowWay-Akademie, bei der sich auch Florian Sauer zum Holistischen Gesundheits-, Vitalkost- und Lebensberater hat ausbilden lassen. Davon hatte ich bisher noch nie etwas gehört. Nur ein paar Kilometer weiter, in dem schönen Städtchen Speyer, war es bis 2022 sogar möglich, eine Ausbildung zum Fachberater für Rohkosternährung mit IHK-Abschluss zu absolvieren[40].

Eine von Brittas ersten Absolventinnen, Nelly Reinle-Carayon, hat bereits 2007 ihre Firma Rohköstlich gegründet und vier Jahre später ihr Geschäft mit „BistROH" in Speyer eröffnet[40]. Sie ist die Mitgründerin der Messe „Rohvolution", die jährlich in vier verschiedenen Standorten in Deutschland aufschlägt und immer mehr Menschen begeistert.

Inzwischen sehe ich mich als einen Teil dieser Community, auch wenn ich anfangs etwas skeptisch war. Ich hielt diese Leute für ein ‚Völkchen für sich', und wusste nicht, ob ich ‚Pfälzer Mädel' mit meiner direkten Art und großen Klappe da hineinpasse.

Was meine Tierliebe und meine moralischen Ansichten angeht, müsste ich eigentlich längst Veganer sein. Aber ich bin zu schwach dafür und esse viel zu gerne tierische Produkte – will aber kein schlechtes Gewissen deswegen haben. Deshalb waren mir Veganer lange suspekt.

Rohköstler dagegen sind mit einem gesunden Egoismus ausgestattet, deshalb wirst du selten 100%ige Rohköstler finden – die Macht des winkenden Essens ist einfach zu stark. Wenn du einen Rohköstler nach seinen Beweggründen fragst, wirst du eher eine Antwort erhalten, wie: „Weil ich gesund, vital und glücklich bleiben möchte!"

Übrigens ist selbst ein 100%iger Rohköstler nicht zwangsläufig vegan. Viele Rohköstler mögen zum Beispiel Honig, Rohmilchbutter und rohe Eier. Bei der Erwähnung von rohen Eiern gibt es zwar immer einen Aufschrei, doch auch ich bin ein Fan von rohen Eiern geworden, und ich verrate später auch, warum.

Ein Rohköstler spürt in seinen Körper hinein, und wenn er eine energiereiche Knochenbrühe haben möchte oder gedünsteten Fisch, so wird er auf seinen Körper hören und ihm geben, was er braucht. Rohköstler sind nämlich wahre Genießer.

Mit der Rohkost nimmst du viel Feinstoffliches zu dir, und das bewirkt ganz automatisch, dass du zu deiner Umwelt und der Natur einen anderen Bezug bekommst und mitfühlender lebst. So schließt sich der energetische Kreis und alles Gute kommt zu dir zurück. Sich achtsam zu ernähren, ist wirklich eine spannende Sache. Das Einkauferlebnis wird ein ganz anderes; was früher nur eine lästige Alltagsaktion war, beschert mir heute wahre Glücksgefühle. Im Ernst, wenn ich in meinen Korb sehe, mit all den frischen, lebendigen Sachen, spüre ich die pure Energie, die sie ausstrahlen. Sie summen, dass es eine wahre Freude ist. Du kannst gerne mal den Test machen: Lade dir den Wagen voll mit frischem Obst und Gemüse, und schau dann in einen anderen Einkaufswagen, in dem nur bunt verpackte, winkende Fertigprodukte liegen. Du spürst dabei eine ganz deutliche körperliche Reaktion, versprochen.

Die meisten der ‚100%igen Rohköstler' sind aufgrund einer schweren, lebensbedrohlichen oder scheinbar unheilbaren Erkrankung auf die Rohkost umgestiegen – und seitdem wieder kerngesund. Die Geschichten dieser Menschen sind sehr denkwürdig, denn viele unter ihnen waren von der Medizin aufgegeben worden. Sie verzweifelten meist an Autoimmunerkrankungen wie Rheuma, Morbus Chron oder Multiple Sklerose, bevor sie ihre Ernährung auf den Prüfstand stellten.

Ich lernte bei einem Vortrag eine Dame kennen, die unter Leukämie erkrankt war und schließlich nach etlichen wirkungslosen Therapien von den Ärzten als ‚austherapiert' nach Hause geschickt worden war. Sie stellte ihre Nahrung auf 100% Rohkost um und erholte sich; und als ich ihr begegnete, war ihr nichts mehr von diesem Horrortrip anzusehen.

Erst letzten Monat traf ich bei einem Workshop eine Frau, die Hashimoto (eine Schilddrüsenkrankheit) im fortgeschrittenen Stadium (gehabt) hatte. Diese Krankheit kann laut Schulmedizin nicht geheilt werden. Ihre Schilddrüse war durch diese Autoimmunerkrankung bereits stark verkleinert, und sie hatte regelmäßig eine hohe Dosis Schilddrüsenmedikamente nehmen müssen. Sie zog mehrere Leber- und Darmreinigungen durch und krempelte ihr Leben um. Von nun an übte sie sich in Acht-

samkeit gegenüber Schlaf, Denkweise, Sport und Entspannung. Ihre Ernährung besteht heute hauptsächlich aus Wildkräutern und Rohkost, und nun ist sie frei von Symptomen und nimmt keine Medikamente mehr.

Aber auch ‚kleinere' Beschwerden scheint die Rohkost einfach wegzuzaubern: Viele Rohköstler berichten mir, dass sie früher unter Allergien, ständigen Erkältungen, Hautproblemen, Migräne, Seh- und Hörschwächen gelitten haben, die heute Vergangenheit sind. Warzen und Leberflecke fallen einfach ab, Akne verschwindet, die Brille wird nicht mehr gebraucht; all das klingt wie ein Märchen. Solche Geschichten höre ich aber ständig, seit ich in der Rohkost-Szene unterwegs bin.

Wenn ich mich dann wieder ‚in die Matrix einklinke', fühlt sich das an wie ein kleiner Schock: Viele Menschen meines Jahrgangs sind bereits gesundheitlich schwer angeschlagen oder sogar schon gestorben. Meine ehemalige Schulklasse ist leider auch nicht mehr vollständig.

Schlaganfälle, Herzinfarkte, rheumatische Erkrankungen, leider auch immer mehr Krebsfälle – egal wo ich hinhöre, ich treffe kaum noch Menschen, die von sich sagen, sie seien gesund.

Ein schlimmer Trend macht sich zusätzlich unter uns Älteren breit: Viele aus meinem Bekanntenkreis müssen nun einen dementen oder bettlägerigen Elternteil umsorgen. Wie gemein ist das denn – du hast deine Kinder gerade mal auf die richtige Bahn gebracht und dann fangen die Eltern an, schwer zu erkranken?! Allmählich wird der ‚Pflegefall' die neue Art des Altersruhestandes. Haben diese Menschen wirklich ihr Leben lang geackert, um in Rente zu gehen und dann nach ein paar Jahren schwer zu erkranken? Rein von seiner Biologie könnte ein Mensch 120 Jahre und älter werden – wie passt das mit den schweren Gebrechen, die in der Regel mit Siebzig anfangen, zusammen?

Dieser Gedanke macht mir Angst: Die heutigen Senioren, die immer öfter zu Pflegefällen werden, hatten sich noch halbwegs ‚vernünftig' ernährt, denn die meisten von ihnen bauten ihr Gemüse im eigenen Garten an und kochten mit wenig Zutaten. Die Wandlung zu den Fertigprodukten begann etwa ab den

80er Jahren, und womit sich unsere Generation allmählich anfreundete, ist für die Jungen Normalität. Wenn ich zusehen muss, wie krank meine Generation bereits ist, wie steht es dann erst um unsere Nachkommen?

Ich weiß jetzt, wie ich meine Gesundheit bewahren kann. Damit halte ich den Schlüssel in der Hand, der meinen Kindern dieses Elend, ihre Eltern pflegen oder früh verlieren zu müssen, erspart: Ich werde meine Gegenwart künftig auf eine Weise genießen, die nicht auf Kosten der Zukunft meiner Kinder geht. Und dabei ein Vorbild für meine Lieben sein.

Ein Rohköstler isst also Rohkost, weil er gecheckt hat, was ihm guttut. Das heißt aber auch, dass ein Rohköstler mal ‚sündigen' kann, falls er das will – ohne dass er sich gleich vor Selbstvorwürfen ins Hemd macht. Die Rechnung gibt ihm ja sein Körper und nicht sein schlechtes Gewissen.

Die Einstellung zum Essen spielt eine ganz wichtige Rolle. Wenn ich etwas Ungesundes esse und innerlich jammere: „Ich weiß ja, dass das nicht gut für mich ist, aber ich bin zu schwach, zu widerstehen…", dann schade ich mir damit. Wenn ich mir stattdessen sage: „Du geiler Schrott, heute bist du mein, und ich bereue nichts!", dann wird mein Körper dieses Essen viel eher wegstecken und es wird noch besser schmecken.

Mein Obstfrühstück habe ich nach wie vor beibehalten. In den ersten Monaten nach dem Seminar tauschte ich das Mittagessen in der Kantine gegen einen Rohkostsalat und Roh-Brot aus. Für Brote und Dressings gibt es tolle Rezepte im Internet, doch mein Lieblingsdressing hatte ich mir aus dem Thüringer Wald mitgebracht. Ich habe es immer im Kühlschrank, denn einmal im Monat setze ich große Mengen an: Es enthält Mandelmilch, Leinöl, Senf, Knoblauch und Kurkuma, und dabei seufzt sogar mein Ego wohlig[41]*.*

Für den Rohkost-Salat verwende ich alles, was der Kühlschrank hergibt: Paprika, Karotten, Tomaten, Gurken, Zucchini, Avocados, Champignons, frische Sprossen und gekeimte Samen wie z.B. Sonnenblumenkerne oder Buchweizen.

Manchmal kombiniere ich ganz viele verschiedene Gemüsesorten, manchmal nur zwei oder drei. Ich experimentierte mit rohem Rosenkohl, Brokkoli, Blumenkohl, Grün- und Weißkohl. Kohl schmeckt roh völlig anders als gekocht, die lebendigen Bitterstoffe sind alle noch drin, und dies ist Geschmackssache. Ich gewöhnte mich erst langsam daran. Seit einigen Jahren kann ich keinen gekochten Kohl (völlig gleich welche Sorte) mehr genießen, denn etwa eine Stunde nach dem Essen bekomme ich übelste Bauchkrämpfe und Blähungen, selbst wenn ich nur kleine Mengen davon esse. Bei rohem Kohl habe ich diese Beschwerden nicht.

Da sich mein Geschmack langsam ausprägt, schmecken mir die Salate nie gleich. Verschiedene Kombis haben ganz unterschiedliche Geschmäcker, und es ist spannend, immer Neues herauszufinden.

Unsere Kantine bietet ein sehr leckeres Essen, der Koch und das gesamte Team sind mir ans Herz gewachsen und vor allem: Das Essen kostet für die Firmenangehörigen nichts. Alle Kollegen treffen sich mittags dort, gemeinsames Essen hat ja auch soziale Seiten. Es ist schon eine Entbehrung, die Kantine nicht mehr zu nutzen. Natürlich könnte ich Geld und Zeit sparen, wenn ich dort weiterhin esse. Überall in der Firma hängt der Essensplan aus, so dass ich täglich über das Tagesessen informiert bin, ob ich nun will oder nicht. Ich schaue auf den Plan, verspüre aber keinerlei Reaktion. Kein Lechzen und Sabbern, kein Gefühl des Bedauerns oder des Verlustes. Ich habe mir mental die Türe zur Kantine zugeschlagen und das akzeptiert auch mein Ego.

Natürlich musste ich mir von meinen Kollegen liebevolle Lästereinen anhören: „Igitt, das ist mir zu gesund!", „Isst du denn jetzt gar nix Gescheites mehr?", „Wirst du überhaupt satt?", „Du isst ja schon wieder Hasenfutter!", „Du musst doch ständig frieren, wenn du immer nur kalt isst!", „Wird dir das nicht langweilig?", usw.

Früher dachte ich wie meine Kollegen, dass nur ein warmes Essen ‚was Anständiges' sei. Wenn ich aber heute auf einen Teller mit gekochtem Gemüse schaue, tut mir dieses blasse, labbe-

lige und leblose Essen fast leid. Kein Wunder, dass wir Gewürze und schwere Soßen brauchen, um unser Gehirn in die Irre zu führen, damit es so ein Essen toll findet.

Ich freue ich mich auf meine Rohkost und will nichts anderes mehr. Frisches, knackiges, lebendiges Essen mit seinen strahlenden Farben und seinem aromatischen Geruch macht mich glücklich. Dieses Gefühl, mich ‚vollstopfen zu müssen', habe ich mit Rohkost nicht. Mit Rohkost fühle ich mich wirklich satt und befriedigt. Ich bin den ganzen Tag über fit, ohne wie sonst eine Stunde nach dem Essen in ein tiefes Leistungsloch zu fallen. Ich schlafe besser als früher und bin morgens nicht mehr halbtot, wenn der Wecker klingelt; obwohl ich früher aufstehe als vorher.

Oft schiebe ich mir nachmittags noch eine Handvoll Nüsse in den Mund, z.B. Walnüsse, Mandeln oder Cashews. Am Abend esse ich, wonach mir gerade ist. Manchmal lasse ich mich von meiner Brotsucht beherrschen, manchmal esse ich mit der Familie etwas ‚Warmes', doch es kommt auch ganz oft vor, dass ich bei der Rohkost bleibe. Wenn ich nachmittags Nüsse gegessen habe, bin ich oft noch so gesättigt, dass schon mit ein paar Rohkost-Kräckern zufrieden und glücklich bin – dann lasse ich das natürlich so. Es hat mich sehr erstaunt, wie wenig ein Körper eigentlich an Essen braucht, wenn er rundherum gut versorgt ist. Diese Unmengen, die ich früher in mich hineingeschoben habe, konnten mich nicht so sehr befriedigen, wie diese relativ kleinen Mengen an frischen Sachen. Das wirkt sich übrigens auch auf den Geldbeutel aus.

An Wochenenden, freien Tagen und im Urlaub lassen wir uns mit dem Frühstück gerne Zeit. Obst esse ich immer noch als erstes, doch danach lasse ich mich von Gelüsten leiten; mein Ego hat schließlich Wochenende und soll schön befriedigt sein. Mittags probiere ich an solchen Tagen häufig neue Rohkost-Rezepte aus. Wenn wir jedoch ‚warm' essen, weil meine Familie das so wünscht, falle ich danach ins Fresskoma und brauche ein Mittagsschläfchen. Es ist schon auffällig, dass ich generell am Wochenende nicht so fit und energiegeladen bin wie in den ‚Alltagstagen', an denen ich mich gewissenhafter an meine gesunde

Lebensweise halte. Deshalb freue ich mich nach einer Völlerei immer wieder auf mein ‚Geregeltes', denn dann kehren schnell meine Lebensgeister zurück.

Ein klein wenig fühle ich mich dabei wie die Topfblume auf meiner Fensterbank, die ich leider oft vergesse, zu gießen: Erst, wenn sie den Kopf hängt, fällt mir ein, dass sie Wasser braucht. Wenn ich sie dann wieder ordentlich versorgt habe, blüht das treue Geschöpf schnell wieder auf.

Apropos: Mittlerweile akzeptiere ich Wasser als einziges Getränk überhaupt. Alles andere, ob Riesling, Mineralwasser oder Saft, gelten als reine ‚Genussmittel': Ich trinke sie natürlich, zähle sie aber nicht mehr zu den Getränken. Früher habe ich Leitungswasser getrunken, doch seit ich zu viel darüber weiß, kann ich das nicht mehr: Auch wenn es das „am besten kontrollierte Lebensmittel" sein soll, sagt dieser Titel leider nichts über die Reinheit und Qualität aus. Inzwischen ist Leitungswasser überladen mit Substanzen, die da nicht hineingehören, so dass längst nicht mehr alles erfasst wird und die gesetzlichen Grenzwerte für die ‚kontrollierten' Stoffe ständig nach oben korrigiert werden müssen. Anfangs trank ich stilles Wasser ohne Mineralzusätze (mit geringer Leitfähigkeit, also µS-Wert unter 100). Mit der Zeit wurde das Wasser-Kaufen ein teurer Spaß, deshalb haben wir uns kürzlich eine Umkehr-Osmose-Filteranlage zugelegt und sind sehr glücklich damit.

Eher unbeabsichtigt hatte ich mir das Kaffeetrinken abgewöhnt. Ich bin mit starkem Bohnenkaffee großgeworden, und niemals hätte ich gedacht, dass ich freiwillig damit aufhöre. Eigentlich passt das ja gar nicht zu meiner Abneigung gegen Bitter, aber ohne Kaffee war ich nicht lebensfähig, und in jungen Jahren trank ich ihn kannenweise; schwarz, ohne Zucker.

Mit Ende 20 bekam ich Schlafprobleme. Ich lag oft wach, obwohl ich so müde war, dass ich vor Erschöpfung fast heulte. Mein Herz schlug bis zum Hals. Als mir der Verdacht kam, dass dies am Koffein liegen könnte, reduzierte den Kaffee auf zwei

Tassen am Morgen und trank ab mittags gar keinen mehr. Die Horrornächte hörten damit schlagartig auf.

Während der Fastentage im Rahmen meiner Leberreinigungen hatte ich schlimme Kopfschmerzen. Bei den ersten beiden Anläufen litt ich so sehr, dass ich beinahe die ganze Leberreinigungsgeschichte deswegen aufgegeben hätte. Ich vermutete, das Kopfweh rühre daher, weil ich in dieser Zeit nichts esse, doch dann ich bekam den entscheidenden Tipp, dass Entzugserscheinungen der Grund sein könnten. Zunächst wollte ich das nicht glauben: Entzugserscheinungen wegen zwei Tassen Kaffee am Morgen? Ich testete es dennoch und setzte den Kaffee eine Woche vor der nächsten Fastenphase ab. Am Tag darauf war ich krank: In meinem Kopf wütete ein Vorschlaghammer. Ich lag im verdunkelten Zimmer und musste es mir verkneifen, nach einer Kopfschmerztablette bzw. nach einer Tasse Kaffee zu greifen. Nach drei Tagen war der Spuk vorbei und bei den darauffolgenden Fastentagen fühlte ich mich phantastisch. Ich war jedoch nicht bereit zu glauben, dass mein geliebter Kaffee für diese furchtbaren Kopfschmerzen verantwortlich sein sollte, doch gleichzeitig wollte ich alles tun, um sie künftig zu vermeiden. Also machte ich einen weiteren Test: Eine Woche, nachdem ich wieder täglich meine beiden Tassen Kaffee getrunken hatte, ließ ich den Kaffee wieder weg. Danach traten die gewohnten pochenden Kopfschmerzen wieder ein. Es erschreckte mich sehr, dass mein Körper so heftig reagierte, nur weil er seinen Kaffee nicht bekam. Von Süchten hatte ich jedoch die Nase gestrichen voll und ich wollte mich ganz bestimmt nicht zu einem Koffein-Sklaven machen, deshalb gab ich das Kaffeetrinken auf. Das war leichter, als ich befürchtet hatte; nach zwei Wochen vermisste ich ihn nicht einmal mehr. Ich staunte, dass ich ohne Kaffee so fit war, denn ich hatte mir immer eingebildet, dass ich nur mit einer Tasse Kaffee richtig wach werden konnte. Aber das Koffein des Kaffees führt nur zu einer sehr kurz und heftig stimulierten Ausschüttung von Adrenalin, was übrigens auf Kosten der Zellgesundheit geht.

Ich schreibe dies nicht, um dich vom Kaffeetrinken abzubringen. Kaffee ist nämlich gut und schlecht zugleich: Auf der einen Seite enthält er viele wertvolle Bitterstoffe, die eine Wohltat für den Körper sind, doch auf der anderen Seite wirkt er stark übersäuernd. Mit seinem pH-Wert von 4 stellt er den Körper vor eine große Herausforderung, denn er muss den pH-Wert wieder hochpuffern, um den Kaffee verstoffwechseln zu können. Inzwischen kennen wir ja seine Methoden, sich die benötigten Mineralien zu beschaffen. Es macht daher Sinn, zur Unterstützung nach dem Kaffeegenuss etwas Zitronen- oder Natronwasser zu trinken.

All diese Umstellungen fielen mir sehr leicht. Ich vermisste nichts und ich fühlte mich sehr gut, auch wenn ich anfangs kleine Fehler gemacht hatte: in den ersten beiden Wochen aß ich zu meinem Rohkostsalat noch ein paar Beilagen aus der Kantine, wie gekochte Kartoffeln oder ähnliches. Daraufhin bekam ich Bauchweh mit Blähungen, Druckgefühl und Krämpfen. Nun verstand ich auch, warum viele Rohköstler behaupten: „Entweder ganz oder gar nicht.“. Nachdem ich die gekochten Sachen konsequent weggelassen und sich meine Darmflora umgestellt hatte, ging es mir prima und ich bekam keine Beschwerden mehr.

Eigentlich war ich mit meiner neuen Lebensweise sehr glücklich, doch das sollte noch nicht alles gewesen sein. Da war nämlich noch mächtig Luft nach oben...“

-Fortsetzung folgt-

14. Wie geht es nun weiter?

Danke, dass du so tapfer bis hierher durchgehalten hast; das Schlimmste hast du hinter dir. Ich nehme an, du hast meine Geschichte mit gemischten Gefühlen gelesen. Auch wenn ich dich vielleicht mit meiner Begeisterung für Rohkost anstecken konnte, wirst du dich fragen, was dies nun für dich bedeutet.

Menschen, die sich vor Veränderungen fürchten, konzentrieren sich hauptsächlich auf das, was sie verlieren werden, anstatt das zu sehen, was sie dazugewinnen können. Deshalb ist es wichtig, dass du dein Ziel nie aus den Augen verlierst: Wohlbefinden. Das ist der Schlüssel zur Gesundheit und zu einem glücklichen Leben.

All diese unschönen Botschaften über unser Essen musste ich dir vermitteln, damit du ein Grundwissen hast, mit dem du deine Lösungen selbst finden kannst. Als Leberknödelliebhaber war ich auch nicht gerade erfreut; trotzdem bin ich sehr froh, nun über Klarheit zu verfügen. Endlich sehe ich die Dinge so, wie sie sind und nicht mehr nur so, wie es mir beigebracht worden ist.

Am meisten haben mich die Nachrichten über gekochtes Essen erschreckt, denn erst jetzt fiel mir auf, dass man kaum an Gekochtem vorbeikommt. Die meisten Menschen auf der ganzen Welt halten gekochtes Essen für gesund, und der gesellschaftliche Druck ist enorm. Wer sich als ‚Rohköstler' outet, wird angesehen wie ein Alien; kaum einer versteht die Motive, oder besser: will sie hören.

Wer sich für frische, lebendige Nahrung begeistert, ist plötzlich kein typischer Vertreter unserer Gesellschaft mehr. Die allgemeine Gehirnwäsche ist mächtig, deshalb erfordert es viel Mut, aus der ‚Matrix' auszusteigen.

Sobald du dich selbst um deine Gesundheit kümmerst, bekommst du eine psychische Krankheit diagnostiziert: Mit *Orthorexie* wird abfällig eine ‚Essstörung' von Menschen beschrieben, die zu hartnäckig hinterfragen, WAS GENAU sie da eigentlich essen. So etwas sehen Nahrungsmittelkonzerne nicht gerne, und ganz nebenbei dürfen wir nicht vergessen, dass jeder Gesunde für unser ‚Gesundheits'system quasi einen wirtschaftlichen Totalschaden darstellt.

Ganz gleich, wie sehr darüber lamentiert wird, die traurige Tatsache ist und bleibt: Wir essen uns krank. Keine Krankheit fällt einfach vom Himmel, Punkt.

Sobald wir die Verantwortung wieder selbst in die Hand nehmen und nicht mehr darauf achten, was andere tun, können wir uns ‚gesund essen'. Die Schwierigkeit liegt eigentlich gar nicht darin, die Umstellung durchzuziehen, sondern den geeigneten Weg dafür zu finden. Es muss eine vernünftige und akzeptable Lösung her. Deine Ziele sollten realistisch und die Veränderung muss durchführbar sein.

Wie ich in meinem Vorwort bereits erwähnt habe, musst du selbst herausfinden, was in deinem Rahmen möglich ist. Allerdings sollte sich deine Belastungsgrenze ziemlich außerhalb der Komfortzone befinden. Von deiner bequemen Blase aus wirst du nicht viel bewegen können. Denk daran: Unsere Bequemlichkeit ist schuld daran, dass unser heutiges Essen so ist, wie es ist. Wir wollten das so.

15. Ist Rohkost die Lösung?

Ich kaufte mir alle Bücher über Roh- bzw. Vitalkost, die ich in die Finger bekam und suche nach dem Haken. Ich konnte aber keinen finden. Alle Begründungen über lebendige Nahrung kamen mir sofort stimmig vor. Mein Verstand war ebenfalls zufrieden, denn alle Argumente für die Rohkost sind einfach logisch.

Natürlich habe ich solche Einwände im Kopf, die ich schon öfter von meinen Mitmenschen gehört habe, wie: „Ich vertrage aber keine Rohkost!" Sollte die Natur tatsächlich so viel Mist gebaut haben? Oder sind das Außerirdische? Was für einen Sinn sollte es bitte schön haben, dass Wesen auf diesem Planeten leben, die sich nicht von dem ernähren können, was die Erde bereitstellt? Wenn wir unbedingt gekochte Nahrung bräuchten, würden wir dann nicht mit einem angewachsenen Herd auf die Welt kommen?

Es kann doch eigentlich gar nicht sein, dass wir Menschen unser Essen erhitzen oder chemisch verändern müssen, damit es für uns bekömmlich und verträglich ist. Das Ökosystem und alle Naturgesetze sind geschickt aufeinander abgestimmt, allein der menschliche Körper ist ein perfekt funktionierendes Wunderwerk, und da soll es nicht möglich sein, dass wir uns ausgewogen von unbehandelten Zutaten ernähren, die uns die

Natur schenkt? Ich bin sicher, dass all diejenigen, die behaupten, Rohkost sei nicht gut verträglich, diesen Aspekt nicht beachten. Das zeigt wieder einmal sehr deutlich, wie weit wir uns von der Natur entfernt haben. Leider. Auf die Gründe einer möglichen Unverträglichkeit von Rohkost komme ich später noch einmal ausführlich zurück.

Zuerst machte ich eine Bestandsaufnahme und ließ mein Leben wie einen Film vor mir ablaufen. Bisher dachte ich, dass meine größte Sünde das jahrelange Kettenrauchen gewesen ist und war deshalb stolz, dass dies schon so viele Jahre hinter mir liegt. Dass ein regelmäßiger Weinkonsum auf ‚pfälzischem Level' auch nicht gerade gesund ist, dürfte jedem klar sein, doch ein echter Pfälzer nimmt dies eher wohlwollend in Kauf.

Als ich nun erkannte, wie wenig vitales Essen ich je in meinem Leben zu mir genommen und das bisschen auch noch sehr unglücklich kombiniert oder zu einer ungünstigen Tageszeit gegessen habe, wurde ich dann doch ein bisschen schwermütig. Das einzige, was ich schon seit vielen Jahren richtig machte, war mein Obstfrühstück. Meine positiven Erfahrungen mit „Obst immer auf nüchternen Magen zu essen" decken sich mit den Empfehlungen der *„Fit for life"*-Bewegung, obwohl ich die damals gar nicht kannte. Tatsächlich las ich das gleichnamige Buch vom Ehepaar Diamond, das bereits 1985 erschienen ist, erst vor einigen Wochen.

Allerdings ist so mancher Rohköstler nicht meiner Meinung. Nun gibt es neue Verwirrungen und neue Unstimmigkeiten, denn selbst unter den Rohköstlern herrschen wahre Glaubenskriege, was mich anfangs sehr verunsichert und genervt hat.

Der Pionier Helmut Wandmaker, der sich bereits in den Fünfzigerjahren mit seinem Buch: *„Willst du gesund sein? Dann vergiss den Kochtopf!"*, für die Rohkost stark gemacht hat, ernährte sich fast ausschließlich von Obst. Aus heutiger Sicht ist diese Art der *Sonnenkost* leider nicht mehr empfehlenswert, denn das Obst war vor siebzig Jahren sicher noch wertvoller mit Inhaltsstoffen bestückt als jetzt.

Ich habe mich mit einer Frau unterhalten, die sich fast ein Jahr lang überwiegend von Früchten ernährt hatte. Inzwischen hat sie dies wieder aufgegeben, denn ihr Zahnfleisch war in einer beängstigenden Weise zurückgegangen und auch sonst fühlte sie sich nicht so gesund, wie sie das erwartet hatte.

Es gibt Rohköstler, die nahezu auf alle Früchte verzichten. Die einzigen Früchte, die von allen hochgelobt werden, sind Beeren; je saurer, umso besser. Früchte sind übrigens auch Paprika, Gurken, Zucchini und Tomaten. Tomaten, die ich über alles liebe, sind als Nachtschattengewächse leider fast einstimmig verschrien. Andere Rohköstler wiederum meiden Getreide und Nüsse. Herrje, was denn noch alles?

Franz Konz, der Vater der *Urkost*, geht mit seinem großartigen, umfangreichen Werk, *„Der große Gesundheits-Konz"*, auf viele Themen der Ernährung, Gesundheit, Krankheit, Bewegung und Medizin ein. Ich finde dieses Buch sehr lesenswert, doch auch hier bin ich nicht bei allen Dingen seiner Meinung, auch wenn er richtigerweise behauptet: *„Der Mensch/ Affe ist kein Körnerfresser!"* Das geht mir persönlich zu weit. Wenn ich auf ALLE hören würde, dürfte ich wirklich gar nichts mehr essen. Außer Gras vielleicht.

Das ist nur einer der Gründe, warum ich gar nicht in der Schublade ‚Rohköstler' sitzen möchte. Generell will ich mein Essverhalten nicht in irgendeiner Weise katalogisieren oder starren Regeln unterwerfen. Dogmatismus kann mein Ego nicht leiden. Wenn überhaupt, würde ich mich vielleicht als ‚Vitalköstler' bezeichnen, schließlich habe ich meine Ernährung so angepasst, damit ich mein Leben in vollen Zügen genießen kann.

Wie ernähren sich Affen?

Victoria Boutenko ist die Erfinderin der *grünen Smoothies*. Bevor sie und ihre Familie auf Rohkost umgestiegen waren, hatten alle Familienmitglieder unter diversen, medizinisch unheilbaren Erkrankungen gelitten. Mit einer Umstellung auf lebendige Nahrung konnten sie sich selbst wieder gesund machen. Allerdings spürte Frau Boutenko nach ein paar Jahren, dass etwas fehlte. Unter anderem litten alle Familienmitglieder hin und wieder unter Verdauungsstörungen.

Sie begann, sehr aufmerksam das Essverhalten von Schimpansen zu studieren. Laut medizinischer Berichte haben Menschen und Schimpansen zu etwa 99,4 Prozent die gleiche Gensequenz, deshalb spielen Primaten in der Arzneimittelforschung eine große Rolle.

Dazu schreibt Frau Boutenko in ihrem sehr lesenswerten Buch *„Green für Life"*: *„Wenn Schimpansen und Menschen wirklich so eng miteinander verwandt sind und wenn die Forschungen dieser engen Verwandtschaft so entscheidend wichtig für unsere Gesundheit ist, dann frage ich mich, warum wir Menschen die Studienergebnisse nicht in beiden Richtungen anwenden. Ich frage mich, wie es angehen kann, dass wir die schlimmsten Krankheiten des Menschen auf Schimpansen übertragen, aber nichts von ihnen lernen! Warum machen wir uns nicht gesund, anstatt sie krank zu machen? Warum sollten wir nicht zumindest einmal ausprobieren, was sie essen?"*

Sie recherchierte über wilde Schimpansen, die mit der Zivilisation noch nicht in Berührung gekommen sind. Sie studierte ihre Ernährung und Lebensweise, um die Antwort auf ihre Fragen zu finden: „Wie sollten wir uns ernähren? Wie haben wir Menschen uns ursprünglich ernährt?"

Schimpansen verzehren zwar viele Früchte, dazu eine kleine Portion Samen, Nüsse, Baumrinden und Pflanzenmark, je nach Jahreszeit ein wenig Wurzelgemüse oder Blüten und gelegentlich Insekten und kleine Säugetiere. Doch fast die Hälfte ihrer Nahrung machen grüne Blätter aus.

Die Ernährung von Gorillas besteht sogar zu 80% aus grünen Blättern; und sie essen gar kein Wurzel(knollen)gemüse.

Tatsächlich hat unsere Ernährung so gut wie gar nichts mit der von Primaten gemeinsam. Auch wenn in der Regel ein Beilagensalat zu einem klassischem Essen serviert wird, so deckt dieser bei weitem nicht unseren hohen Bedarf an grünem Blattgemüse.

Wir müssten eigentlich auf ‚Kaninchenfutter' umsteigen, denn grünes Blattgemüse enthält mehr wertvolle Inhaltsstoffe als jede andere Nahrungsmittelgruppe. Überhaupt ist es verrückt, dass wir es als normal ansehen, die Knollen zu essen und das ‚Grünzeug' wegzuwerfen. Bei fast allen messbaren Nähr- und Vitalstoffkonzentrationen schneiden die Blätter deutlich besser ab als ihre Wurzeln. Zugegeben, die Wurzeln schmecken besser, da ihr Stärkegehalt sie süß werden lässt. Die Blätter sind bitter; das ist eine Geschmacksrichtung, die wir uns nahezu abtrainiert haben und deshalb nicht mehr so sehr mögen.

Und genau darin liegt das Problem, das auch an Victoria Boutenko nagte: Sie wusste nun zwar, wie wichtig es ist, grünes Blattgemüse zu essen, doch sie hatte keine Idee, in welcher Form sie es in ihre tägliche Ernährung einbauen sollte. Salat schien nahezu die einzige Möglichkeit zu sein, um frisches Grün zu essen, aber sie mochte seinen Geschmack nicht. Unzählige Male hatte sie versucht, sich dazu zu zwingen, große Mengen grünes Blattgemüse zu essen, doch das stand sie körperlich nicht durch. Sie bekam entweder Sodbrennen oder es wurde ihr übel.

Nicht genug, dass wir in unserer jetzigen Welt nur noch behandelte und industriell verarbeitete Nahrungsmittel gewohnt sind und deshalb den natürlichen Geschmack von grünem Blattgemüse überhaupt nicht mehr appetitlich finden; wir wären heute auch gar nicht mehr in der Lage, es in großen Mengen zu essen:

Die wertvollen Nährstoffe sind in den Pflanzenzellen gespeichert, und die Zellen sind aus einem sehr stabilen, widerspenstigen Material, nämlich *Zellulose*. Damit alle Inhaltsstoffe aus dem Inneren der Zelle für den menschlichen Organismus verfügbar sind, müssen die Zellwände aufgebrochen werden.

Affen kauen ihre Nahrung sehr lange und speicheln diese ordentlich ein. Wir müssten Grünzeug also im Mund gründlich zu einer cremigen Konsistenz zermalmen, um an die Inhaltsstoffe, die in der Zellulose gespeichert sind, heranzukommen. Außerdem muss genug Salzsäure in unserem Magen vorhanden sein, die einen pH-Wert zwischen 1 und 2 aufweist, damit wir die Eiweiße verdauen und freigesetzte Mineralien und Vitamine aufnehmen können. Ist die Salzsäurekonzentration im Magen nicht hoch genug, entsteht unweigerlich ein Nährstoffmangel. Die meisten von uns haben eine viel zu niedrige Salzsäurekonzentration im Magen, und das Kauen haben wir uns regelrecht abgewöhnt; zumal sich unser Gebiss über Generationen dramatisch zurückentwickelt hat.

Frau Boutenko suchte nach einer Lösung, wie sie große Mengen an frischem Grün verflüssigen konnte und warf es in einen Hochgeschwindigkeitsmixer. Sie begann mit einem Bündel Grünkohl, doch kaum hob sie den Deckel, landete das stark nach Weizengras müffelnde Getränk auf dem Kompost. Es waren noch einige Versuche nötig, die ihren Brechreiz strapazierten, bis sie auf die Idee kam, den Geschmack bzw. Geruch mit etwas Obst abzumildern. Mit dem Beimischen von Früchten wurden die grünen Smoothies endlich genießbar und schmeckten sogar richtig gut.

Kurz nachdem Victoria Boutenko im August 2004 ihren ersten grünen Smoothie gemixt hatte, wurden diese schnell bekannt und beliebt. Heute trinken mehr Menschen grüne Smoothies, als es Rohköstler gibt.

Wunderheiler Chlorophyll

Warum brauchen wir so viel Grün? Ohne Pflanzen kann kein Wesen auf diesem Planeten überleben – wir Menschen auch nicht. Pflanzen sind für uns genauso wichtig wie das Wasser, die Luft und das Sonnenlicht. Die gleichen physikalischen Vorgänge, die den Stoffwechsel einer Pflanze steuern, finden auch im menschlichen Körper statt.

Chlorophyll, der grüne Pflanzenfarbstoff in Kräutern, Salaten und Gemüsen, ist die wichtigste und gesundheitsfördernde Komponente in unserer Nahrung überhaupt. Chemisch gesehen ist Chlorophyll gleich aufgebaut wie unser roter Blutfarbstoff (*Hämoglobin*). Von ihrer Molekülstruktur sind die beiden quasi Zwillinge, nur dass sich ihr Zentralatom unterscheidet: Chlorophyll enthält in der Mitte Magnesium, das Hämoglobin hingegen Eisen.

Von ‚grün' zu ‚rot' ist es nicht weit, was die blutbildende Eigenschaft des Chlorophylls leicht erklärt.

Grüne Blätter besitzen wundersame und heilende Kräfte. Ob dafür ausschließlich das Chlorophyll-Molekül verantwortlich ist oder auch der Reichtum an Mineralien, Spurenelementen, sekundären Pflanzenstoffen oder die Fülle an Aminosäuren (Eiweißen) und Fettsäuren, ist Wissenschaftlern noch nicht ganz klar. Deshalb spricht man heute von ‚Blattgrün' oder ‚Chlorophyll', und meint damit die komplette Einheit und das Zusammenspiel aller aktiven Wirkstoffe. Chlorophyll steigert alle Lebensfunktionen, bindet Gifte, beseitigt Körpergerüche und fördert die Wundheilung und Durchblutung.

Allerdings kannst du diese bemerkenswerte Substanz nur in roher Nahrung zu dir nehmen, denn das ganze Grünzeug verliert sein schönes, sattes Grün bei der Erhitzung, wie du leicht beobachten kannst.

Chlorophyll ist für die Schöpfung aller organischen Stoffe auf unserem Planeten verantwortlich. Schon Dr. Bircher-Benner hat es als „Flüssige Form des Sonnenlichtes" bezeichnet, denn nur mit Hilfe von Chlorophyll kann bei der Fotosynthese die Sonnenenergie in chemische Energie umgewandelt werden. Bei der Energie, die in unserer Nahrung enthalten ist, handelt es sich somit um umgewandeltes Sonnenlicht.

Dass wir alle *Lichtwesen* sind, hören wir nicht nur von Esoterikern: Unsere Zellen kommunizieren mit Lichtenergie. Prof. Fritz-Albert Popp ist der bekannteste Name in der *Biophotonenforschung.* Biophotonen sind Lichtteilchen, die von *Elektronen* (die Träger elektrischer Ladung) als Signalüberträger abgegeben und wieder aufgenommen werden. Durch ihre Botenfunktion sind Biophotonen an der Organisation von Stoffwechselvorgängen beteiligt. Sie ermöglichen die Kommunikation von Materie und Energie und sorgen so bei den komplexen Abläufen in den Zellen für Ordnung. Es haben bereits zahlreiche Experimente aufgezeigt, dass eine Störung des Biophotonenaustausches den Stoffwechsel einer Zelle erheblich stören kann, ohne dass ein chemisches Mitwirken nachweisbar ist. Dies kann sogar bis zum Zelltod führen.

Für unsere Nahrung ist es also nicht nur wichtig, aus welchen chemischen Bausteinen sie besteht, sondern auch, welche Rolle die nicht materiellen Energien spielen. Es ist entscheidend, ob die Nahrung entweder viele Biophotonen enthält und dadurch das Leben der Zelle fördert, oder zu wenige Biophotonen das Leben der Zelle schwächt.

Unsere Nahrung ist der Träger von Information und Lebensenergie. Das Chlorophyll spielt eine sehr wichtige Rolle für die Lebensenergie und den Zustand unserer Zellen. Die wesentliche Umsetzung von Lebensenergie in die materielle Form findet im Chlorophyll statt, und deshalb stehen Pflanzen am Anfang der Nahrungskette.

In unserem Körper teilen sich pro Sekunde Milliarden von Zellen, und nur wenn sie alles zur Verfügung haben, was sie brauchen, gehen aus der Zellteilung wieder gesunde Zellen hervor. Die *Epigenetik*, die Einflüsse der Ernährung und Umwelt auf die Gene erforscht, hat bereits bewiesen, dass Gene unter bestimmten Voraussetzungen an- und wieder abgeschaltet werden können. Wird das Umfeld verändert, so reagieren bestimmte Gene darauf, die mitunter für bestimmte Krankheiten verantwortlich sind. Das Chlorophyll ist in der Epigenetik der Superstar, denn es kann wesentlich dazu beitragen, im Körper ein optimales Milieu wieder herzustellen.

Der grüne Zaubertrank

Gegen einen *Smoothie* hatte ich mich lange gewehrt, weil ich seine Konsistenz nicht mochte. Außerdem stellte ich mir unter ‚Smoothie' nur Früchtesmoothies vor, und darauf hatte ich keine Lust, weil ich mein Obst lieber kaue.

Als ich anfing, mich mit gesunder Ernährung zu befassen, musste ich jedoch einsehen, dass ich *grüne Smoothies* nicht ignorieren durfte, wenn ich meinem Körper Gutes tun wollte. Die Aufnahme von Vitalstoffen durch die grünen Smoothies ist einfach viel höher als mit anderer Rohkost.

Auch wenn ich mit meinem Rohkostsalat als Mittagessen zufrieden war, gönnte ich mir nach einem halben Jahr einen Hochleistungsmixer und testete ein paar Rezepte mit verschiedenen Salatsorten. Natürlich sollte der erste Smoothie schmecken, deshalb gab ich viel Obst zu dem Grün und reduzierte von Tag zu Tag den Früchteanteil ein wenig mehr. Inzwischen stopfe ich den 2-Liter-Behälter meines Mixers voll mit grünem Blattgemüse und gebe obendrauf zwei Teile Obst (die Klassiker sind Bananen und Birnen); so genieße ich meinen Smoothie am liebsten.

Bald wechselte ich mein Mittagessen aus. Seitdem und bis heute trinke ich jeden Tag einen Liter grünen Smoothie; ich habe mich so daran gewöhnt, dass mir etwas fehlen würde, wenn ich meinen täglichen Zaubertrank nicht bekäme. Selbst nach anderthalb Jahren bin ich dem grünen Smoothie noch nicht überdrüssig geworden.

Grüne Smoothies haben viele Vorteile: Morgens sind sie schnell zubereitet. Für Berufstätige sind sie optimal, weil sie sich in jeden stressigen Arbeitstag und in eine noch so knappe Pause einbauen lassen.

Grüne Smoothies sind sehr preisgünstig, vor allem wenn du dein Gemüse selber im Garten anbaust. Selbst wenn du hochwertige Bioprodukte kaufst, kommst du immer noch günstiger weg als mit einem herkömmlichen Essen.

Wenn du erst einmal die Smoothies gewohnt bist, ist die Sättigung enorm. Die Lust auf Ungesundes, insbesondere Zuckerhaltigem, nimmt ab. Da deine Körperzellen nun endlich die Nahrung bekommen, die sie dringend benötigen, brauchst du keine Disziplin mehr, um ungesunde Nahrungsmittel aus deiner Ernährung zu streichen. Dein Geschmacksempfinden verändert sich und du bekommst instinktiv Appetit auf gesundes Essen. Was mir früher süß und lecker geschmeckt hat, finde ich nun unangenehm und teilweise sogar ekelig.

Der regelmäßige Verzehr ist ein guter Weg, die Magensäurebildung anzukurbeln. Auf diese Weise können sich fast alle Verdauungsprobleme auflösen. Spätestens nach sechs Wochen wirst du eine enorme Verbesserung spüren; du wirst regelmäßig (oft zwei-oder mehrmals am Tag) problemlosen Stuhlgang haben und künftig weder Klopapier noch Klobürste brauchen.

Am Anfang könnte dein Kot noch grün gefärbt sein, was ein Zeichen für zu wenig Magensäure ist. Es finden sich dann noch unverdaute Nahrungsreste im Stuhl. Wenn du regelmäßig grüne Smoothies trinkst, wird sich dein Magensäurespiegel wieder stabilisieren, und dein Stuhl wird eine gleichbleibend gesunde, hellbraune Farbe bekommen[42].

Die Regeln für grüne Smoothies

Was die Konsistenz angeht, fand ich heraus, dass der Mixer eine ganz entscheidende Rolle spielt. Mit einem Hochleistungsmixer lässt sich das grüne Blattgemüse locker und cremig mixen; das ist ein Hochgenuss im Vergleich zu meinen brabbeligen Erstversuchen mit einem Mixer, der nur niedrige Drehzahlen kennt. Mein neues Gerät schafft 37000 Umdrehungen pro Minute; von den 1,4 PS war auch mein Mann begeistert. Vom Genuss einmal abgesehen, sind mindestens 25000 U/min nötig, um die Zellulose der Pflanzen, in der die wertvollen Vitalstoffe eingebettet sind, aufzubrechen. Es muss schnell gehen; in etwa 15 Sekunden sollte ein Smoothie auf ‚volle Pulle' gemixt werden, sonst dringt zu viel Sauerstoff hinein und es entsteht Wärme, und beides führt zu Nährstoff-Verlusten.

Ein guter Mixer ist übrigens eine feine Sache: Er lässt zum Beispiel einen Bund Petersilie oder andere Kräuter in einem herzhaften Avocado-Dip einfach verschwinden; auf diese Weise kannst du den Grünanteil in vielen Gerichten erhöhen, ohne dass es jemand merkt.

Bei einem grünen Smoothie dient das darin enthaltende Obst lediglich dazu, das Grün schmackhaft zu machen. Es gibt zwar viele Rezepte, bei denen der Grünanteil verschwindend gering ist, doch das war sicher nicht im Sinne der Erfinderin.

Die Faustregel ist einfach: Maximal ein Drittel Obst auf zwei Drittel grünes Blattgemüse. Dieses Mischungsverhältnis bezieht sich auf das Volumen. Rezepte für Smoothies werden selten in Gewicht angegeben, sondern in Tassen (Cups).

Für die Früchte gilt: Ob Äpfel, Bananen, Orangen, Mangos oder Wassermelone – alles ist erlaubt, doch je weniger Fruktose sie enthalten, umso besser. (Rote) Beeren sind am empfehlenswertesten. Ich gebe übrigens das Obst komplett hinein, mit Strunk, Kernen und Stiel, der Mixer schlägt ja alles klein. In den Kernen steckt das pure Leben, und deshalb kommt mir kein kernloses Obst mehr ins Haus. Ich finde es makaber, dass wir Lebensmittel ohne Geschlechtsteile züchten, nur damit wir es komfortabler haben.

Unter ‚grünes Blattgemüse' fallen alle Salate (Kopf-, Pflück-, Feldsalate), Kohlsorten (zum Beispiel Grün- oder Weißkohl, Wirsing, Brokkoli, Rosenkohl…), Stangensellerie, Kräuter wie Rukola, Petersilie, Koriander, Minze, und Wildpflanzen, wie zum Beispiel Giersch, Löwenzahn oder Brennnessel. Im Frühjahr freue ich mich auf die frischen Blätter von Obstbäumen, auch Lindenblätter schmecken sehr gut.

Früchte, frisches Grün und Wasser sind die perfekte Zusammensetzung, die keine Verbesserung braucht. Das einzige, was einen grünen Smoothie aufwertet, ist eine leicht verdauliche Avocado oder ein bisschen Feuer in Form von Ingwer oder Kurkuma.

Grüner Paprika ist KEIN grünes Blattgemüse, sondern eine unreife Frucht und gehört nicht in den Grünen Smoothie, ebenso wenig wie Wurzelgemüse. Die Wurzelknollen weisen viel Stärke auf, und stärkehaltige Produkte (wie zum Beispiel auch Getreide und Kastanienflocken) gären zusammen mit Obst – so würden dir vielleicht Verdauungsprobleme den Spaß an grünen Smoothies ruinieren. Aus einem ähnlichen Grund sollten auch Nüsse, alle fetthaltigen Nahrungsmittel, Proteinpulver und Salz draußen bleiben.

Doch während Karotten, Radieschen, Rote Beete oder Kohlrabi nichts in einem Smoothie verloren haben, so ist ihr Pflanzengrün sehr erwünscht!

Du verwendest am besten Bioprodukte, denn sie enthalten mehr Vitalstoffe und weniger Schadstoffe. Mit konventionellem Blattgemüse hast du schnell einen Chemiecocktail im Glas.

Die wirkungsvollsten grünen Smoothies enthalten eine Handvoll Wildkräuter, denn in ihnen steckt die größte Anzahl an Biophotonen.

Wenn möglich, sollte ein Smoothie innerhalb von 5-8 Stunden getrunken und in dieser Zwischenzeit vor Licht geschützt und kühl gelagert werden. Ich habe allerdings auch schon meine Smoothies in eine Kühlbox gepackt und in ein Urlaubswochenende mitgenommen. Nach 2-3 Tagen sind sie nicht braun geworden und schmeckten noch frisch.

Einen Smoothie solltest du wie eine vollwertige Mahlzeit behandeln, nicht wie ein Getränk. Idealerweise isst du mindestens eine halbe Stunde vorher und auch danach nichts anderes; je länger sie Esspausen davor und danach sind, umso besser.

Auf keinen Fall solltest du deinen Smoothie ‚ex und hopp' hinunterstürzen. Die Verdauung beginnt bereits im Mund, deshalb solltest du den Smoothie eine Weile im Mund lassen und idealerweise kauen. Vielleicht magst du ihn ja auch löffeln wie eine Suppe?

Die Blätter der verschiedenen Pflanzenarten beinhalten geringe Mengen von unterschiedlichen Alkaloiden, deshalb fressen freilebende Tiere nicht nur die Pflanzen einer Art, sondern wechseln ab und verhindern somit, dass einzelne Arten ausgerottet werden. Alkaloide in kleinen Dosen stärken unser Immunsystem, in großen Mengen sind sie jedoch eine Herausforderung für die Gesundheit. Glücklicherweise enthalten unterschiedliche Sorten von grünem Blattgemüse so viele verschiedene Alkaloide, dass wir schädliche Auswirkungen vermeiden, wenn wir immer wieder anderes Pflanzengrün verwenden. Du solltest also mindestens zwischen 6-8 verschiedenen Sorten abwechseln. Ich vermeide es deshalb, viele verschiedene Sorten in einem Smoothie zu mischen, sonst verliere ich den Überblick.

Wildkräuter

„Wenn die Menschen das ‚Unkraut' nicht nur herausreißen, sondern einfach aufessen würden, wären sie es nicht nur los, sondern würden auch noch gesund."
Johann Künzle (1857-1945) kath. Pfarrer und Publizist

Wildpflanzen wachsen von selbst und kosten nichts. So oft wie möglich gebe ich zusätzlich eine Handvoll davon in meinen grünen Smoothie. Wildpflanzen sind dem grünen Kulturgemüse weit überlegen, was den Gehalt von Biophotonen, lebenswichtigen Vitalstoffen, Mineralien, Vitaminen, Eiweiß und Fettsäuren angeht. Der Mineralreichtum in den Böden, die nicht kultiviert sind, ist wesentlich höher, und die Pflanzen enthalten nur die Mineralien, die sie von der gehaltvollen Erde aufnehmen können. In ihnen sind auch deutlich mehr Bitterstoffe, Gerbstoffe, Pflanzenhormone und andere gesundheitsfördernde Wirkstoffe enthalten.

Inzwischen laufen mein Mann und ich mit anderen Augen durch unsere geliebte Natur. Es gibt kaum noch einen Spaziergang ohne Tüte, Schere und Handschuhe. Anfangs waren wir noch ängstlich und hatten Respekt vor giftigen Pflanzen, deshalb beschränkten wir uns auf Löwenzahn, Brennnesseln, Gänseblümchen, Vogelmire und Disteln; die kannten wir. Dank nützlicher Apps, Bücher und Wildkräuterführungen wurden wir mit der Zeit immer sicherer, und inzwischen kennen wir die Wildpflanzen, die uns ständig auf unseren Wegen begegnen. Unkraut gibt es keines mehr, auch in unserem Garten nicht. Es heißt, dass du die Kräuter, die vor deiner Haustüre wachsen, am nötigsten brauchst. Wahrscheinlich wächst bei uns deshalb Rukola wie verrückt – schade, dass ich seinen Geschmack nicht leiden kann, denn wegen meinem Leberthema könnte ich ihn wirklich gut brauchen.

Ich kann dir nur empfehlen, dich mit Wildpflanzen zu befassen und an Wildkräuterwanderungen und Wildkräuterführungen, die immer häufiger angeboten werden, teilzunehmen. Solche lehrreichen Ausflüge bringen dich nicht nur der Natur wieder ein Stückchen näher, du lernst auch viele wertvolle und nützliche Dinge über deine Gesundheit.

Für den Anfang reicht es schon, wenn du ein paar wenige Sorten benutzt. Die Pflanzen, die ich weiter oben aufgezählt habe, kennst du bestimmt auch. Mit der Zeit wirst du mehr wertvolle Kräuter kennenlernen, wie zum Beispiel Spitzwegerich, Giersch, Labkraut, Beifuß, Bärwurz und Schafgarbe, je nachdem, was in deiner Gegend wächst.

Auch der eigene Garten könnte ein Paradies für Wildpflanzen werden. Wie wäre es, wenn du im nächsten Frühjahr eine Wildblumenwiese sähst statt langweiligen Zierrasen? Stadtbewohner könnten vielleicht den Vorgarten oder die Balkonkästen kreativ bepflanzen.

Wildkräuter findest du auf Wiesen (wenn dort Unmengen von großblättrigem Löwenzahn wachsen, dann lass lieber die Finger davon, das ist ein Zeichen, dass der Boden überdüngt ist), Feldern und Waldstücken. Bitte meide Müllhalden, Bahndämme (die Deutsche Bahn ist ein Hauptabnehmer von Glyphosat), die Ränder von viel befahrenen Straßen oder die ‚Hundeautobahnen'.

Gewaschen halten sich Wildpflanzen im Kühlschrank 3-5 Tage, so dass du sie auch auf Vorrat sammeln kannst.

Falls du den intensiven Geschmack der Wildkräuter in deinem Smoothie nicht magst, kannst du sie auch als Saft pressen. Wenn Saft aus grünen Blättern gewonnen wird, sparst du Verdauungsenergie und hast eine bessere Nährstoffausbeute. Ein Schnapsgläschen voll ist völlig ausreichend. Bestenfalls lässt du deinen ‚Shot' noch ein bisschen im Mund, damit die Mundschleimhaut die Nährstoffe im Vorfeld aufnehmen kann.

Wenn mir der ‚Shot' aber zu bitter schmeckt, dann schütte ich ihn schnell hinunter und stelle mir vor, es ist ein Tequilla ohne Salz und Zitrone.

Algen

Auch Meeresalgen und Süßwasseralgen bzw. -bakterien zählen zu den wilden und gesundheitsfördernden Pflanzen. Deshalb sollten Algen wie *Spirulina*, *Chlorella*, *Nori*, *Kombu* & Co. unseren Speiseplan bereichern. Das langlebigste Volk in den Industriestaaten sind derzeit noch die Japaner. Mit ihrer traditionellen Kost essen Japaner im Durchschnitt 12 Kilogramm Algen pro Jahr.

Vor Spirulina wird zwar wegen ihrem hohen Jodgehalt gewarnt, aber Jod liegt in Meeresalgen in organischer Verbindung vor und ist somit wohl viel gesünder als raffiniertes Salz, dem Jod zugesetzt wurde. In Süßwasseralgen wie Chlorella spielt der Jodgehalt keine Rolle.

Algen können Schadstoffe besonders gut aufnehmen, besonders die Chlorella-Alge wird gerne für die Ausleitung von Giften eingesetzt. Sie zieht Schadstoffe förmlich an und bindet sie fest in ihre Zellbestandteile ein. So können sie durch den Darm aus dem Körper transportiert werden.

Leider gilt das auch umgekehrt. Algen nehmen die Schadstoffe aus den Gewässern auf, deshalb sind nicht alle Produkte empfehlenswert, die sich auf dem Markt tummeln. Seriöse Hersteller achten auf eine schadstofffreie Umgebung und bescheinigen diese mit Schwermetallanalysen.

Gräser, Grassäfte und Grassaftpulver

Dr. Joachim Mutter trifft es mit seinem großartigen Zitat: *„Wollen Sie leben? Dann beißen Sie ins Gras!"*, auf den Punkt: Auch Gräser sind Überflieger in Bezug auf Nährstoffe und besitzen ein großes Potential für unsere Gesundheit. Gras enthält im Vergleich zu den meisten anderen grünen Pflanzen deutlich mehr basische Mineralien; sie sind somit sehr effektiv, um den Säure-Basen-Haushalt auszugleichen. Die vielen Antioxidantien geben den aggressiven freien Radikalen Elektronen ab und schützen so die Zellen vor einer Schädigung.

Alle Grasarten sind essbar, auch die von Kulturgetreidesorten. Das noch junge Wildgras oder Kulturgras kannst du als Smoothiebeilage oder zum Entsaften verwenden.

Weizengrassaft gehört zu den ältesten Heilmitteln dieser Welt. Als Dr. Ann Wigmore (1909-1994) mit 52 Jahren an Krebs erkrankte, erinnerte sie sich an das Wissen ihrer Großmutter, die als Heilerin den Weizengrassaft genutzt hatte. Sie trank ihn von nun an täglich, ernährte sich rohköstlich und wurde wieder völlig gesund. Diese Frau besaß eine erstaunliche körperliche Konstitution und hatte noch mit 82 Jahren kein einziges graues Haar. Im 20. Jahrhundert gehörte sie wohl zu den gesündesten Menschen auf diesem Planeten. Ann Wigmore gründete mehrere Gesundheitsinstitute – u.a. das weltbekannte *Hippocrates Health Institute* – in deren Mittelpunkt noch heute der frisch gepresste Weizengrassaft steht.

Die beste Erntezeit für Getreidegräser ist kurz bevor die Gräser sich weiter teilen, denn dann ist die Nährstoffdichte am höchsten. Es gibt inzwischen die Möglichkeit, die Gräser in speziellen Schalen auf der Fensterbank zu züchten und somit punktuell zum richtigen Zeitpunkt zu ernten.

Leider musste ich feststellen, dass mir der grüne Daumen fehlt und ich das Timing und die Mengen nicht im Griff habe. Ich produzierte viel Kompost, da immer ein paar Getreidekörner anfingen zu faulen und zu schimmeln.

Deshalb gab ich auf und stieg auf *Grassaftpulver* um. Grassaftpulver ist entsaftetes Gras, dessen Saft schonend in Rohkostqualität getrocknet wird. Grassaftpulver ist viel konzentrierter als frischer Grassaft, sehr nährstoffreich und kann schnell vom Körper aufgenommen werden. Die Gräser werden biologisch im Freiland angebaut und zum optimalen Zeitpunkt geerntet. Ein gutes Grassaftpulver hat mindestens eine 30-fache Nährstoffkonzentration, d.h. aus 30 Kilogramm frischem Gras kann ein Kilogramm Grassaftpulver hergestellt werden. Dies hat natürlich seinen Preis; ein Glas Grassaftpulver von 170g kostet 40 bis 50 Euro und hält etwa drei Monate, wenn du täglich eine Portion trinkst. Bitte verwechsle nicht Graspulver mit GrasSAFTpulver: Bei Graspulvern sind getrocknete Gräser feinst vermahlen, d.h. sie haben einen sehr hohen Zelluloseanteil, aber viel weniger Nährstoffe[43].

Du kannst zwar das frische Gras in deinen Smoothie geben, doch einen Grassaft würde ich immer separat trinken, damit die Nährstofffülle auch im Körper ankommt. Das teure Grassaftpulver in den Smoothie einzurühren, wäre eine große Verschwendung, denn ein Teil davon würde für die Neutralisierung des Fruchtzuckers aufgebraucht werden.

Am besten trinkst du den Grassaft früh auf nüchternen Magen, um Schlacken abzubauen und abends vor dem Schlafengehen, um die Säuren zu neutralisieren, die im Körper zirkulieren und sonst abgelagert werden.

Rohe, gesättigte Fette

Sehr bald konnte ich meinen täglichen grünen Smoothie nicht mehr aus meinem Leben wegdenken. Allerdings bekam ich manchmal, etwa zwei oder drei Stunden nachdem ich ihn getrunken hatte, eine innere Unruhe und unbändige Gelüste. Nach einer Weile fand ich heraus, dass dies Heißhunger auf Fett war, denn wenn ich daraufhin Nüsse aß, war ich wieder glücklich und zufrieden.

Die jahrzehntelange Gehirnwäsche, dass Fett fett mache, haben wir leider immer noch nicht ganz überwunden. Ich finde es unglaublich, dass selbst heute noch manche Ernährungsexperten den Übergewichtigen empfehlen, sie sollen das Fett im Essen reduzieren, um ihr Gewicht und somit auch das Risiko eines Herzinfarktes zu verringern. Natürlich ist es keine Frage, dass wir alle gehärteten und anderweitig chemisch verarbeiteten Fette streng meiden sollten, denn die bergen wirklich ein sehr hohes Gesundheitsrisiko. Das gilt aber nicht für die natürlichen Fette. Fett ist eben nicht gleich Fett.

In den 70ern hatte es die Margarine-Industrie erfolgreich geschafft, Cholesterin und Butter in Verruf zu bringen, und die Angstmache vor dem bösen Cholesterin wirkt bis heute. Auch ich habe mein halbes Leben lang ausschließlich Halbfettmargarine gekauft, dabei sind in Wirklichkeit Butter und Sahne unendlich viel gesünder als Margarine. Ein Verzicht auf Cholesterin hat die Menschen nicht gesünder gemacht, sondern kränker.

Was bei all den veröffentlichen Studien übrigens nicht berücksichtigt wurde, ist die Verarbeitung der Fette. Rohe Fette lassen sich mit Fetten, die durch die Essenszubereitung erhitzt wurden, nicht wirklich vergleichen. Deshalb keine Angst vor rohen gesättigten Fetten!

Der frühere Zahnarzt Weston Price fand bei seinen Forschungsarbeiten heraus, dass die weltweit gesündesten Naturvölker etwas gemeinsam hatten: den Verzehr von rohen gesättigten Fettsäuren. Diese Menschen kannten keine ‚üblichen' Zivilisationskrankheiten wie Herz-Kreislauf-Erkrankungen oder Krebs und erreichten gesund und fit das stattliche Alter von 100 Jahren und mehr.

Die Arbeit von Weston Price nahm Christian Opitz in seinem Buch *„Befreite Ernährung"* auf. Opitz empfiehlt in der täglichen Ernährung einen hohen Anteil an rohen gesättigten Fettsäuren und eine geringe Menge an Omega-3 und Omega-6-Fettsäuren (diese am besten im Verhältnis von 1:3). Er ist überzeugt, dass die Fette nur im rohen Zustand viele wertvolle Eigenschaften besitzen.

Christian Opitz entwickelte ein Getränk mit rohen gesättigten Fetten als zentrale Zutat und prägte damit den Begriff *Lubrikator*, was so viel bedeutet wie ‚Schmiermittel'. Inzwischen ist dieser auch bekannt als *Weißer Smoothie*. Wenn wir einmal täglich (am besten auf nüchternen Magen) einen solchen Lubrikator zu uns nehmen, können wir auf gesunde Art und Weise unseren Körper optimal mit gesunden Fetten versorgen.

Die Erfahrungswerte von Christian Opitz zeigen auf, welch positiven Einfluss die rohe gesättigte Fettsäuren auf den menschlichen Organismus haben: Sie verbessern die natürliche Fähigkeit in unserem Körper, Wasser aufzunehmen und in die Zellen zu transportieren. Sie können fettlösliche Gifte sehr stark an sich zu binden und entgiften so auf sehr sanfte und gründliche Weise den gesamten Organismus.

Außerdem tragen sie offensichtlich dazu bei, dass der Heißhunger auf ungesunde Fette vergeht. Das liegt laut Christian Opitz daran, dass rohe gesättigte Fettsäuren für eine zelluläre Sättigung sorgen. Unser Körper fühlt sich damit einfach gut versorgt und giert nicht mehr nach Fastfood und Süßem.

Rohe Fette erinnern sehr an die menschliche Natur: Beispielsweise ist die in der Kokosnuss enthaltene *Laurinsäure* ein wichtiger Bestandteil der Muttermilch. Die Fett- und Aminosäurestrukturen in rohen Eiern sind denen im menschlichen Gehirn sehr ähnlich.

Weiße Smoothies/Lubrikatoren

Im Netz oder in Christian Opiz' Buch kannst du viele Rezepte zu weißen Smoothies finden. Die besten Lieferanten für gesättigte Fette sind zum Beispiel: Kokosnüsse, Avocados, Hanfsamen, Nüsse, rohe Eier und Rohmilchbutter.

Kokosöl oder Kokosmus sind wohl die beliebtesten Zutaten im weißen Smoothie. Die gesundheitlichen Vorzüge der Kokosnuss sind enorm, außerdem ist sie eine großartige geschmackliche Bereicherung. Kokosprodukte sind übrigens sehr lange haltbar, deshalb kannst du dir Vorräte anlegen, falls du das möchtest. Da diese Produkte in Rohkostqualität nicht ganz billig sind, lässt sich mit Großpackungen oft Geld sparen.

Kokosöl ist preiswerter als Kokosmus, aber das aus gutem Grund: Kokosmus ist deshalb so wertvoll, weil es alle essbaren Bestandteile der Kokosnuss enthält. Geschmacklich ist es der absolute Hit. Wenn ich Lust auf Süßes habe, stecke ich mir einen Löffel Kokosmus in den Mund und bin im siebten Himmel. Aber Achtung: billiges Kokosfett solltest du auf keinen Fall in deinen Smoothie geben. Dies wird unter fragwürdigen Methoden extrahiert und sollte höchstens zum Braten verwendet werden.

Rohe, geschälte Hanfsamen sind das Powerfood schlechthin: Es heißt, dass Hanf die einzige Ölsaat mit einem ausgewogenen Omega-3-Omega-6-Verhältnis sei. Für viele Veganer sind Hanfsamen ein hervorragender Ei-Ersatz. Zudem soll Hanf deutlich mehr Vitamin B2 und verschiedene Aminosäuren als die meisten Fleischprodukte enthalten.

Avocados sind reich an Omega-9-Fettsäuren, essenziellen Aminosäuren und gesunden Ballaststoffen. Als einzige bekannte Frucht enthält die Avocado Vitamin D.

Auch Nüsse und Mandeln enthalten jede Menge gesunde rohe Fette. Ich weiche sie vor der Verwendung über Nacht in Wasser ein.

Rohmilchbutter wurde nicht pasteurisiert und stammt im Idealfall von artgerecht gehaltenen Kühen. Auch Rohmilchbutter hält die wertvollen ungesättigten Fettsäuren Omega-3 und Omega-6 im idealen Verhältnis. Allerdings ist Rohmilchbutter in Deutschland nur schwer zu bekommen. Ich lasse sie mir aus einer Kleinmolkerei aus Österreich schicken, die mir nach Terminabsprache ein gekühltes Paket nach Hause liefert. Ich bestelle immer eine große Menge und friere die Butter dann ein.

Zugegeben, von rohen Eiern war ich zuerst nicht begeistert. Natürlich war der erste Gedanke sofort ‚Salmonellen', doch dann dachte ich daran, wie ich als Kind begeistert den Kuchen- oder Plätzchenteig aus der Schüssel geschleckt hatte. Noch nie habe ich gehört, dass ein Kind vom Teigschlecken eine Salmonellenvergiftung bekommen hat. Mein weißer Smoothie schmeckt mindestens genauso lecker wie Kuchenteig. Allerdings hätte ich bei Supermarkteiern, selbst wenn sie als Bioeier deklariert sind, etwas Bedenken. Glücklicherweise habe ich einen guten Freund, der eigene Hühner besitzt. Bei diesen Eiern traue ich mich, sie roh zu essen, da ich die Hühner, die sie gelegt haben, quasi persönlich kenne.

Allmählich werden die geschmacks- und geruchsneutralen *MCT-Öle* immer beliebter. MCT-Öl ist ein Extrakt aus Kokosöl, das nur mittellange gesättigte Fettsäuren enthält. Diese können direkt und ohne Transportmittel in die Mitochondrien (du erinnerst dich: die ‚Zellkraftwerke') gelangen und dort besonders schnell verstoffwechselt werden.

Mittelkettige Fette sind deshalb so wertvoll, weil die Leber aus ihnen *Ketone* produzieren kann. Ketone können in allen Zellen, auch im Gehirn, als sehr saubere und effektive Energiequelle genutzt werden. Diesen Energiestoffwechsel nennt man *Ketose*. Auch Fasten führt zur Ketose, darauf werde ich später noch genauer eingehen.

Die Qualität und Wirksamkeit einer MCT-Fettsäure wird nach der Umwandlungsrate in Ketone bewertet. Je mehr Ketone (und damit Power) produziert werden kann, desto besser. Die wohl wertvollste Fettsäure scheint hier die *Caprylsäure (C8)* zu sein. In Versuchen hat Caprylsäure stets die meisten Ketonkörper gebildet; auch die *Caprinsäure*, genannt *C10*, kann nicht mit der Caprylsäure mithalten. Grund dafür ist, dass sie etwas langsamer verstoffwechselt wird.

Achte beim Kauf von MCT Öl auf die Anteile der einzelnen Säuren. Im besten Fall besteht das Öl zu 100% aus Caprylsäure C8 oder enthält eine Mischung aus C8 und C10. Häufig werden MCT Öle mit *C6 (Capronsäure)* und *C12 (Laurinsäure)* gestreckt, da sich so ein günstigeres Produkt herstellen lässt. Dafür sind diese MCT Öle auch deutlich weniger effektiv.

Früchte kannst du in deinen Lubrikator nach Lust und Laune geben. Beeren sorgen für eine säuerliche Note, andere Früchte wie Birnen, Mangos oder Ananas bringen Süße hinein, auch hier macht es Spaß, verschiedene Kombinationen auszuprobieren.

Mein Lieblingslubrikator enthält Eier, Kokosmus, Mandelmehl, Hanfsamen, einen Apfel, etwas Kakao und Honig – und er schmeckt himmlisch!

16. Ayurveda, TCM, Paleo und Co.

Rohköstler haben tolle Tricks auf Lager, mit denen sie aus Lebensmitteln wahre Gourmetspeisen zaubern. Trotzdem ist dies ein völlig neues Essverhalten mit ungewohnten Geschmackserlebnissen, und mit Veränderungen tat sich meine Familie schwer. Deshalb suchte ich auch nach anderen Lösungen neben der Rohkost, die als gesunde Alternative gelten.

Es gibt eine große Auswahl an Anregungen darüber, was die ‚richtige Ernährung' sein soll. Es gibt die Vollwert-Kost, Steinzeit-Diät (Primal-, Paleo-Diät), Vegetarische oder vegane Kost, Mittelmeerdiät, Blutgruppen-Diät, TCM (Traditionelle chinesische Medizin) oder das altindische Ayurveda, nur um einiges zu nennen.

Die Ansätze und Argumente aller Kostformen sind einleuchtend und nachvollziehbar. Allerdings bin ich fast verzweifelt, weil diese Weisheiten manchmal nicht zusammenpassen.

Wenn Ernährungssysteme die Menschen in verschiedene ‚Typen' unterteilen, wird es noch verzwickter. Jeder Typus hat unterschiedliche Vorlieben; nicht jedes Nahrungsmittel ist für jeden gut geeignet. Während einer gerne große Mengen an Rohkost isst, möchte ein anderer das Gemüse lieber erhitzen.

Bevor ich TCM und Ayurveda kurz beschreibe, möchte ich eine kleine Stellungnahme abgeben, da ich noch öfter auf diese beiden Ernährungssysteme zurückkommen werde: Ich schätze diese alten Weisheiten sehr. Sie betrachten die menschliche Gesundheit ganzheitlich, was unserem Gesundheitssystem und unseren Ernährungslehren leider fehlt. TCM und Ayurveda können ein stolzes Alter von tausenden Jahren vorweisen, was sie jedoch nicht über allen Zweifel erhaben macht. Ich empfehle, diese Lehren zu hinterfragen und nicht 1:1 zu übernehmen, immerhin sind sie durch völlig andere Kulturen geprägt, die leider gar nichts mit unserem westlichen industriellen Leben gemeinsam haben. Und mit Verlaub: heute verfügen wir über ein größeres Wissen als damals.

Im Ayurveda sind die Energietypen (*Doshas*) nach den fünf Elementen in *Vata* (Luft und Äther), *Pitta* (Feuer) und *Kapha* (Erde und Wasser) eingeteilt. Je nachdem, wie die Elemente zusammengesetzt sind, bilden sich die Persönlichkeit und die körperliche Veranlagung einer Person aus. Unsere Gesundheit hängt vom Gleichgewicht dieser Doshas, den Grundenergien ab, die wie eine dreiarmige Waage miteinander verbunden sind. Senkt sich durch einen bestimmten Eindruck die Waagschale, werden die anderen beiden angehoben. Geeignete Nahrung ist neben Körperbehandlungen eine der Maßnahmen, die einen Mangel oder Überschuss wieder ausgleichen können. Im Ayurveda wird ständig jongliert, um die Doshas bestmöglich in Balance zu halten. Im Zentrum steht das ‚Verdauungsfeuer' (*Agni*), die Kraft, das sich ganz entscheidend auf unsere Lebensenergie (*Prana*) auswirkt.

Auch die TCM unterteilt die Ernährung nach den Wandlungsphasen bzw. Elementen. Statt Luft und Äther (im Ayurveda das kosmische Bewusstsein) zählen die Chinesen die Elemente Metall und Holz dazu. Die fünf Wandlungsphasen leiten sich von der ursprünglichen *Yin-Yang*-Lehre des *Taoismus* ab. Eine Harmonie von Yin und Yang muss in jedem Körper bestehen, sonst erkrankt er. Da jeder Mensch unterschiedlich viel Yin- und Yang-Anteile hat, müssen diese erst analysiert werden, bevor geeignete Nahrungsmittel empfohlen werden können. Die Nahrung wird dazu eingesetzt, diese Harmonie aufrecht zu erhalten oder wieder herzustellen. Lebensmittel werden auch nach Yin und Yang eingeteilt, wobei Yin für Kälte und Flüssigkeit und Yang für Wärme und Trockenheit steht. Ziel ist es, immer eine Mahlzeit zusammenzustellen, in der alle 5 Elemente vertreten sind, um alle (Geschmacks-)Sinne des Körpers anzusprechen: Holz steht für sauer, Feuer für bitter, Erde für süß, Metall für scharf und Wasser für salzig.

Die *Vier-Temperamenten-Lehre* bezieht sich ebenfalls auf die Elemente. Sie geht auf die *Vier-Säfte-Lehre* aus der Antike, der sogenannten Humoralpathologie, von Hippokrates zurück. Im 2. Jahrhundert stellte der griechische Arzt Galenos den Zusammenhang zwischen den Körperflüssigkeiten und den Temperamenten fest. Diese vier Körpersäfte *Sangius*

(Blut), *Phlegma* (Lymphe oder Schleim), *Choe* (gelbe Galle) und *Melanchoe* (Schwarzgalle) sind rein energetisch anzusehen. Wenn sie frei und rein fließen können und ihre Mischung ausgewogen ist, besteht Gesundheit. Krankheit entsteht durch ein Ungleichgewicht, Verunreinigungen und andere Störungen, die das Fließen der Säfte behindern. Deshalb ist es sehr wichtig, diese Säfte in Balance zu halten. Es lohnt sich, seinen eigenen Typ über einen Fragebogen zu ermitteln und sein Essen entsprechend darauf abzustimmen.

Die vier Temperamente finden sich übrigens auch heute noch in vielen Persönlichkeitstests. Hier eine kurze Zusammenfassung:

Phlegmatiker(passiv, schwerfällig) – Lymphe/Schleim: Wasser-Typ
Choleriker (reizbar und erregbar) – Gelbe Galle: Feuer-Typ
Melancholiker (traurig, nachdenklich) – Schwarze Galle: Erd-Typ
Sanguiniker (heiter, aktiv) – Blut: Luft-Typ

Die *Blutgruppen-Diät* von Dr. Peter J. D'Adamo empfiehlt eine spezielle Ernährung gemäß der jeweiligen Blutgruppe. Es ist sehr aufschlussreich, die Neigungen gemäß seiner Blutgruppe zu kennen: Blutgruppe 0 (der Jäger) ist eher der Fleischesser, Typ A (der Landwirt) der Vegetarier. Typ B (der Nomade) ist vielmehr der Allesesser und Typ AB (der Rätselhafte) ein Mischköstler.

Es kann einfach keine universelle Ernährung für jeden geben, deshalb ist es wichtig, dass jeder für sich die Form findet, die ihm passt. Ich möchte dich trotz des großen Durcheinanders ermuntern, überall hinein zu schnuppern. Jede Lehre hat etwas für sich; wichtig ist deren Argumentation, damit du verstehst, warum du dieses und jenes Nahrungsmittel meiden oder nutzten solltest. Die Auswahl ist ganz individuell. Ich finde es sinnvoll, sich mit allen Systemen auseinanderzusetzen, denn auf diese Weise findest du sehr viel über dich heraus. Du wirst deine Vorlieben entdecken und Unverträglichkeiten aufspüren. Je mehr du weißt, umso leichter kannst du deine persönlichen Neigungen finden. Auch hier gilt: Probiere aus und fühle in dich hinein. Frag deinen Körper, was er mag, so findest du deine individuelle Ernährungsempfehlung.

17. Frühstücken wie ein Kaiser?

Über das Frühstück gibt viele Mythen und Märchen. Einer der Sprüche „Morgens essen wie ein Kaiser, mittags wie ein König, abends wie ein Bettler", klingelt mir noch heute in den Ohren.

Tatsächlich habe ich mich ein halbes Leben daran gehalten und sogar meine Kinder nach diesen Grundsätzen erzogen. Meine große Tochter machte bereitwillig mit, doch meine Kleine weigerte sich morgens strickt, etwas zu essen. Es gab viele unendliche Diskussionen und auch Tränen, doch ich bestand darauf, dass mein Kind vor der Schule etwas isst – weil ich das so nicht anders kannte und für gut hielt.

Was ist denn nun an diesem Spruch dran?

Ich denke an ein klassisches Ernährungsbeispiel: Morgens wie ein Kaiser zu essen, setzt man oft gleich mit üppig und viel, am besten brunchmäßig – sofern man die Zeit dazu hat: Brötchen mit wahlweise Marmelade oder Schinken, bestenfalls mit einem Ei dazu, ein Früchtejoghurt und vielleicht noch ein Müsli, ein bisschen Obst wäre auch nicht schlecht. Die Realität sieht da oft anders aus, wenn morgens vor der Arbeit die Zeit dafür fehlt. So ist es eher üblich, dass man daheim schnell eine Tasse Kaffee herunter kippt, bevor es zur Arbeit geht. Unterwegs noch schnell ein Croissant oder ein belegtes Brötchen beim Bäcker geholt und dieses gegen neun Uhr verzehrt.

Ein ‚klassisches' Mittagessen, sofern man die Möglichkeit hat, besteht gerne aus Fleisch mit Soße und Beilage, etwas Gemüse und Salat. Wer in einer Kantine oder zu Hause so essen kann, schätzt sich glücklich. In der Grundschulzeit meiner Kinder legte ich Wert darauf, dass ich pünktlich nach Hause kam, um meinen Kindern ‚was Anständiges' zu Mittag zu kochen. Ich hielt das für sehr wichtig – eben wie ich das von meinen Omas gelernt habe.

Das Abendessen beinhaltet häufig Brot mit Belag, dazu vielleicht etwas Rohkost zum Knabbern.

Dies alles hielt ich in meinem ‚vorigen' Leben für die optimale Ernährung, doch inzwischen haben wir ja gelernt, dass wir auf diese Weise kaum brauchbare Nährstoffe zu uns nehmen.

Wir versorgen uns lediglich mit ‚Brennstoff' und sorgen dafür, dass unser Blutzuckerspiegel ständig hoch- und runter gejagt wird; mit dem Ergebnis, das ich bereits ausführlich beschrieben habe.

Bevor ich nun aber auflöse, ob man denn nun wie ein Kaiser frühstücken soll, stelle ich dir die *Organuhr* vor.

Die Organuhr

Nach der Traditionellen Chinesischen Medizin hat jedes Organ seine Phasen, in denen es besonders leistungsstark bzw. leistungsschwach ist. Unsere Lebensenergie (was *Prana* für die Inder ist, ist *Qi* für die Chinesen, die ‚Qi-nesen') strömt auf unsichtbaren Leitbahnen *(Meridianen)* durch unseren Körper. Die Hauptmeridiane sind jeweils einem Organ zugeordnet. Alle zwei Stunden werden ein Meridian und damit ein bestimmtes Organ besonders gut mit Lichtsignalen durchflutet und dadurch mit einem Maximum an Lebensenergie versorgt. Zwölf Stunden später hat das entsprechende Organ dafür seinen Energietiefpunkt.

Diese Arbeits- und Ruhezeiten sind in der Organuhr dargestellt. Wenn wir diese Gegebenheiten respektieren und im Einklang mit dem natürlichen Fluss unserer Lebensenergie leben, können wir unsere Organe bei ihrer täglichen Arbeit unterstützen und zu unserem eigenen Wohlbefinden beitragen.

Ich werde die Organzeiten kurz vorstellen:

Um **5 bis 7 Uhr** schüttet der Körper das Hormon Kortisol aus, das uns langsam weckt *(Dickdarm-Meridian, Yang, Metall-*

Element). Der Körper kommt in Kraft und in Bewegung. Nun möchte sich der Darm entleeren, um den ganzen Müll loszuwerden, der bei der nächtlichen Reinigungsaktion angefallen ist. Du kannst die Entgiftungsarbeit des Darms unterstützen, indem du nach dem Aufstehen ein Glas lauwarmes Wasser trinkst.

Zwischen **7 und 9 Uhr** *(Magen-Meridian, Yang, Erd-Element)* läuft die Verdauung an.

Um **9 bis 11 Uhr** *(Milz-Meridian, Yin, Erd-Element)* ist die Bauchspeicheldrüse aktiv, Verdauungssäfte werden produziert. Der Körper ist jetzt sehr widerstandsfähig und die Wundheilung beschleunigt, weil die Milz weiße Blutkörperchen wie am Fließband produziert. Die Körpertemperatur erreicht ihr Maximum. Mit der Erd-Energie ist die geistige Lernfähigkeit jetzt am höchsten – eine gute Tageszeit für Prüfungen.

Um **11 bis 13 Uhr** *(Herz-Meridian, Yin, Feuer-Element, Kaiserliches Feuer)* ist die ‚Herzenszeit': Das Herzensfeuer sorgt dafür, dass wir Freude am Leben haben. Es ist die Zeit, um sich mit anderen zu einem nährstoffreichen Mittagessen zu treffen, zu kommunizieren und zu lachen. Der Körper tankt für den Rest des Tages neue Energie.

Um **13 bis 15 Uhr** ist der Bauch der Chef *(Dünndarm-Meridian, Yang, Feuer-Element, kaiserliches Feuer)*. In der Dünndarmzeit findet die stärkste Nährstoffaufnahme des Körpers statt. Deshalb befindet er sich im Mittagstief; Blut wird für die Verdauung benötigt, der Blutdruck sinkt. Jetzt wäre ein genüssliches Mittagsschläfchen angesagt, es ist auch die ideale Zeit zum Verarbeiten und Reflektieren der gesammelten Tageseindrücke. Unser ‚Bauchgehirn' im Dünndarm trennt dabei Wichtiges von Unwichtigem.

Um **15 bis 17 Uhr** *(Blasen-Meridian, Yang, Wasser-Element)* ist das Mittagstief überstanden und der Körper kommt wieder auf Hochtouren. Die Harnblase, ein wichtiges Entgiftungsorgan, arbeitet besonders gut, auch das Langzeitgedächtnis hat jetzt seine Hochphase. Blutdruck und Kreislauf erreichen noch einmal ein Maximum. Es ist die beste Zeit für Sport und andere Aktivitäten. Trinke in dieser Zeit viel klares Wasser und ungesüßten Tee, um Altlasten aus dem Körper zu spülen.

Um **17 bis 19 Uhr** will der Körper langsam herunterfahren *(Nieren-Meridian, Yin, Wasser-Element).* Puls und Blutdruck sinken gegen Abend automatisch, obwohl der Organismus noch eine Weile auf Hochtouren läuft. In der Nierenzeit entgiftet der Körper nochmal übers Blut, dann fängt der zweite Stuhlgang an. Kräutertees unterstützen die Niere beim Entgiften.

Um **19 bis 21 Uhr** *(Pericard-Meridian/Kreislauf, Yin, Feuer-Element, Ministerielles Feuer)* stellt sich der Körper auf Ruhe ein; er ‚schaltet' vom extrovertierten Modus in den introvertierten um. Blutdruck und Puls werden gedrosselt. Es ist die beste Zeit, das Zusammensein mit der Familie oder Freunden zu genießen. In der TCM ist diese Phase dem Perikard zugeordnet, der bindegewebsartigen Hülle, die unser Herz umschließt. Für die alten Chinesen war das Perikard der Beschützer der Herzenergie. Ist das Perikard stark, sind Körper und Seele stimmig und im Einklang.

Um **21 bis 23 Uhr** dürfen die Gedanken fließen. *(Dreifacher Erwärmer-Meridian, Yang, Feuer-Element, Ministerielles Feuer).* Der Dreifache Erwärmer ist der westlichen Anatomie unbekannt. Er ist kein Organ, sondern bezieht sich auf Brustkorb, Bauchhöhle und Schamgegend. Der dreifache Erwärmer koordiniert Energiekreisläufe untereinander und ist für das ungehinderte Fließen der Lebensenergie und für die Wärmeregulation zuständig. Jetzt sinken Blutdruck und Puls, und die Verdauungsorgane gehen in die Erholungsphase über. Jetzt ist die ideale Zeit zum Meditieren und Kraftsammeln, zum Entspannen und für die Liebe. Nach 22 Uhr sollten wir spätestens im Bett sein, denn der Vormitternachtsschlaf ist für die Äußerlichkeit und für die Jugendlichkeit ganz essenziell.

Um **23 bis 1 Uhr** *(Gallenblase-Meridian, Yang, Holz-Element)* wird die Kortisol-Ausschüttung heruntergefahren, der Körper beginnt sich zu entspannen. Die Vitalfunktionen wie Blutdruck, Herzfrequenz und Temperatur werden gesenkt, der Stoffwechsel ist träge. Die Haut beginnt, sich zu regenerieren.

1 bis 3 Uhr ist die ‚Leberzeit' (Leber-Meridian, Yin, Holz-Element).

Nun ist die Leistungsfähigkeit auf dem Tiefpunkt. Der Körper braucht Ruhe, denn er ist nun besonders empfindlich. Kälte wird stärker wahrgenommen. Unsere Leber entgiftet gerade auf Hochtouren; sie kann sich nur im Schlaf regenerieren. Es ist gar nicht selten, dass Menschen nach Mitternacht aufwachen und erst nach drei Uhr wieder in den Schlaf finden; dies deutet auf eine überlastete Leber hin. Wenn die Leber sich schindet, erzeugt sie bei ihrer anstrengenden Arbeit so viel Energie, dass sie ihren Besitzer damit aufweckt.

Um **3 bis 5 Uhr** heißt es: Tief einatmen, denn die Lunge führt ihren Reinigungsprozess durch *(Lungen-Meridian, Yin, Metall-Element)*. Schlafen bei offenem Fenster ist deshalb sehr empfehlenswert.

Die Nacht ist zum Entgiften da. Den Nachmitternachtsschlaf brauchen wir für die innere Reinigung, die durch Milz, Galle, Leber und Lunge am Ende wieder um 5 Uhr wieder in den Dickdarm übergeht, damit der Körper die Gifte ausscheidet, die er in der Nacht zum Auslösen gebracht hat.

Bei alledem sollten wir übrigens die Zeitumstellung im Auge behalten und uns nach der Winterzeit richten.

Was wann essen?

So gesehen scheinen die Sprüche: "Das Frühstück ist die wichtigste Mahlzeit des Tages", oder „Iss morgens wie ein Kaiser ...", mit der Organuhr übereinzustimmen und folglich richtig zu sein. Zumindest, wenn wir das konventionelle Essen betrachten.

Ab 9 Uhr ist unser Magen am aktivsten, also immer schön rein damit... Es heißt ja so schön, nach der Nacht seien die Akkus leer und sollten durch ein reichhaltiges Frühstück wieder aufgefüllt werden. Sportler, die ständig ihren *Glykogen-*

speicher im Blick haben, behaupten, ein paar Kohlenhydrate würden helfen, „den Tag besser zu überstehen".

Laut TCM-Lehre sollten wir schon morgens warm essen, am besten einen Hirsebrei mit Zimt und gedämpftem Obst, Porridge oder Grießbrei. Nach einer warmen Morgenmahlzeit sollten wir uns voller Energie fühlen. Auch im Ayurveda wird ein warmes Frühstück empfohlen, um das Verdauungsfeuer Agni anzufachen. Die Inder machen aus ihrem Agni fast eine eigene Religion, deshalb empfehlen sie vorwiegend warmes Essen (sofern du kein *Pitta-*/Feuer-Typ bist) und finden daher Rohkost generell nicht so prickelnd.

Die Theorien gehen noch weiter: So üppig, wie der Tisch in der Frühe gedeckt sein darf, so spartanisch sollte das Abendessen ausfallen. Natürlich liegt der Fokus bei den meisten Mythen im leidlichen Abnehmen und folglich an der Kalorienzufuhr. Logisch, dass man sich zwischen der ganzen Völlerei dann auch mal ein bisschen bremsen sollte.

Es heißt auch, je später der Tag, desto eher würde der Körper Nahrung als Fett einlagern. Welche Art der Nahrung damit gemeint ist, bleibt offen. Bei den ‚Experten' spielen die Verarbeitung und Qualität der Speisen keine Rolle, denn sie interessieren sich lediglich für die Brennstoffe; dieses leidliche Thema haben wir ja bereits im ersten Teil dieses Buches beerdigt.

Dass es besonders ungesund ist, nachts den Kühlschrank zu plündern, versteht sich von selbst. Sogar jemand, der die Organuhr nicht kennt, kann sich vorstellen, dass eine nächtliche Fressorgie die innere Uhr völlig aus dem Gleichgewicht bringt.

Es stimmt zwar, dass am Abend der Mensch die geringste Verdauungsenergie hat. Dass er aus diesem Grunde nur ein leichtes Abendessen einnehmen sollte, gilt aber vor allem dann, wenn er sich, wie in meinen Beispielen gezeigt, tagsüber bereits mit schwerem, wertlosem Essen vollgestopft hat.

Die Inder und Chinesen bevorzugen bereits früh morgens ein deftiges Essen, und grundsätzlich wird in China und Indien viel frittiert und sonst fast alles gekocht. Völlig klar, dass dem Körper mit dieser denaturierten und schwer verdaulichen Nahrung abends die Puste ausgeht. In solchen Fällen ist es natürlich sinnvoll, dem Verdauungstrakt eine verdiente Pause von seiner anstrengenden Arbeit zu gönnen.

Wir haben jedoch die rote Pille geschluckt und wissen deshalb, dass denaturiertes Essen, egal in welcher Form, den Körper belastet, statt zu stärken. Unter diesem Gesichtspunkt können wir die Organzeiten besser nutzen.

Die Frage ist außerdem: Wer hat denn früh am Morgen schon einen Bärenhunger?

Ich komme morgens erst langsam in Schwung; ein Chronobiologe würde mich wohl eine ‚Eule' nennen. Wenn du eine ‚Lerche' bist, könnte dies bei dir anders aussehen. Wenn ich am Wochenende anders frühstücke und mich mit einer riesigen Mahlzeit überfrachte, werde ich eher müde als fit. Als ich aufhörte, mich unter der Woche so früh zu einem Frühstück zu zwingen, merkte ich recht schnell, dass es eine Wohltat ist, wenn ich meinen Körper morgens in Ruhe lasse. Inzwischen frühstücke ich erst, wenn ich richtig Lust darauf habe, und das ist selten vor 10 Uhr.

Rohkost kann in den Vormittags- und Mittagsstunden am bestmöglichsten verwertet werden, deshalb ist ein vor Vitalstoffen strotzendes, lebendiges Frühstück und Mittagessen optimal. Morgens und tagsüber brauchen wir schließlich die meiste Energie zum Arbeiten oder für Schule und Studium.

Mit Rohkost kann ich den ganzen Tag über leistungsfähig bleiben. Selbst das ‚Mittagstief' in der Dünndarmzeit spüre ich kaum. Als ich früher ein warmes Mittagessen zu mir nahm, war ich danach hundemüde und meine Glieder schwer wie Blei.

Warum, wissen wir bereits, denn das hängt nicht nur mit der Organuhr zusammen. Vor allem die Verdauungsleukozytose macht uns müde: Gekochte Nahrung wird von dem Körper als schädlich angesehen, deshalb aktiviert er das Immunsystem. Es wird eine ‚Entzündung' angefacht, die sich gegen das Fremde richtet, und das ist anstrengend (siehe Kapitel 7).

Leider halten wir diese Nachmittagsmüdigkeit für ‚normal', und wir peitschen deshalb unseren geschundenen Organismus gerne mit einem Kaffee brutal wieder hoch. So sollte man mit seinem besten Freund wirklich nicht umgehen.

Für viele Rohköstler gilt *„Raw till two"*, das bedeutet, dass der Körper spätestens in der Dünndarmzeit mit all den wichtigen Nährstoffen- und Vitalstoffen (die Brennstoffe sind dabei völlig unwichtig) versorgt sein sollte. Am Nachmittag, wenn der Körper seine Kraft hat und alle Organe hochgefahren sind, kann er sein Essen am besten verwerten und in aller Ruhe die Mikronährstoffe in die Zellen bringen.

Es gibt es auch Kritiker, die Pflanzenkost als Hauptgericht nicht empfehlen, weil der Hunger schneller zurückkehren und der Körper nach einer neuen Mahlzeit verlangen würde. Na und? Ist doch logisch: Obst bleibt nur etwa eine halbe Stunde im Magen und Gemüse maximal zwei Stunden, denaturierte Kost jedoch wesentlich länger. Außerdem ist Hunger nicht gleich Hunger.

Mein ‚Hunger', der sich nach einer Rohkostmahlzeit einstellt, ist ein völlig anderer, wie wenn ich wertloses Zeug gegessen habe. Der Blutzuckerspiegel und Kreislauf ist im optimalen Bereich und ich bin weder müde noch schlapp, nicht einmal schlecht gelaunt. Ein gesunder Hunger fühlt sich sogar angenehm an. Dieses Gefühl stachelt mich an, und ich bin in dieser Zeit am leistungsfähigsten. Auch das ist logisch, denn so sollte es ja eigentlich sein: Ein wildes Tier oder ein Naturmensch muss doch vor Kraft strotzen, wenn er Hunger hat, damit er beste Voraussetzungen hat, seine Nahrung zu beschaffen. Es macht fast Spaß, einen gesunden Hunger zuzulassen, denn dieses Gefühl ist unvergleichlich.

Abends dann, nach getaner Arbeit, ist mir die Qualität meiner Nahrung nicht mehr so wichtig. Jetzt ist Entspannung angesagt, und mein Ego hat seine Hochphase. Dann ist es mir auch egal, wenn ich vom Essen müde werde. Deshalb ist mein Motto: „Wenn ich Schrott esse, dann am liebsten abends."

So oft ich kann, nehme ich mein Abendessen gegen 18 Uhr ein, spätestens aber um 20 Uhr. Das ist das einzige, was manchmal schwerfällt, deshalb lasse ich am Wochenende und auch manchmal an Alltagstagen Ausnahmen gelten.

Nach 20 Uhr wird es mit der Nahrungsaufnahme wieder problematisch, weil der Körper diese Nahrung nicht mehr verdauen kann. Er produziert kaum noch Verdauungssäfte. Der Magen hat zwischen 19 und 21 Uhr sein absolutes Leistungstief, und wenn unverdaute Nahrung durch den Darm wandert, fängt es je nach Zusammensetzung an zu gären oder zu faulen. Wenn Gärfäulnis entsteht, kommen Gifte vom Darm ins Blut. Wer dauerhaft zu spät isst, kann viele Krankheiten auslösen.

Mir ist aufgefallen, dass ich sehr schlecht schlafe, wenn ich spät am Abend große Mahlzeiten esse. Ich nehme an, dass zu spätes Essen den Melatoninhaushalt und damit den Schlafrhythmus durcheinander bringt.

Wenn du deinem Körper also etwas richtig Gutes tun möchtest, solltest du darauf achten, nach 20 Uhr nichts mehr zu essen, damit der Körper in Ruhe entgiften kann. Wenn du ohne Essen bis morgens um 9 Uhr morgens aushältst, dann hat er dafür 13 Stunden Zeit, und die solltest du ihm mindestens gönnen.

Allerdings hält die innere Uhr auch ein bisschen was aus. Einmal in der Woche ein Ausreißer macht wohl nichts. Außerdem passt sich je nachdem, wie wir erzogen worden sind, die Organuhr an. Die Franzosen essen zum Beispiel wesentlich später, und auch in sehr heißen Regionen, in denen nach dem Mittagessen Siesta gehalten wird, ist der Rhythmus abgewandelt. Die Organuhr soll als Anhaltspunkt dienen und keine starre Regel sein.

Warrier-Diät

Die *Warrier-Diät* von Ori Hofmekler ist hauptsächlich beliebt bei Sportlern und Menschen, die abnehmen wollen. Doch neben dem Schlankheits- und Fitnessaspekt geht es bei dieser Diät (besser: diesem Lebensstil) um einen weiteren wichtigen Punkt: *Intermittierendes Fasten* (Intervallfasten) liegt gerade voll im Trend. Ein sehr positiver Trend, wie ich später noch erklären werde. Die Warrior-Diät ist eine radikale Form, bei der du innerhalb eines vierstündigen Fensters am Abend essen darfst. In den anderen 20 Stunden wird gefastet. Sie orientiert sich dabei am Ernährungsverhalten der Menschen in der Steinzeit. Dort hatten die Menschen weder Frühstück noch Mittagessen, weil sie sich erst mal ihr Essen durch Jagen oder Sammeln heranschaffen mussten. Zusätzlich zu der mangelnden Essenzufuhr in der ersten Tageshälfte waren die Menschen in hoher körperlicher Aktivität. Am Abend wurde dann die Beute aufgeteilt und gegessen, bis jeder satt war. Dann war Chillen angesagt.

Im antiken Griechenland, das gesunde und athletische Körper glühend verehrte, war bekannt, dass der Mensch nicht dreimal am Tag eine große Mahlzeit essen sollte. Die kräftigen Krieger Spartas hatten ähnliche Ernährungsrhythmen wie die Steinzeitmenschen: Eine leicht verdauliche und gleichzeitig vitalstoffreiche Rohkost gab ihnen tagsüber genug Kraft. Wenn der Körper tagsüber nicht durch einen vollen Bauch belastet ist, bleibt das Verdauungsfeuer bis zum Abend kraftvoll. Abends, nach getaner Arbeit, wurde dann mit richtig großem Hunger zugeschlagen.

Grazing

Doch nicht nur die Essenszeiten, sondern auch die Anzahl der Mahlzeiten ist entscheidend. Was in den Industrienationen immer weiter zunimmt, ist das sogenannte ‚Grasen': Wir schieben uns ständig etwas in den Mund; kein Wunder, wir sind ja von *winkendem* Essen umgeben. Jahrelang rieten Ernährungsexperten sogar, fünf kleine Mahlzeiten statt drei größere zu essen. Glücklicherweise ist dies wieder vom Tisch. Was bei so einer Vorgehensweise mit unserem Blutzuckerspiegel geschieht, weißt du ja inzwischen

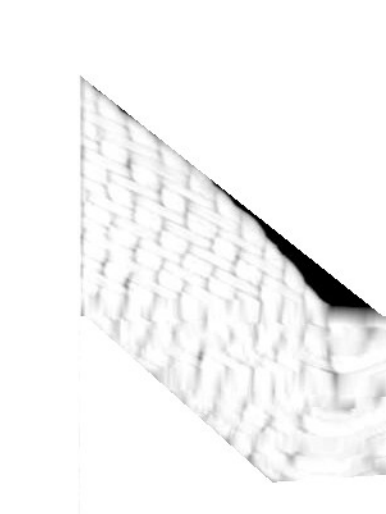

Grazing war für eine Weile in Amerika ein Diät-Hit: Sieben (!) kleine Mahlzeiten sollten über den Tag verteilt eingenommen werden. Wissenschaftler wollen nachgewiesen haben, dass der menschliche Körper bei vielen kleinen Portionen mehr Kalorien verbrennt und Fettpfunde dadurch wie von selbst schmelzen. Mahlzeit. Das schlimmste, was du deinem Körper antun kannst, ist permanent zu essen. Grazing soll das Fressverhalten der Weidetiere imitieren, was meiner Meinung nach der menschlichen Gesundheit schadet und wertvolle Lebensjahre kostet.

Drei Mahlzeiten pro Tag sollten es höchstens sein. Magen, Galle, Bauchspeicheldrüse und Darm benötigen die ruhige Zeit dazwischen, um nacheinander das Verspeiste zu verarbeiten. Das Verdauungssystem reinigt sich anschließend von selbst, und dies sollte nicht durch Zwischenmahlzeiten unterbrochen werden.

[illegible] Autophag[illegible]e

Die Warrier-Diät hat ein sehr knapp[illegible] Zeitfenster, deshalb ist diese Methode nur etwas für Schm[illegible]rzfreie. Den ganzen Tag zu hungern, um sich dann abend[illegible]en Bauch vollzuschlagen, das schafft nicht jeder.

Aber grundsätzlich [illegible]d Fastenzeiten eine Wohltat für den Körper. U[illegible]ahren mussten situationsbedingt fasten, weil sie [illegible]eder Supermärkte noch Kühlschränke hatten, die sie [illegible] mit Nahrung versorgten. Die Zeit der Nahrungs[illegible]nappheit (Winter können sehr lange dauern), nutzte der Körper, um sich zu reparieren und Kraft zu tanken.

Aber nicht nur mehrtägige oder -wöchige Fastenkuren, sondern auch tägliche Zyklen ohne Nahrung sind eine wertvolle Heilmethode. Längere Ruhezeiten nutzen der Dünndarm und die Leber, um Mikronährstoffe ordentlich zu verwerten, die unsere Mitochondrien so dringend brauchen. Es kommt nämlich nicht selten vor, dass zwar genügend Vitalstoffe in der Nahrung vorhanden sind, aber durch zu häufiges Essen schlecht aufgenommen und verwertet werden können.

Durch längere Esspausen wird die lebensnotwendige *Autophagie* (‚Zellreinigung‘) deutlich erhöht. 2016 bekam Yoshinori Oshumi den Medizin-Nobelpreis für die Entdeckung des

Autophagie-Mechanismus, durch den Zellen und Organismen im Hungerzustand überleben können.

Bei der wünschenswerten Autophagie werden unwichtige Zellbestandteile abgebaut, damit die Zelle ihre Grundfunktionen aufrechterhalten kann. Da wir uns ständig erneuern, fällt viel Abfall in Form von alten Zellen, geschädigten Zellbestandteilen oder verbrauchten Eiweißmolekülen an. Wenn der Körper also nicht immer gleich Nachschub in Form von neuem Essen bekommt, beginnen die Enzyme, die für die Abfallentsorgung zuständig sind, aus dem alten Schrott neue, hochwertige Baumaterialien herzustellen.

Dieses perfekte, körpereigene Recycling erklärt, warum es beim Fasten nicht zu einem Rückgang der Muskulatur kommt – vorausgesetzt natürlich, die Muskeln werden weiterhin beansprucht.

Bereits nach 12 Stunden Fasten tritt eine vermehrte Nutzung von Ketonen (siehe Seite 164) als Energiequelle ein, was unsere kleinen Zellkraftwerke sehr begrüßen. Ketone bzw. Ketonkörper sind Fettsäuremoleküle, die bei dem Abbau von Fettreserven entstehen. Bei dieser Umwandlung fallen viel weniger freie Radikale an, als bei der Energiegewinnung aus dem Essen; auch deshalb haben sie einen beruhigenden Effekt auf alle Entzündungsreaktionen im Körper.

Ketone fördern das Denkvermögen, denn sie aktivieren die Nervenzellen, und lassen aus den Hirnstammzellen neue Hirnzellen entstehen. Zusätzlich wird das Glückshormon Serotonin gebildet, das für ein Stimmungshoch bei den Fastenden sorgt.

Andere positive Nebenwirkungen des Fastens sind die Senkung des Blutdrucks, eine positive Einwirkung auf Zucker- und Cholesterinspiegel und eine bessere Darmflora.

Der Ausdruck *Intervallfasten* bzw. *intermittierendes Fasten* ist noch recht neu, die Methoden gibt es hingegen schon länger.

Die populärste Art des Intervall-Fastens ist wohl die *16:8-Methode*. Die Anleitung ist einfach: 8 Stunden lang darfst du essen, dann wird 16 Stunden lang gefastet. Der Vorreiter kam bereits in den Neunzigern auf und war als *Dinner-Cancelling* oder *Goldene-14-Stunden-Regel* durch Herrn Dr. Huber bekannt geworden. Dieses Dinner-Cancelling hatte ich damals ausprobiert, bin aber schnell daran gescheitert. Da ich durch den alten Irrglauben überzeugt war, vor der Arbeit, also morgens vor 6 Uhr ein Frühstück zu mir nehmen zu müssen, ‚durfte' ich also bis etwa 15 Uhr meine letzte Mahlzeit essen. Und da ich mich hauptsächlich von kohlenhydratreichem und verarbeitetem Essen ernährte, war mein Blutzucker-Jo-Jo ständig in Bewegung. Der Abend war lang, und als ich dann ins Bett ging, hatte ich richtig Hunger, oder besser das, was ich als Hunger interpretierte: Mir war flau im Magen, ich hatte leichte Kopfschmerzen, mein Kreislauf war im Keller und das schlimmste: Ich war zwar erschöpft, doch ich fand vor Hunger nicht in den Schlaf.

Die 16:8-Methode bereitet mir diese Probleme nicht. Um 18 Uhr gönne ich mir ein leckeres Abendessen und esse dabei alles, worauf ich gerade Lust habe. Wenn ich dann gegen 22 Uhr ins Bett gehe, habe ich keine Hungergefühle. Ich stehe gegen 5:30 Uhr auf und bin auch ohne Essen und Kaffee fit. Wie der englische Ausdruck ‚Breakfast' so trefflich beschreibt, bricht das Frühstück das nächtliche Fasten. Wenn ich gegen 10 Uhr mein Obst esse, hat mein Körper bereits 16 Stunden gefastet, ohne dass mir das schwergefallen ist. Nach dem Verzehr von Obst erlebe ich kein ‚Elf-Uhr-Loch' (sprich: Zuckerfalle), sondern ich bin satt bis etwa 14 Uhr. Ein Smoothie oder ein Rohkost-Mittagessen gibt mir neue Energie, die bis zum späten Nachmittag anhält. Und dann ist schon wieder Zeit für Egofutter.

Wie du die Zeiten einhältst, bleibt bei der 16:8-Methode dir überlassen. Ich kenne Leute, die erst gegen Mittag ihr erstes Essen einnehmen, aber dafür später am Abend noch etwas essen. Jeder muss selbst in sich hinein spüren und herausfinden, wie seine innere Uhr tickt und was ihm gut tut. Mein Magen mag es nicht, so spät noch gefüllt zu werden, das könnte sich bei dir jedoch ganz anders anfühlen.

Mir ist auch klar, dass ich großes Glück habe, meine Essenzeiten frei wählen zu können. Durch meine flexible Arbeitszeit muss ich mich nicht einmal an feste Pausenzeiten halten. Dafür bin ich sehr dankbar, denn ich weiß, dass dies in der Arbeitswelt eine große Ausnahme darstellt.

Vor allem die Schichtarbeit stellt eine optimale Ernährung (und die Gesundheit allgemein) vor eine große Herausforderung.

18. "Ich vertrage keine Rohkost ...?!?"

Es gibt Allergien und Unverträglichkeiten gegen alle möglichen Nahrungsmittelgruppen – auch gegen rohe Lebensmittel. Hierfür gibt es viele Gründe und Ursachen. Wenn du betroffen bist, so lasse dich bitte nicht entmutigen. Seit ich mich in der Rohkost-Szene bewege, treffe ich immer wieder Menschen, die nach und nach all ihre Allergien und Unverträglichkeiten losgeworden sind, seit sie sich mit Rohkost ernähren.

Ich möchte noch einmal auf die Angst eingehen, die sich in unserer Gesellschaft hartnäckig hält: Viele glauben, dass Rohkost für den Körper nicht bekömmlich sei. Was verstehen wir denn eigentlich darunter?

Laut einem Gerichtsurteil darf Bier nicht als ‚bekömmlich' beworben werden, denn der Begriff sei eine gesundheitsbezogene Angabe. ‚Bekömmlich' verstünden Verbraucher wie ‚gesund', ‚zuträglich' oder ‚leicht verdaulich'[44]. Bei ‚bekömmlich' gehen wir also davon aus, dass es vom Verdauungssystem gut aufgenommen und auch bei ständigem Verzehr gut verträglich ist. Aber was heißt das nun?

Bei dem Ausdruck ‚schwer verdaulich' denken wir eher an Durchfall, Verstopfung oder ein drückendes Völlegefühl; sehen es also mit unserer allgemeinen Denkweise als negativ und schädlich. Der Maßstab ‚Verdaulichkeit' sagt aber absolut nichts über die Qualität und Wertigkeit der Nahrung aus.

Das große Märchen, dass Rohkost nicht bekömmlich sein soll, ist einfach ein Missverständnis. Die Rohkost liegt nicht

„schwer im Magen“ im Sinne von: „unnützes Zeug, das nur belastet“, sondern der Körper hat einfach eine unglaubliche Vielfalt an lebendigen Vitalstoffen, die er prima überall einbauen kann – damit hat er natürlich ein bisschen Arbeit (die er ja gerne macht).

Wenn stattdessen ein nutzloses Brötchen durchrutscht, hat er natürlich nicht so viel zu tun. Deswegen ist das Brötchen aber noch lange nicht ‚besser bekömmlich‘, denn mit dem ganzen Müll, den es fabriziert, hat der Körper hinterher eine viel größere Last. Wenn etwas also ‚schwer im Magen‘ liegt, dann sind es eher Käsespätzle oder Schnitzel mit Pommes. Die verweilen viele Stunden im Magen, während Rohkost recht schnell weitergewunken wird.

Ballaststoffe bzw. Faserstoffe gelten ebenfalls als schwer verdaulich. Es stimmt natürlich, dass Faserstoffe nicht verdaut werden, wie wir es im klassischen Sinne verstehen. Aber sie sind wertvolle bzw. lebensnotwendige Nahrung für unsere Darmbakterien. Es gibt etliche Forscher, die davon überzeugt sind, dass die Nahrung für unsere Darmflora sogar wichtiger ist als eine nährstoffreiche Nahrung für uns selbst. Ein aktives, vielfältiges und ausgewogenes Mikrobiom ist nämlich in der Lage, alle wichtigen Nährstoffe selbst zu produzieren und dem Körper bereitzustellen. Nach diesem Aspekt bekommt der Begriff ‚Nahrung‘ eine völlig neue Bedeutung.

Ich werde solche Ausdrücke wie ‚schwer verdaulich‘ nun weitestgehend meiden, da sie meiner Meinung oft falsch definiert werden und nicht das aussagen, was sie aussagen sollten.

Natürlich kann es passieren, dass der Verzehr von Rohkost Beschwerden hervorruft. Aber nicht die Rohkost ist der Übeltäter, sondern das ungünstige Drumherum. Ich habe anfangs feststellen müssen, dass man bei der Rohkost einiges verkehrt machen kann. Wie ich bereits angedeutet habe, spielen die richtige Kombination, Zubereitung und auch das Timing eine ganz wichtige Rolle.

Meine Erfahrungen will ich dir gerne ersparen. Ich möchte nicht, das du einen Blähbauch, Krämpfe oder andere Unpässlichkeiten bekommst und dann mit dem Argument „Ich vertrage keine Rohkost!“ aufgibst, dann würdest du ja etwas ganz Großartiges verpassen!

Abends ist Rohkost ungünstig

Viele Menschen ernähren sich tagsüber auf ‚konventionelle Art‘ und nehmen dann abends nur einen Salat oder ähnliches zu sich. Etwas ‚Leichtes‘, wie sie meinen, doch unter ‚leicht‘ sollen wir in diesem Falle wohl ‚wenig Kalorien‘ verstehen. Leicht zu verdauen ist ein Salat wirklich nicht, denn der Körper hat mit diesem wertvollen Essen viel zu tun. Diese Arbeit kann er aber abends nicht mehr gut verrichten, weil seine Organe bereits am Herunterfahren sind und er sich für den Schlaf bereitmacht. Wenn der Magen in seinem Leistungstief Essen verarbeitet, bleibt viel Wertvolles ungenutzt, weil der er irgendwann den Brei weiterschiebt, obwohl er noch gar nicht alles vollständig verhackstückelt hat. Würde Rohkost nachts durch den Verdauungstrakt wandern, würde der Körper kaum Gelegenheit finden, die begehrten Vitalstoffe anständig aufzunehmen. Der komplette Verdauungstrakt arbeitet träge und langsam, und Frischkost beginnt zu gären, wenn sie sich zu lange im darin aufhält. Je weniger du an Rohkost gewöhnt bist, desto mehr wird sie dich plagen, wenn du abends davon isst.

Wenn ich also abends mit Freunden beim Italiener sitze, bestelle ich mir lieber eine große Pizza und spare mir den Salat. Damit ernte ich oft ungläubiges Kopfschütteln, weil das niemand mit meinem gesunden Lebensstil in Einklang bringen kann. Die Erklärung ist einfach: Mein Ego freut sich, und die wertlosen Kohlenhydrate rutschen recht schnell weiter und richten meiner Meinung nach so den kleinsten Schaden an.

Die richtige Kombination

In den ersten Wochen meiner Umstellung merkte ich am eigenen Leib, dass Rohkost und Kochkost nicht zusammen harmonieren. Aber, und dabei wiederhole ich mich: Schuld für die ‚Unverträglichkeit' ist ganz bestimmt nicht die Rohkost, sondern das Gekochte in Kombination mit der Rohkost.

Wenn Rohkost beispielsweise mit Milchprodukten kombiniert wird, entsteht Fäulnis, und zusammen mit Zucker kommt es zur Gärung. Gärprozesse entstehen übrigens auch, wenn Fruchtsäfte mit Rohkost zusammen eingenommen werden – selbst wenn sie frisch gepresst worden sind. In dem Kapitel über Zucker habe ich dies bereits beschrieben.

Natürlich ist es nicht einfach, 100% Rohkost zu essen und sie von der Kochkost zu trennen. Vielleicht musst du das auch gar nicht so streng beherzigen, denn es spielt auch die Menge und Art der Kombination eine Rolle, und wie dein Verdauungstrakt mitspielt. Ausprobieren und Reinspüren ist hier wieder angesagt.

Es gibt einen wertvollen Trick: Die Reihenfolge.

Da rohes Obst oder Gemüse den Magen recht schnell wieder verlässt, sollte es immer zuerst gegessen werden. Obst solltest du grundsätzlich auf leeren Magen essen, dann ist es nach einer halben Stunde wieder draußen.

Gönnst du dir jedoch einen Apfel nach dem Mittagessen oder schnippelst ihn in dein Müsli, so wird er mindestens 3-5 Stunden im Magen gehalten. In diesem warmen Milieu gärt die Fruktose und es entsteht der berühmte Fuselalkohol, der die Leber belastet. Ein Nebenprodukt dieser Reaktion ist Kohlensäure, die den Organismus übersäuert – den Rest kennen wir bereits: Zur Neutralisation werden basische Mineralien aus den Knochen, Zähnen usw. gezogen.

Den großartigen Spruch von Florian Sauer konnte ich mir prima merken: *„Erst der ICE, dann der Bummelzug!"* Aus dem gleichen Grund würde es übrigens Sinn machen, den süßen Nachtisch vor dem Hauptgericht zu essen – stell dir mal vor, wie blöd deine Tischnachbarn dabei gucken ...

Es gibt einen weiteren, sehr spannenden Grund für diese Rangfolge: Dr. Kollath hat in seinem Buch die Versuche beschrieben, mit denen man herausfand, dass die Verdauungsleukozytose ausbleibt, sofern rohe, pflanzliche Kost VOR der gekochten Nahrung gegessen wurde. Wurde aber die Kochkost zuerst und dann die Rohkost verzehrt, trat die Leukozytose ein. Die Reihenfolge „Erst roh und dann gekocht“, war sogar bereits bei den alten Griechen bekannt und von dem Arzt Diokles von Karystos empfohlen worden.

Also: Auch wenn das nicht immer durchführbar sein wird, solltest du diese Regel so oft wie möglich beherzigen: Idealerweise isst du die Rohkost zuerst und wartest dann mindestens ein Viertelstündchen. Wenn du danach Gekochtes isst, dürften die Gärung der Rohkost und die Verdauungsleukozytose der Kochkost ausbleiben. Das Ergebnis: Du schonst deinen Körper, es findet kein ‚Wusel‘ im Darm statt und du wirst nicht müde vom Essen.

Gib deinem Körper Zeit

Dein Körper wird eine Weile brauchen, bis er sich auf das gesunde Essen eingestellt hat. Vorher hat er schließlich ständig kompensieren und improvisieren müssen, um den Stoffwechsel irgendwie am Laufen zu halten, und plötzlich bekommt er wertvolle Nährstoffe in Hülle und Fülle, das steckt nicht jeder ohne Weiteres weg.

Wird die Kostform geändert, so ändert sich auch die Darmflora. Die Anpassung der Darmbakterien braucht aber eine gewisse Zeit, was natürlich langfristig einen sehr positiven Effekt hat. Wenn es also anfangs zu leichten Verdauungskrisen kommt, ist das völlig normal. Ich war fast ein Vierteljahr lang aufgebläht.

Kranke Menschen haben immer eine geringe Anzahl von ‚guten‘ Mikroorganismen im Darm. Je mehr schlechte Sachen wir essen, je saurer werden wir und je mehr Fäulnis entsteht. Die Darmbakterien haben sich entsprechend angepasst. Das

Ergebnis ist ein sauerstoffarmes, anaerobes und faules Milieu, das man wunderbar an den ‚Schwefelpupsen' riechen kann.

Wenn wir nun mehr Rohkost essen, werden wir basischer. Dann findet wieder mehr enzymatischer Stoffwechsel statt und es machen sich die Mikroorganismen breit, die für uns Nährstoffe ausscheiden und über die Darmwände ins Blut bringen. Das dauert.

Wenn wir Blähungen haben, machen wir uns oft nur darüber Gedanken, was wir kurz zuvor gegessen haben. Eigentlich müssen wir uns aber auch fragen, was wir vor drei Tagen gegessen haben. Die Bakterien, die Fabrikzucker abbauen, vermehren sich je nach Angebot, und sie sind für eine vermehrte Gasbildung verantwortlich. Nach einem übermäßigen Zuckergenuss können Darmbeschwerden erst 2-3 Tage später eintreten, deshalb ist es so schwer, den wahren Verbrecher zu entlarven.

Menschen, die ein zuckerfreies Leben ansteuern, brauchen viel Geduld. Nach dem Weglassen von Zucker werden die zuckerliebenden Bakterien nach und nach von anderen Mikroorganismen überwuchert. Da sich das Biotop im Darm sich immer nach der Mehrheit entscheidet, braucht diese Umstellung seine Zeit. Wie bei allen Prozessen gilt die 21-Tage-Regel: Erst nach etwa 3 Wochen wird eine Veränderung überhaupt erst vom System erkannt und akzeptiert. Das Nachlassen der Blähungen kann sogar einige Monate dauern.

Rohkost entgiftet

Vielen Menschen geht es anfangs richtig mies, wenn sie ihre Ernährung umstellen oder irgendetwas anderes Positives in ihrem Leben ändern. Vielleicht wird die Laune und die Haut schlecht, der Darm rebellisch und es tauchen plötzlich Krankheitssymptome wieder auf, die sie jahrelang nicht mehr plagten.

Dies ist der Punkt, an dem die meisten dann leider wieder aufgeben und in ihr altes Muster zurückfallen. Sie verstehen nicht, was mit ihnen geschieht, denn sie hatten es gut mit sich gemeint und dann alles nur noch schlimmer gemacht. „Klappt nicht, dann lass ich's besser ..." Das ist sehr schade – waren sie doch so kurz vor dem Ziel.

Diese (teils schweren) Krisen, die entstehen, wenn ein Organismus auf gesundes Essen umgestellt wird, nennt man *Rückvergiftung* oder *Reinigungsreaktion*.

Unterschätze die großartige Heilwirkung der Rohkost nicht! Dein Körper ist plötzlich optimal versorgt, während er vorher quasi im Not-Modus gelaufen ist. Jetzt fährt er auf voller Kraft, somit versucht er natürlich gleich, sich selbst wieder in Ordnung zu bringen. Dazu will er das loszuwerden, was er an Abfall und Schadstoffen bisher eingelagert hatte.

Auf dem Weg nach draußen können diese Gifte aber genau die Krankheiten wieder aufflackern lassen, die sie ursprünglich ausgelöst hätten. Unser Körper lässt diesen Kram aber nur deshalb los, weil er sich in der Lage fühlt, damit klarzukommen. Also lass ihn machen! Er schafft das und da musst du durch, auch wenn du dich gerade mit Schweißausbrüchen, Übelkeit oder leichten Krämpfen herumschlägst.

Deshalb kommt es bei ganzheitlichen Behandlungen immer wieder zu den sogenannten *Erstverschlimmerungen*, und so doof sich das manchmal anfühlt, das ist ein gutes Zeichen. So kommst du auf den Weg zur Heilung.

Ähnlich läuft es übrigens auch mit alten Emotionen und gespeicherten Traumas ab. Es hängt viel seelischer Müll im Körpergewebe fest. Die Rohkost holt dir eine Menge Stress aus dem System: Da du mit der Rohkost automatisch feinstofflicher wirst, wird sich dein Körper von Dingen befreien, die die Seele belasten. Wenn sich etwas löst, wirst du dieses Thema noch einmal kurz durchleben. Lass es zu, um endgültig loslassen zu können. Es ist nicht selten, dass du dabei von Heulkrämpfen geschüttelt wirst oder deine Emotionen hochkochen. Auch wenn es dir dabei dreckig geht, tröste dich: Kein anständiger Abgang ohne Drama. Also bitte keine Angst vor Rückvergiftungen.

Weil es bei der Rohkost um Entgiftung geht, ist – wie bei jedem anständigen Detox-Programm auch – einiges zu beachten. Es reicht nicht aus, die Gifte zu lösen; sie müssen unbedingt gebunden, abtransportiert und ausgeleitet werden, sonst lagern sie sich womöglich wieder woanders ein.

Gifte ausleiten kann der Körper über die Ausscheidungsorgane, sämtliche Drüsen, die Haut und die Atmung. Deshalb ist es ganz wichtig, die Lymphe ordentlich in Schwung zu bringen, viel sauberes Wasser (ohne Kohlensäure und Mineralien) zu trinken und Atemübungen zu machen.

Um die Lymphe anzuregen, legst du am besten die Beine hoch (Kopfstand oder ‚die Kerze' – also Schulterstand beim Yoga – ist noch besser), machst kräftige Bürstenmassagen (immer Richtung Körpermitte) und kommst einmal am Tag ordentlich ins Schwitzen (mit Sport und/oder Sauna, Infrarot, Dampfbad ...).

Wenn du Platz hast, ist ein kleines Trampolin das beste Fitnessgerät, das du dir gönnen kannst. 10 Minuten am Tag reichen aus, um die Lymphe ordentlich in Schwung zu bringen und ins Schwitzen zu kommen.

Rohkost nicht uneingeschränkt

Morbus-Crohn-Kranke, die üblicherweise schon einige OPs hinter sich und folglich Narben davongetragen haben, müssen mit kern- und samenhaltiger Rohkost aufpassen. Solltest du mit solch einer Krankheit deine Ernährung umstellen wollen, so sprich bitte vorher mit deinem Arzt.

Deinem Arzt musst du übrigens auch unbedingt unterrichten, wenn du regelmäßig Medikamente (zum Beispiel blutdrucksenkende) einnimmst. Oft tritt mit einer gesunden Ernährung so schnell eine Besserung der Beschwerden ein, dass die Medikamente unbedingt angepasst werden müssen. Ich habe bereits viele Menschen kennengelernt, die nach kurzer Zeit überhaupt keine Medikamente mehr brauchten; in solchen Fällen ist es sogar gefährlich, wenn du diese Substanzen weiterhin einnimmst.

Letztendlich kommt es wirklich in einigen Fällen vor, dass Rohkost nicht gut ‚vertragen' wird.

Wenn du nach Ayurveda zu den ‚luftigen' Typen gehörst (sprich stark Vata-betont bist), kann es sein, dass du durch die Rohkost Probleme mit der Verdauung oder kein Sättigungsgefühl bekommst. Menschen mit Vata-Konstitution haben von allen Energietypen das schwächste Verdauungsfeuer. Allerdings habe ich mir sagen lassen, dass dies alles nicht für die grünen Smoothies gilt, da durch das Durchmixen die Pflanzenfasern komplett aufgebrochen werden und somit sehr gut verdaulich sind.

Die TCM (in der Nahrungsmittel nach ‚warm' und ‚kalt' eingeteilt werden) ist überzeugt, dass dauerhafte Rohkost schädlich sei und nicht empfohlen werden könne, weil sie zu kühlend für den Körper sei. Kalte Lebensmittel sollten bevorzugt im Sommer und warme im Winter konsumiert werden. Hochinteressant finde ich aber die gleichzeitige Empfehlung, dass Leistungssportler und körperlich hart arbeitende Menschen Rohkost vorziehen sollten.

Natürlich solltest du deine Essgewohnheiten je nach deinem Belieben den Jahreszeiten anpassen. Trotzdem ist es nicht nötig, warme Nahrung im Winter zu essen, wenn du das nicht willst. Genaugenommen stimmt es nämlich nicht, dass die Rohkost den Körper ‚auskühlt'. Dadurch, dass die Rohkost extrem viel im Körper löst und damit auch aus-löst, braucht er logischerweise viel Energie. Das lässt sich jedoch prima mit ein bisschen Feuer ausgleichen: Etwas Chili, Kurkuma oder Ingwer ins Essen, und schon dominiert die Hitze.

Ist roh immer gesund?

Es gibt kaum ein Lebensmittel, das du nicht roh verzehren kannst. Ein paar Hülsenfrüchte sind die einzigen, vor denen ich dich warnen möchte. Hülsenfrüchte enthalten in rohem Zustand unterschiedlich große Mengen eines Proteins namens *Phasin*, das zur Gruppe der *Lektine* gehört.

Ungekochte grüne Bohnen wie Busch- oder Feuerbohnen, aber auch Kichererbsen und Nierenbohnen (rot und weiß), enthalten eine besonders hohe Konzentration dieser giftigen Eiweißverbindung. Phasin behindert den Sauerstofftransport im Blut, weil es die roten Blutkörperchen zusammenklebt. Wer diese Bohnen bzw. Kichererbsen isst, kann mit Kopfschmerzen, Übelkeit, Erbrechen und Durchfall rechnen. Um das Protein weitgehend zu zerstören, sollten die Bohnen mindestens zehn Minuten gekocht und das Kochwasser weggeschüttet werden.

Bei allen anderen Hülsenfrüchten macht es Sinn, sie vor dem Verarbeiten in kaltem Wasser einzuweichen, so wie es unsere Omas früher immer getan haben. Beim Einweichen lösen sich unverdauliche Kohlenhydrate, wie zum Beispiel die *Galaktose*. Uns fehlt ein Enzym, um Galaktose zu verstoffwechseln, so dass sie unverrichteter Dinge in den Dünndarm gelangt und dort Blähungen erzeugt. Meine Omis haben die Hülsenfrüchte mitunter einige Tage lang eingeweicht und das Einweichwasser mehrmals gewechselt und weggeschüttet.

‚Ankeimen': Einweichen und wieder trocknen

Bleiben wir beim Einweichen: Rohköstler schwören auf das *Ankeimen* von Nüssen und Samen. Dazu werden diese eingeweicht und dann in einem besonders schonenden Verfahren bei Temperaturen unter 40° C getrocknet, um den Keimprozess wieder zu stoppen. Sie behalten so Rohkostqualität.

Schon die Inkas und Azteken sollen um die Kraft von aktivierten Saaten gewusst haben. Auch die Menschen im Altertum schätzten den Wert von Keimlingen und stellten beispielsweise Brote aus angekeimten Saaten her.

Dieser fast vergessene Trick lebt allmählich wieder auf, und die *Essener Brote* finden immer mehr Anhänger. Ein Brot aus gekeimtem Getreide ist –im Gegensatz zu seinem herkömmlichen Vorbild mit ungekeimtem Getreide– basisch, leicht verdaulich und deutlich vitaminreicher. In einigen wenigen Bäckereien oder Läden kannst du diese *Essener Brote* inzwischen wieder finden[53].

Nüsse und Samen dienen in erster Linie der Fortpflanzung und sollen eigentlich nicht als Futter für Mensch und Tier herhalten. Da ein Baum, Strauch oder Gras seine Samen aber nicht mehr beschützen kann, sobald er sie in die Welt geschleudert hat, hat die Natur eine clevere Strategie entwickelt: Fast alle Nüsse und Samen sind mit sogenannten *Fressgiften* ausgestattet, so dass der natürliche Instinkt ihre ‚Fressfeinde' davon abhält, die Saat komplett zu vernichten.

Außerdem enthalten einige Nüsse und Samen *Enzymhemmer,* die verhindern, dass die Samen unter unpassenden Bedingungen anfangen zu keimen. Falls sie gefressen werden, können sie unversehrt wieder ausgeschieden werden, um anschließend auszukeimen. Diese Samen sind für uns nahezu wertlos, weil die Enzymblocker unsere eigenen Verdauungsenzyme und vermutlich auch einen Teil unserer Darmflora hemmen und somit die Aufnahme von Mineralstoffen im Körper erschweren.

Die *Phytinsäure* kommt in allen Pflanzen vor. Sie wird von der Pflanze benötigt, damit sie Phosphat herstellen kann; ohne Phosphat würde der Keimling nicht heranwachsen. Eigentlich ist Phytinsäure in Maßen durchaus sinnvoll, denn sie hat eine antioxidative (vor Krebs schützende) Wirkung, und sie hält den Blutzuckerspiegel konstant. Auf der anderen Seite blockiert Phytinsäure im menschlichen Körper Verdauungsenzyme, die er bei der Verdauung von Eiweiß benötigt. Außerdem macht Phytinsäure Mineralien wie Magnesium, Kalzium, Eisen und Zink unlöslich, so dass der Körper sie ungenutzt ausscheidet.

Zermahlen wir also ungekeimte Körner zu Mehl oder essen wir nicht eingeweichte Samen, behindern diese Enzymblocker unsere Verdauung und die Aufnahme der wertvollen Inhaltstoffe durch unseren Darm. Es kommt zu Blähungen oder einer Bauchschwere.

Deshalb sollten wir Nüsse und Samen erst einmal in Wasser einweichen, damit das Wachstum aktiviert wird. Für den Samen bedeutet das Einweichen: „Hurra, es geht los! Das Leben kann beginnen!“, und so entsteht eine wahre Explosion an aktivierten, wertvollen Enzymen und freigesetzten Nährstoffen. Wir nehmen damit das pure Leben in uns auf, und das ist kein esoterischer Quatsch: Die Säuren und Hemmstoffe werden abgebaut und der Vitamin- und Mineralstoffgehalt auf ein Vielfaches gesteigert, ganz ähnlich wie bei der Sprossenzucht. Die enthaltenen Proteine verwandeln sich in bioverfügbare Aminosäuren. Bioverfügbar heißt, dass die Inhaltsstoffe besser vom Körper aufgenommen bzw. verarbeitet werden können.

Im Getreide wird beim Keimen das Gluten herausgelöst und geht in das Einweichwasser über. Auch die Phytinsäure und alle Fressgifte werden ins Wasser abgegeben. Deshalb solltest du das Einweichwasser immer wegschütten und die Samen und Nüsse vor dem Verzehr noch einmal gut waschen.

Wenn du erst einmal siehst, was für eine unappetitliche Brühe du entsorgst, wird dir sofort klar, dass das Einweichen sehr sinnvoll ist. Am Geschmack merkst du es auch: Angekeimte Sonnenblumenkerne oder Buchweizen sind ein Hochgenuss! Wenn du einmal ein angekeimtes Müsli gegessen hast, schmeckt dir kein anderes mehr.

Nach dem Einweichen kannst du Nüsse und Samen gleich weiterverarbeiten (Nüsse zum Beispiel lassen sich so leichter pürieren), oder du kannst sie eine Weile im Kühlschrank aufbewahren. Die meisten Nüsse weiche ich vor der Verarbeitung ein, denn bei fast allen Nüssen beträgt die Einweichzeit nur etwa 2 Stunden.

Bei Samen allerdings kann das Einweichen teilweise sehr lange dauern, und dies jeweils mit in die Zubereitung einzuplanen, ist mir zu umständlich. Deshalb weiche ich meine Samen in Vorratsmengen ein und trockne sie anschließend in meinem Trockenofen. Das Trocknen ist natürlich auch im Backofen möglich, doch damit es ist schwer, die schonende Temperatur genau einzustellen. Der Backofen arbeitet für diesen Zweck nicht wirtschaftlich, da die Trocknung etwa 10-40 Stunden benötigt. Hierfür musst du die Tür einen Spalt offen lassen, damit die Luft entweichen kann.

Flohsamen, Chia- und Leinsamen

Leinsamen und Chiasamen quellen im Kontakt mit Wasser auf und bilden ein Gel, von dem unser Darm profitiert.

Deshalb macht hier das Spülen keinen Sinn, und wenn überhaupt, weiche ich diese Samen direkt vor der Weiterverarbeitung ein. Vorher schrote ich die Chia- und Leinsamen kurz an, um sie bioverfügbar zu machen. Diese Samen legen es nämlich darauf an, gefressen zu werden und bilden diese schützende Schleimschicht, um unbeschadet durch den Verdauungstrakt zu gleiten, den sie als ‚Aktivator' nutzen. Sie würden frohlockend unseren Körper wieder verlassen und wir hätten nichts davon. Frisch geschrotet werden die Samen aufgebrochen und so ihre kostbaren Inhaltsstoffe freigegeben. Leider macht es keinen Sinn, auf Vorrat zu schroten, da sie sehr schnell an der Luft oxidieren und ihre wertvollen Eigenschaften wieder verlieren. Es gibt zwar auch geschrotete Leinsamen zu kaufen, doch ich würde die Finger davon lassen.

Wegen ihrer Quelleigenschaften sind Leinsamen, Chiasamen und Flohsamen sehr zu empfehlen. Flohsamenschalen sind die kleinen ‚Fusseln', die an den Blüten von Wegerichgewächsen (genau genommen vom indischen Spitzwegerich) hängen.

All diese Samen kurbeln die Verdauung an und helfen beim Weitertransport des Nahrungsbreis. Wichtig ist, dass du immer viel Wasser dazu trinkst, sonst droht eine Verstopfung. Sie sind hervorragende Ballaststoffe mit antiseptischer Wirkung. Sie wirken neutralisierend und sind deshalb sehr hilfreich bei Sodbrennen. Da sie im Darm aufquellen, machen die Samen auch satt.

Sprossen ziehen

Sprossen sind unersetzliche Energiebomben und bringen Geschmack und Vitalität in deine Ernährung. Sie enthalten viel Antioxidantien und Chlorophyll und haben sich bei der Krebsbehandlung als sehr wertvoll erwiesen. Hier keimt das pure Leben aus!

Sprossen werten jedes Essen auf, du kannst sie aber auch als Saft pressen oder in den Smoothie mixen. Selbst gezogen sind die Sprossen nicht nur billiger, sondern auch frischer, und es geht total einfach. Es gibt viele Methoden, doch ich halte das Sprossenziehen in Gläsern am praktischsten und unproblematischsten.

Es gibt eine große Auswahl an Sprossen, und ich empfehle dir, für den Anfang KEINEN Sprossen-Mix zu kaufen. Das habe ich nämlich gemacht und fand diesen Mix furchtbar. Unter den Sprossen war eine Sorte dabei, die mir überhaupt nicht geschmeckt hat, und dann wurde es Detektivarbeit, um herauszufinden, welche Sorte das war. Die Übeltäter hießen Rettichsprossen, die sind elend scharf!

Wie schädlich ist Oxalsäure?

Oft wird davor gewarnt, Rhabarber, Spinat oder Mangold roh zu verzehren; Schuld daran sei die *Oxalsäure*. Oxalsäure ist im Grunde in jedem Gemüse und Obst enthalten, aber nur selten gefährlich. Nur einige wenige Nahrungsmittel beinhalten so hohe Konzentrationen, dass sie der Gesundheit schaden könnten.

Oxalsäure findet sich zum Beispiel auch in Spargel, Sauerampfer, Petersilie, Pfefferminze, vielen Wildkräutern, Rote Beete, Kakao und Nüssen wie Mandeln, Cashews oder Erdnüssen; das heißt aber nicht, dass du auf diese Lebensmittel verzichten solltest. Übrigens kommt auch in Kaffee und schwarzem Tee Oxalsäure vor.

Der Oxalsäure-Wert wird davon beeinflusst, wie viel Kohlenstoff die Pflanze aufgenommen hat, deshalb spielen Bodenqualität, Wetterbedingungen, Zeitpunkt der Ernte und Gemüsesorte eine große Rolle. Bei Spinat steigt zum Beispiel Oxalsäuregehalt im Sommer an und sinkt dann wieder. Rhabarbersorten mit roten Stielen haben weniger Oxalsäure als Sorten, bei denen die Stiele grün sind. Die Rhabarberblätter enthalten mehr Oxalsäure als die Stiele, und sollten deshalb nicht gar nicht gegessen werden.

Nur die reine Oxalsäure ist giftig. Sie könnte Blutungen im Darm oder einen Kreislaufkollaps verursachen oder die Nieren so stark schädigen, dass diese versagen. Allerdings kommt die Oxalsäure in Lebensmitteln so gar nicht vor, denn sie ist meistens mit anderen Elementen verbunden. Diese Verbindungen heißen *Oxalate* und sind chemisch gesehen Salze.

Wasserlösliche Oxalat-Salze werden durch die Niere über den Urin ausgeschieden. Isst du über einen längeren Zeitraum größere Mengen von diesen Oxalat-Salzen, können sie sich jedoch in den Nieren festsetzen und so Nierensteine bilden. Die Oxalat-Salze hat jeder schon mal gespürt, der zum Beispiel rohen Rhabarber oder Spinat gegessen hat. Sie sind für das stumpfe Gefühl an den Zähnen oder für ein Kratzen im Hals verantwortlich.

Es gibt auch wasserunlösliche Oxalat-Salze, die für die Niere weitestgehend unschädlich sind, da der Körper sie über den Darm ausscheidet. Diese Salze sind häufig mit Eisen, Kalzium oder Magnesium verbunden. So enthält zum Beispiel Amarant sehr viel Oxalsäure, doch durch den Kalziumgehalt im Korn sinkt der Wert, den der Körper an Oxalsäure aufnehmen könnte, auf ein Minimum ab. Um also zu wissen, welche Menge an schädlicher Oxalsäure tatsächlich in den Lebensmitteln steckt, musst du die Menge abziehen, die das Kalzium bindet.

Wenn Oxalsäure im Überschuss vorhanden ist, bindet sie sich deshalb an das Kalzium und verhindert somit, dass der Körper es aufnehmen kann. Wenn du also regelmäßig oxalsäurereiche Lebensmittel zu dir nimmst, kann der Körper die basischen Mineralien nur sehr eingeschränkt aufnehmen. Außerdem kann Oxalsäure das Kalzium zusätzlich aus den

Knochen ziehen. Wenn Gelenkgesundheit für dich ein Thema ist, sollte auf deinem Speiseplan Spinat, Mangold, oder Rhabarber höchstens einmal pro Woche stehen. Zusätzlich solltest du auf eine ausreichende Kalziumzufuhr in deiner Ernährung achten, zum Beispiel mit Sesamsaaten und Kohlsorten wie Grünkohl oder Brokkoli.

Durch Kochen lässt sich der Oxalsäuregehalt reduzieren, sofern du das Kochwasser wegschüttest. Doch damit landen auch die meisten Vitalstoffe im Abfluss.

Nachtschattengewächse und Solanin

„Rohe Kartoffeln sind giftig!" Wegen dieser Aussage hätte ich als kleines Kind es nie gewagt, in eine rohe Kartoffel zu beißen. Vor Pommes frites hat mich jedoch noch niemand gewarnt. Heute wundere ich mich, dass diese Panikmache ausgerechnet wegen Kartoffeln geschah, denn rohe Kartoffeln schmecken eigentlich gar nicht. Um die als tödlich geltende Dosis zu erreichen, müsstest du mehrere Kilogramm rohe Kartoffeln auf einmal essen – na dann guten Appetit!

Dabei sind es nicht nur Kartoffeln, sondern alle Nachtschattengewächse, so zum Beispiel auch Tomaten und Auberginen, die das gefürchtete *Solanin* enthalten.

Solanin ist weniger giftig als Phasin (das in rohen Hülsenfrüchten wie Bohnen enthalten ist), führt aber ebenfalls zu Übelkeit, Erbrechen und Durchfall. Solanin ist eine schwer lösliche, leicht bitter schmeckende Substanz, die von menschlichen Verdauungsenzymen nicht abgebaut werden kann. Einige Menschen reagieren auf Solanin mit heftigen Schmerzen, zum Beispiel im Schulter- und Nackenbereich, oder in den Gelenken. Solltest du solche Symptome haben und es ist gerade Tomatenzeit, dann macht es Sinn, Tomaten und Paprika für eine Weile wegzulassen und zu beobachten, was passiert.

Natürlich reagiert nicht jeder gleich auf einen bestimmten Stoff, und an einem Tag vertragen wir mehr davon als an einem anderen Tag. Außerdem macht die Dosis das Gift. Ich persönlich liebe Tomaten über alles, und ich esse nicht nur in der Tomatenzeit viel davon; mir bereiten sie glücklicherweise keinerlei Beschwerden. Es ist wieder eine Sache des Reinspürens. Solltest du irgendwelche Symptome zu haben, die du dir nicht erklären kannst, könnte ein Ernährungstagebuch, das du ein paar Wochen führst, sehr hilfreich sein.

Solanin ist übrigens hitzebeständig und fettunlöslich, und es wird beim Frittieren oder Braten nicht zerstört. Der Solaningehalt von Pommes frites ist deshalb genauso hoch wie in rohen Kartoffeln.

Auch beim Kochen zerfällt Solanin nicht, aber es ist bei hohen Temperaturen wasserlöslich. So geht es teilweise in das Kochwasser über. Dieses Wasser solltest du anschließend nicht weiter verwenden, was allerdings schwierig wird, wenn du Tomaten oder ähnliches einkochst.

Unreife Tomaten oder Auberginen solltest du aber auf keinen Fall roh essen. Harte, unreife Früchte kannst du reifen lassen, um den Solanin-Gehalt zu reduzieren. Bei Tomaten sollte immer der grüne Stielansatz herausgeschnitten werden, da er ebenfalls viel Solanin enthält.

Kartoffeln sollten kühl und dunkel gelagert werden, um das Auskeimen zu verzögern. Kartoffeln enthalten hauptsächlich in den oberirdischen Teilen große Mengen Solanin, deshalb gibst du das Kartoffelkraut besser in den Mülleimer statt in deinen Smoothie. Die Knolle weist für gewöhnlich nur einen sehr geringen Anteil an Solanin auf, sofern sich keine grünen Stellen (durch Lagerung bei Licht, z.B. im Supermarkt) bilden. Doch auch in und direkt unter der Schale, in den Keimanlagen und in den Keimen können größere Konzentrationen Solanin vorkommen, deshalb solltest du Kartoffeln (vor allem Frühkartoffeln) gründlich schälen und grüne Stellen und Keimanlagen immer großflächig wegschneiden. Kartoffeln mit mehreren grünen Stellen wirfst du am besten ganz weg.

Resistente Stärke

Ich möchte noch einmal auf die Stärke zurückkommen, die in Kartoffeln, aber auch in Reis, Nudeln usw. vorkommt. Die Stärkekörner quellen durch feuchtes Erhitzen auf und platzen, wenn sie gekocht werden. So werden sie löslich und ihr Inhalt wird für uns verfügbar. Stärke wird durch unsere Verdauung in Glukose aufgespalten, damit der Körper die freigesetzte Energie nutzen kann.

Ein wertvoller Tipp ist, Kartoffeln und Co. zu kochen und erst einen Tag später zu essen, denn am Vortag gekochte Kartoffeln, Nudeln und Reis enthalten rund zehn Prozent weniger verdauliche Stärke. Der Grund: Beim Abkühlen verlagern sich die Moleküle und kristallisieren aus. Dadurch wird die Stärke wasserunlöslich und unverdaulich; sie kann von den Enzymen im Dünndarm nicht mehr aufgespalten werden. Da der Dünndarm diese sogenannte *resistente Stärke* nicht verwerten kann, wird sie also zu einer Art Ballaststoff. Wie andere Ballaststoffe auch, hält die resistente Stärke länger satt.

Abnehmwillige wird das freuen, doch noch viel mehr freut sich unsere Darmflora über dieses Festessen. Resistente Stärke ist nämlich nur resistent gegen Verdauungsenzyme, aber nicht gegen unsere Darmbakterien. Der Abbau im Dickdarm findet unter Ausschluss von Sauerstoff statt. Diese *Fermentation* durch unsere Bakterienfreunde bewirkt eine Absenkung des pH-Wertes im Dickdarm. In einem solchen leicht sauren Milieu können sich Mineralstoffe wie zum Beispiel Kalzium, Magnesium, Eisen, Zink und Kupfer besser lösen und leichter resorbiert (aufgenommen) werden.

Bei dieser Fermentation entsteht unter anderem *Butyrat*, eine kurzkettige Verbindung der Buttersäure. Butyrat ist die wichtigste Energiequelle für die Zellen in der Schleimhaut des Dickdarms. Buttersäure beugt Entzündungen vor und trägt wesentlich zur Stabilisierung der Darmbakterien und einer intakten Darmflora bei, außerdem wird ihr eine schützende Wirkung gegen Darmkrebs nachgesagt. So gesehen ist ein Kartoffelsalat gesünder als frische Salzkartoffeln.

Resistente Stärke findet sich übrigens auch in Kochbananen, Gemüserohkost und rohen gemahlenen Getreidekörnern.

19. Vegan ist ungesund

In den frühen Neunzigern erlebte ich zum ersten Mal, dass es Menschen gab, die weder Fleisch noch tierische Produkte verspeisten. Ich staunte nicht schlecht: So etwas gab's? Wie unnatürlich!

Derzeit wurden kleine zuckrige Chemieprodukte, die etwas Milch enthielten, mit „So wertvoll wie ein kleines Steak", beworben. Wir wussten schließlich alle, dass „Fleisch ein Stück Lebenskraft" ist und „Die Mich macht's!".

Ich konnte mir kaum vorstellen, was ein Veganer is(s)t. In unserer Firma gab es welche, und das Essverhalten der Veganer war ein begehrtes Thema unter den Kollegen. Zugegeben, wir diskutierten selten positiv und nur in Abwesenheit der Betreffenden. Ich hatte mich damals nie mit einem Veganer über seine Ernährung unterhalten; doch nicht nur ich vermied solche Gespräche – wer lässt sich schon gerne einen Spiegel vorhalten?

Auch wenn ich die Motive der Veganer ehrenhaft und bewundernswert fand, zweifelte ich daran, dass die vegane Ernährung wirklich gut für den Körper ist. Das liegt neben der aggressiven Werbung für tierische Produkte wohl auch daran, dass ich bis dahin noch keinen kerngesunden, kraftstrotzenden und richtig glücklichen Veganer kennengelernt habe. Ich kannte bislang nur blasse, kränkliche und humorlose Typen.

Natürlich ist das, was wir Menschen den Tieren antun, grausam und schlecht. Das ist mir voll bewusst, und ich möchte diese Tierquälerei nicht. Wenn ich an Kühltheken vorbeigehe, die mit Unmengen an billiger Wurst und billigem Fleisch überlaufen, dann habe ich kein gutes Gefühl. Dieses unfassbare Tierleid, das in Form von Energien in all den Produkten steckt, essen wir schließlich mit. Deshalb bemühe ich mich stets, meinen Fleisch- Wurst und Milchverzehr stark eingeschränkt zu halten und faire und qualitativ hochwertige Produkte zu kaufen – sofern es mein Geldbeutel verkraftet. Aber ganz darauf zu verzichten, das ist eine andere Liga.

Aufgrund ihrer Überzeugung gibt es aber bei Veganern nur alles oder nichts, oder hast du schon mal etwas von einem ‚Fastveganer' oder ‚halbem Veganer' gehört? Ein ‚Ausrutscher' wäre ein Zeichen von Schwäche. Das heißt, selbst wenn die Gelüste auf Tierisches riesengroß wären, müsste sich ein Veganer zusammenreißen, weil ‚sündigen' gegen seinen Idealismus ginge. So was muss einem doch aufs Gemüt gehen, und ob das gesund ist, bezweifle ich.

Puddingvegetarier

Es gibt inzwischen einige aufmerksame Ärzte, die kranken Menschen, wenn sie beispielsweise unter Rheuma, Krebs oder Gicht leiden, eine Ernährungsumstellung empfehlen. Dabei raten sie hauptsächlich zum Verzicht von Fleisch und Milch, doch damit ist den Patienten nicht wirklich geholfen.

Den Ausdruck *Puddingvegetarier* hatte ich zum ersten Mal in der Rohkostszene gehört. Dieser Begriff ist aber gar nicht neu, sondern wurde bereits von Dr. Kollath geprägt. In seiner *„Ordnung der Nahrung"* beschrieb er damit Vegetarier, die nicht begriffen haben, wie eine gesunde Ernährung funktioniert. Es reicht nämlich nicht, lediglich das Tierische aus der Nahrung zu streichen und sonst alles beim Alten zu lassen – das gilt selbstverständlich auch für Veganer, nur essen die eben keinen Pudding.

Der Markt ist voll von industriell hergestellten Austauschprodukten für Fleisch- und Milchwaren, die mehr als bedenklich sind. Der Verzehr ist genauso schädlich wie eine einseitige Ernährung; vor allem, wenn Vegetarier und Veganer als ‚Ersatz' vermehrt auf Weißmehlprodukte wie Nudeln und Brot oder Süßigkeiten zurückgreifen. Auch die unzähligen Sojaprodukte und veganen Brotaufstriche, die viel Sonnenblumenöl enthalten, fördern nicht gerade die Gesundheit.

Viele Vegetarier und Veganer wundern sich, wenn sie krank werden und glauben nicht, dass dies an ihrer Ernährung liegen könnte. Bei Junkfood ist es jedoch egal, ob es fleischlos ist oder nicht, die Nährstoffe fehlen so oder so.

Vitamin B12 (Cobalamin)

Viele sind der Meinung, vegan sei unnatürlich, weil Veganer als Nahrungsergänzung das Vitamin B12 zu sich nehmen sollten. Vitamin B12 findet sich aber nicht nur in tierischen Produkten, sondern auch in Algen, wie Chlorella und Nori. Mittlerweile kenne ich viele vegane Rohköstler, die kein Vitamin B12 gesondert zu sich nehmen – und auch nicht so aussehen, als hätten sie das nötig.

Übrigens kann auch die heutige konventionelle Ernährung den B12-Bedarf nicht immer decken. Viele Mischköstler leiden deshalb unter diesem Mangel, ohne dass sie etwas davon ahnen. Bei solchen Menschen ist die Magenschleimhaut so verändert oder geschädigt, dass sie bestimmte Stoffe nicht mehr aufnehmen kann. So etwas könnte bei regelmäßiger Medikamenteneinnahme oder durch hohen Alkoholkonsum passieren.

Die Auswirkungen von Vitamin B12-Mangel sind so unspezifisch, dass er selten erkannt wird. Die Betroffenen fühlen sich schlapp und antriebslos, doch das trifft auf einen Großteil der Bevölkerung zu und klingt eher nach einer kränklichen Leber. Aber es könnten auch Tastsinn und Sehkraft nachlassen und sich Taubheit und Kribbeln an Händen und Füßen einstellen.

Eiweißmangel oder was?

Die große Angst vor Eiweißmangel ist immer noch sehr weit verbreitet, dabei ist die Gefahr, ZU VIEL Eiweiß zu bekommen, viel größer.

Bereits in den fünfziger Jahren beschrieb der Frankfurter Mediziner Prof. Dr. Lothar Wendt die *Eiweißspeicherkrankheit*[45], die durch eine zu hohe Zufuhr von tierischem Eiweiß hervorgerufen wird. Die Betonung liegt hierbei auf ‚tierisch'.

Um die Eiweißspeicherkrankheit zu verstehen, musst du dich an deinen Mini-Ozean erinnern, den du mit dir herumträgst. Die überschüssigen Eiweiße lagern sich in unserer Lymphflüssigkeit ab, dadurch übersäuert die Lymphe zwischen den Zellen und dickt ein. Wenn sie nicht mehr aufnahmefähig ist, lagert der Körper das Eiweiß an den Innenwänden der Gefäße ab, was zur ‚Verkalkung', Bluthochdruck, Herzinfarkt, Schlaganfall und vielen anderen gefürchteten Krankheiten führt.

Eigentlich ist die Angst vor Eiweißmangel absolut unverständlich. Hatten Forschungen nicht bestätigt, dass der Darm Eiweiß selbst herstellen kann? Ich erinnere noch einmal an das Ureinwohnervolk aus Neuguinea, das sich fast ausschließlich von Batanen, einer Süßkartoffelart, ernährt. Die Eingeborenen schieden regelmäßig ein Vielfaches von dem Eiweiß aus, was sie mit der Nahrung aufgenommen hatten.

Dies geschieht folgendermaßen: Darmbakterien verdoppeln sich etwa alle Stunde. Gleichzeitig sterben aber auch Millionen von ihnen, da sie nur eine sehr kurze Lebensdauer haben. Bakterien bestehen selbst größtenteils aus Eiweiß, außerdem enthalten sie aktive Enzyme, verschiedene Vitamine (auch das Vitamin B12, aha!), Erbsubstanz und vieles mehr. Zusammen mit Stickstoff, den wir mit der Luft einatmen, können die Bakterien aus den Leichen ihrer Freunde neues Eiweiß aufbauen. Dass für solch ein Szenario eine gesunde Darmflora nötig ist, dürfte klar sein.

Warum fürchten wir dann den Eiweißmangel so sehr? Das müssen wir diejenigen fragen, die immer noch unermüdlich dieses Märchen vom „Fleisch als wichtigste Proteinquelle" propagieren. Hier haben Lobbyisten ganze Arbeit geleistet.

Oft wird behauptet, dass mit einer pflanzlichen Ernährung die Eiweißversorgung unzureichend sei. Das Gegenteil ist aber der Fall!

Wenn du dich im Tierreich umschaust, musst du zugeben, dass die muskulösesten, größten, stärksten und langlebigsten Tiere auf der Erde Pflanzenfresser sind. Natürlich haben auch Fleischfresser Muskeln, doch die sind nicht für Ausdauerleistungen ausgelegt. Der Löwe, der „König der Tiere", verschläft sein halbes Leben. Der produzierte Ammoniak durch den hohen Eiweißkonsum macht nun einmal müde, deshalb ist ein Raubtier nur für kurze Zeit zu einer Hochleistung fähig. Pflanzenfresser sind durchgehend aktiv und brauchen viel weniger Schlaf.

Mit der *China Studie* (im Jahre 2004) haben unzählige Ernährungswissenschaftler unter der Leitung von T. Colin Campbell bereits belegt: Es besteht ein unmittelbarer Zusammenhang zwischen tiereiweißreicher Ernährung und der Entstehung von allen möglichen (chronischen) Krankheiten. In der Geschichte der biomedizinischen Forschung ist die *China Study* bis heute die umfassendste Arbeit über Ernährung, Lebensweise und Krankheit. Rund 8000 Studien wurden dabei ausgewertet.

Zusammengefasst: Wir essen einfach zu viel Fleisch und zu viele industriell verarbeitete Lebensmittel. Natürlich hat jede Krankheit viele verschiedene Auslöser, und alleine an tierischen Produkten kann man es nicht festmachen. Allerdings halte ich es für wichtig, dass wir begreifen und einsehen, dass der Mensch einfach kein Fleischfresser ist.

2015 stufte die *WHO* (Weltgesundheitsorganisation) ‚rotes' Fleisch (z.B. vom Rind und Schwein) und seine Produkte daraus als krebserregend ein. Komisch, irgendwie war diese Nachricht damals an mir vorbeigegangen. Hattest du das mitgekriegt? Ich nicht.

Wir sind Aasfresser

Auch wenn noch so viele Gründe fürs Fleischessen gefunden werden, der menschliche Organismus ist nicht für Fleisch ausgelegt. Unsere Zähne sind ein Hinweis, aber noch bedeutender ist die Tatsache, dass wir zu wenig Salzsäure und zu viel Darm besitzen.

Salzsäure wird zum Neutralisieren der Gifte im Fleisch benötigt. Fleisch verwest schnell, deshalb haben alle Fleischfresser einen vergleichsweise kurzen Darm, damit das sich zersetzende Fleisch so schnell wie möglich wieder ausgeschieden werden kann.

In unseren Gedärmen gammelt das Fleisch viel zu lange herum. Wenn du einen unregelmäßigen Stuhlgang hast, was in unserer heutigen Gesellschaft ja leider sehr häufig vorkommt, dann bleibt das Fleisch über drei Tage lang im Darm. Dass sowas nicht gesund sein kann, können wir an unseren Pupsen riechen.

Stell dir vor, du hast im Hochsommer eine Grillparty geschmissen und findest erst am nächsten Mittag noch ein paar vergessene Würstchen auf dem Grill. In unserem Darm sehen die Fleischwaren kaum besser aus. Das tierische Eiweiß beginnt zu faulen und bildet dadurch schädliche Leichengifte und Ammoniak. Die Entgiftung von Ammoniak in der Leber führt zu einer Übersäuerung im Organismus, was wiederum das Wachstum von krankmachenden Fäulnisbakterien fördert.

Bei den *Paleos* (Steinzeitköstlern) steht ein relativ hoher Anteil von tierischen Produkten (Fleisch, Fisch und Eier, aber keine Milch) auf dem Speiseplan. Bei der Steinzeitkost ist alles erlaubt, was unsere Vorfahren vor tausenden von Jahren jagen, sammeln, pflücken und fischen konnten. Viele Paleo-Anhänger sehen dies als Freibrief, um Fleisch im Übermaß zu konsumieren. Aber das hat nichts mit dem Grundgedanken der Steinzeitkost zu tun.

Der Mensch ernährte sich während der Evolution wohl nie komplett vegan, denn seine Essgewohnheiten waren abhängig von dem Nahrungsangebot und der Zeit, in der er gelebt hat. Viele Forscher gehen davon aus, dass der tierische Anteil der Nahrung aber immer relativ klein ausfiel, solange Pflanzenkost verfügbar war. Schließlich ist es wesentlich einfacher, Beeren und Pflanzen zu pflücken als ein fliehendes Tier zu jagen.

Zu allen Zeiten gab es gesunde Völker, die überwiegend vegetarisch gelebt, aber auch gesunde Völker, die regelmäßig Fleisch oder Fisch gegessen haben. Allerdings hat das Fleisch von gesunden Wildtieren, das ein Jägervolk gegessen hat, mit unserem heutigen Fleisch aus grausamer Massentierhaltung nichts mehr gemeinsam. Du trinkst schließlich auch keinen Apfelsaft aus dem Beutel und glaubst dabei ernsthaft, dass der so gesund ist wie ein erntefrischer Apfel aus dem eigenen Garten!

Kleiner Denkanstoß: Wie wirkt eigentlich der Anblick von rohem, ungewürztem Fleisch auf dich; hättest du Lust, da sofort hineinzubeißen? Und wenn Fleisch in gebratenem oder gekochtem Zustand so köstlich schmecken würde, wozu brauchen wir dann überhaupt Gewürze und Soßen?

Ich möchte die Steinzeitkost übrigens nicht schlecht machen. Auch wenn ich persönlich den hohen Fleischkonsum etwas kritisch sehe, so sind die Ansätze von Paleo sehr hilfreich. Es wird auf Zucker, Softdrinks, schädliche Industriefette, Fastfood und hochverarbeitete Lebensmittel verzichtet, und der Fokus liegt auf naturbelassenen Lebensmitteln.

Für ein Kilo Fleisch werden etwa sieben Kilo Pflanzennahrung als Futter gebraucht. Von dem ökologischen Dilemma einmal abgesehen, da der Anbau des Tierfutters Unmengen von Ackerfläche, Energie und Wasser verbraucht, macht uns das die Bedeutung der Nahrungskette sehr deutlich.

Alle Nährstoffe werden im Reich der Pflanzen erschaffen. Tiere und Menschen sind deshalb abhängig von pflanzlichem Eiweiß; wir müssen entweder die Pflanzen essen oder Pflanzen fressende Tiere verspeisen. Dass Fleischfresser keine anderen Fleischfresser fressen, ist eine allgemein gültige Regel in der Natur.

Wildlebende Fleischfresser fressen nur frisches Fleisch, und dabei immer zuerst die Innereien, das kannst du in jeder Tierdokumentation beobachten. Sie reißen ihrer Beute den Magen auf, um an den Mageninhalt heranzukommen. So erhalten sie ihr Eiweiß – durch die Pflanzen, die ihr Opfer gefressen hat. Danach kommen Gedärm, Leber, Nieren, Herz, Lungen und Gehirn.

Abgesehen von den Knochen ist das Muskelfleisch die letzte Wahl des Raubtieres – dies überlässt es lieber den Aasfressern. Aasfresser fressen auch verfaulte Nahrung und ziehen sich so das Leben in Form von Mikroorganismen heraus. Ihre Körper sind daran gewöhnt, verwestes Fleisch zu verdauen, weil sie über die entsprechende Magensäure verfügen.

Eine solche Magensäure besitzen wir nicht, obwohl wir Menschen nichts anderes als Aasfresser sind: Wir bevorzugen das Muskelfleisch, das sich bereits im Verwesungsprozess befindet, wenn es auf unseren Tellern landet. Ein saftiges Steak hängt wochen- bzw. monatelang, und erst wenn es durch Mikroorganismen zersetzt wurde, ist es richtig ‚zart'. Mahlzeit.

20. Die vitale Vollwertkost

Für Dr. Bruker war es stets wichtig, seine Patienten über ihre Krankheitsursachen aufzuklären. Er war davon überzeugt, dass etwa 80% der Krankheiten, weswegen wir heute einen Arzt aufsuchen, durch Fehler in der Ernährung verursacht werden. Den Rest teilte er auf in umweltbedingte (durch die toxische Gesamtsituation) und lebensbedingte (hauptsächlich stressbedingte) Erkrankungen.

Sein Zitat: *„Würden wir uns wie Bauern vor hundert Jahren ernähren, könnten wir keine ernährungsbedingten Wohlstandskrankheiten bekommen."*

Dr. Bruker übernahm Dr. Kollaths *Ordnung der Nahrung* in sein Ernährungskonzept, schaffte die (leider auch heute noch) übliche ‚Schonkost' in seinem Krankenhaus ab und tauschte Weißbrot und gekochtes Gemüse gegen Vollkornbrot und Rohkost.

In der vitalstoffreichen Vollwertkost nach Dr. Bruker werden Auszugsmehle, Fabrikzuckerarten und Fabrikfette streng gemieden. Zusätzlich gibt es einfache Maßnahmen, mit denen Schwierigkeiten bei der Verdauung von Vollkornbroten oder Rohkost vermieden werden können:

Alle Magen-, Darm-, Leber- und Gallenempfindliche müssen auf gekochtes Obst und (auch frische) Obst- oder Gemüsesäfte verzichten, um Störungen und Beschwerden vorzubeugen.

Menschen, die bereits unter Erkrankungen leiden, sollten Gemüse und andere Speisen nicht mit Fett erhitzen, sondern das Fett erst nach dem Kochprozess zuzusetzen, denn auch dies erhöht die Verdaulichkeit des Essens.

Tierisches Eiweiß sollte eingeschränkt und mit Bedacht gegessen und bei bestimmten Krankheiten ganz vermieden werden. Alles andere darf uneingeschränkt gegessen werden.

Es gibt vier Lebensmittelgruppen, die täglich auf dem Speiseplan von Vollwertköstlern stehen: 3 Esslöffel Getreide in Form eines Frischkorngerichtes, Rohkost, Vollkornbrote (in möglichst verschiedenen Sorten) und naturbelassene Fette wie zum Beispiel Butter, Sahne und kaltgepresste Öle.

Die vitale Vollwertküche sehe ich als hervorragenden Einstieg in eine gesunde Lebensweise. Wer aufs Kochen nicht verzichten möchte, bekommt hier eine Vielfalt an Rezepten. Es sind viele Kochbücher mit klassischen Gerichten, mit oder ohne Fleisch, auf dem Markt.

Im Bruker-Haus in Lahnstein kannst du eine Ausbildung zum Gesundheitsberater absolvieren und auch unabhängig davon Praxisseminare belegen. Da in unserer Familie mein Mann kocht, schickte ich ihn für ein Praxisseminar nach Lahnstein, damit wir Auszugsmehle und den Zucker aus der Küche verbannen und dafür gute Alternativen finden konnten. Wir sind gerade dabei, die Lehren dieses großartigen Arztes so nach und nach in unseren Alltag zu integrieren und hoffen, dass unsere Kinder irgendwann auch begreifen, dass gesunde Ernährung keine Strafe ist ...

Ich möchte kurz anmerken, dass Dr. Bruker die Vollwertkost für seine Patienten entwickelt hat. Kranke Menschen können mit dieser Ernährungsumstellung eine Verbesserung ihrer Gesundheit erfahren, doch natürlich profitieren auch (vermeintlich) Gesunde.

Im Vergleich zur üblichen Ernährungsweise ist diese Kost ein großer, wirkungsvoller Schritt. Trotzdem sehe ich in manchen Punkten Optimierungspotential. Ich nehme an, dass die Vollwertkost über die Jahre eine Eigendynamik entwickelt und sich damit von den ursprünglichen Lehren von Dr. Kollath und Dr. Bruker etwas entfernt hat. Mein Mann war sehr erstaunt, dass in dem Praxisseminar fast ausschließlich gekocht und gebacken wurde. Die Frischkost war lediglich ein kleiner Nebenaspekt, sozusagen die Beilage.

Das zeigt, welche Macht und Stellenwert das Kochen in unserer Gesellschaft hat – kaum jemand möchte darauf verzichten. Immerhin ist es mit der Vitalkost gelungen, das Kochen mit der Gesundheit zu vereinen.

Regeln fürs Kochen

Das Erhitzen von Speisen werden die wenigsten wohl ganz aufgeben können oder wollen. Ich auch nicht. Gerade im Winter ist ein gutes, warmes Essen eine feine Sache.

Ein großer, wichtiger Schritt ist bereits, umzudenken und das Kochen lediglich als einen Kompromiss und nicht mehr als ‚normal', oder sogar als ‚wertvoll' anzusehen.

Wenn wir unser Essen zubereiten, sollten wir ein paar Regeln beachten. *„Spare an Feuer, Wasser und Salz"*, schreibt schon Dr. Kollath. Ein paar Grundsätze für alle Brat-, Koch- und Backverfahren habe ich aus seinem Buch übernommen:

- *Erhitze nur, was erhitzt werden muss.*
- *Verwende die niedrigste zweckentsprechende Temperatur.*
- *Kurz und hoch erhitzen ist weniger schädlich als lange und niedrig.*
- *Warm halten ist schädlicher als Aufwärmen.*
- *Je stärker die Verluste sind, desto mehr Ausgleich durch Frischkost ist erforderlich.*

Bei den verschiedenen Zubereitungsmethoden gibt es große Unterschiede bei den Nährstoff-Verlusten. Die schonenden Verfahren sind Dünsten, Schmoren und „Gar machen in heißer Luft". Schädlicher ist Braten, Rösten, Grillen und Backen in heißem Fett; jedoch treten bei all diesen Verfahren sehr schnell oberflächliche Eiweißgerinnungen ein, die den Saftverlust aus dem Inneren und somit größere Beeinträchtigungen verhindern.

Die massivsten Einbußen treten bei dem eigentlichen Kochen und dem Dämpfen in strömendem Wasserdampf ein. Beide Vorgänge führen zu hohen Vitamin- und Mineralverlusten. Da die Nahrung so ihren Eigengeschmack verliert, sind starke Gewürze nötig, um sie wieder aufzupeppen.

Ein wahrer GAU entsteht beim Dämpfen unter Druck, dem sogenannten Autoklavieren. Alles, was aus dem Schnellkochtopf kommt, ist nur noch tote Materie mit Endzeitstimmung.

Bei dieser Auflistung ist lediglich der Verlust von wertvollen und lebensnotwendigen Substanzen berücksichtigt, weil die Nahrung durch den Wasserverlust stark aufkonzentriert wird. Trotzdem möchte ich noch einmal an die unzähligen Stoffe erinnern, die erst durch Erhitzung entstehen. Unter diesem Gesichtspunkt ist zum Beispiel das Grillen doch etwas kritischer zu betrachten.

Und tschüss, Mikrowelle!

Vielleicht hast du dich gefragt, warum ich mein Mikrowellengerät zum Elektroschrott gegeben habe. Eigentlich hatte ich mir vorher darüber nie wirklich Gedanken gemacht. Mikrowellenherde sind allgegenwärtig, und die Gefährlichkeit dieser Geräte und die Giftigkeit der damit zubereiteten Nahrung ist den öffentlichen Medien kaum ein Thema. Vielleicht hörte ich auch einfach nicht hin, denn wer will schon etwas erfahren, was einem das nehmen könnte, was das Leben so einfach macht?

Außerdem war ich bis vor kurzem noch davon überzeugt, dass alle Stoffe und Geräte sicher verboten würden, wenn ihre Gefährlichkeit bewiesen ist. Heute weiß ich, dass es immer um das gleiche Übel geht: Wissenschaftler beweisen es, Hersteller bestreiten es, und die Politik schaut bestenfalls weg. Der Kampf heißt stets „Geschäft gegen Gesundheit". Was die Gefährlichkeit von Mikrowellen angeht, verweisen Politik und Industrie gern auf selbst finanzierte Kurzzeitstudien, die angeblich das Gegenteil bewiesen haben.

Wer ein bisschen tiefer gräbt, der stößt auf die (30 Jahre alten) beunruhigenden Entdeckungen des Schweizer Ernährungswissenschaftlers Dr. Hans-Ulrich Hertel, der seine Studien und Forschungsergebnisse über Mikrowellenessen zunächst nicht veröffentlichen durfte, weil es ihm das Kantonalgericht verboten hatte. Auch das Federale Gericht in Lausanne bestätigte dieses Urteil ein paar Jahre später und verwies auf ein Gesetz, das ausschließlich die Interessen von Handel und Industrie vertritt: Das schweizerische Gesetz gegen unfairen Wettbewerb stellt unter anderem *„unnötige Schäden anrichtende Behauptungen gegen den Hersteller und seine Produkte"*, unter Strafe. Erst Ende der Neunziger schritt der Europäische Gerichtshof für Menschrechte ein und erklärte dieses Urteil für ungültig[46].

Die Nebenwirkungen von Mikrowellengeräten und mit Mikrowellen behandeltem Essen könnten ein paar Seiten füllen. Wenn es dich interessiert, kannst du das ganz leicht recherchieren[47]. Ich möchte lediglich die Wirkung von Mikrowellen erklären:

So, wie unser Körper bei 43 Grad sterben würde, so ist auch alles andere biologische Leben ein hitzeempfindliches Geschehen. Es besteht jedoch ein großer Unterschied darin, ob Wäre direkt oder indirekt erzeugt wird.

Ein Herd oder ein Ofen erzeugt direkt Wäre, die wiederum die Moleküle in dem Essen in Bewegung bringt – das ist ein natürlicher Vorgang. Ein Mikrowellenherd arbeitet genau andersrum, denn er kann keine direkte Wärme erzeugen. Vielmehr bringt er die Moleküle unserer Lebensmittel in Schwingung, und das wiederum erzeugt Wärme.

Hierfür muss ein Wechselstromfeld mit extrem hohen Frequenzen erzeugt werden und dabei muss sich die elektrische Ladung der Essens-Moleküle ständig neu ausrichten. Um die gewünschte Wärme hervorzubringen, müssen die so erzeugten molekularen Bewegungen von so einer unvorstellbaren

Intensität sein, dass unser Essen jegliche Natürlichkeit verliert. Pro Minute werden die Nahrungsmoleküle 2-5 Milliarden Mal hin- und hergeschleudert; solche extremen mechanischen Kräfte führen zu einer makaberen Verformung der Moleküle. Durch die dabei erzeugte Reibungshitze werden die Speisen innen erwärmt, während das Kochgeschirr kalt bleibt.

Wenn ich mir überlege, dass mir schon schlecht wird, wenn ich dreimal hintereinander Achterbahn fahre, dann kann ich mir so einen brutalen Vorgang kaum vorstellen. Klar ist, dass diese Art der Denaturierung viel extremer ist als durch eine ‚normale' Erhitzung, und dass dadurch die Moleküle derart verunstaltet werden, dass der Körper damit nichts mehr anfangen kann. Die Mikrowelle spaltet und verändert Nahrung zu Bausteinen, die in der Natur gar nicht vorkommen, und verursacht zugleich eine elektrische Umpolung der Zellen.

Außerdem führt die schnelle Erhitzung vom Essen in Mikrowellenherden zu einer ungleichen Wärmeverteilung. So entstehen einerseits Hitzepunkte (*Hot Spots*) und andererseits Kältepunkte (*Cold Spots*). Die Hot Spots sind weit harmloser als die Cold Spots, weil dort Keime überleben. Wenn Medien über Salmonellenvergiftungen berichten, betrifft dies meist die typischen Anwender von Mikrowellenherden, wie Wohnheime oder Großküchen.

Übrigens sind die elektromagnetischen Wellen, die Mobilfunkmasten, Handys, Radar- oder auch WLAN-Geräte aussenden, also die sogenannten ‚Handystrahlungen', nichts anderes als Mikrowellen, und allmählich sickert durch, was schon seit langem im Verdacht steht: dass diese Strahlung unsere Gesundheit erheblich gefährdet.

Doch auch hier ziehen Politik und Industrie an einem Strang. Regierungen und die Mobilfunkindustrie arbeiten unter dem Deckmantel der Wissenschaft eng zusammen und schützen damit ihre wirtschaftlichen Interessen. Da sind Bürgerrechte, die Gesundheit des Volkes, Jugend- und Naturschutz leider kaum ein Thema[48].

Letztendlich war es für unsere Familie gar kein großes Drama, auf Mikrowellenessen zu verzichten. Auch wenn das Geschrei am Anfang groß war, so hat nach ein paar Wochen niemand mehr dieses Gerät vermisst.

Zauberhaftes Frischkorngericht

Es gibt wohl kaum kein anderes Lebensmittel, über das sich die Vertreter der verschiedenen Kostformen derart uneinig sind, wie das Getreide.

In der Vollwertkost steht der Frischkornbrei im Mittelpunkt, während fast jede andere Ernährungslehre rohes Getreide strikt ablehnt. Makrobiotiker schwören genau wie TCM- oder Ayurveda-Anhänger auf gekochtes Getreide. Die meisten Rohköstler essen kein glutenhaltiges Getreide wegen seiner schleimbildenden Wirkung. Die Paleos und Urköstler essen gar kein Getreide.

Der Frischkornbrei nach Dr. Kollath ist das liebste Kind der Vollwertköstler. Vollkornprodukte jeglicher Art sind ihnen sehr wichtig, doch durch den Backvorgang gehen einige Vitalstoffe im Vollkornbrot verloren. Erst mit drei Esslöffeln rohem Getreide kann der tägliche Bedarf an lebenswichtigen Vitalstoffen gedeckt werden.

Inzwischen kenne ich einige ‚Bruker-Leute'; alle schwärmen von der unglaublichen Heilwirkung dieses Breis und wollten ihn nie mehr missen. Für mich sind die gesundheitlichen Aspekte des Frischkornbreis nachvollziehbar, und geschmacklich ist er absolut überzeugend – zu jeder Tageszeit. Spaßeshalber habe ich mit den gleichen Zutaten einen TCM-Porridge gekocht und zeitgleich mit dem Frischkornbrei verköstigt. Das feinstoffliche Frischkorngericht war dem warmen und schweren Getreidebrei vom Genusserlebnis weit überlegen, vom gesundheitlichen Aspekt ganz zu schweigen.

Der einzige kleine Nachteil ist, dass du das Getreide nicht auf Vorrat schroten kannst. Die Frische ist der wichtigste

Punkt des Frischkornbreis, denn durch die schnelle Oxidation würden die Vitalstoffe verloren gehen.

Für das Frischkorngericht wird keimfähiges Getreide (beliebiger Sorte) frisch gemahlen oder geschrotet. Dann wird es mit kaltem Wasser zu einem Brei gerührt und 5-12 Stunden (oft über Nacht) stehen gelassen. Danach kann nach Art des Bircher-Benner-Müslis Obst, geriebene Nüsse, Zitronensaft und Sahne dazu gemischt werden. Mit einem geriebenen Apfel wird der Brei besonders luftig und unglaublich lecker.

Kombinationen mit Trockenfrüchten, Joghurt oder Milch solltest du wegen möglichen Unverträglichkeiten lieber vermeiden.

Es gibt jedoch ein paar kleine Details, die nicht zu meiner Rohkost-Philosophie passen: Die Wassermenge fürs Einweichen des Getreideschrots wird so berechnet, dass nach dem Quellen nichts weggegossen werden muss. Durch das Quellen wird das Getreide zwar besser verwertbar, doch alle herausgelösten Fressgifte und Enzymhemmer bleiben auf diese Weise im Brei. Ich würde das Wasser also lieber wegschütten, doch das ist unmöglich, wenn der Schrot darin aufgequollen ist.

Das Ankeimen meines Getreides behalte ich nach wie vor bei. Ich könnte die feuchten Körner jedoch nicht in die Mühle geben, weil die sonst verstopfen würde. Da ich die Samen und Nüsse nach dem Einweichen aber wieder (auf Vorrat) im Dörrofen trockne, muss ich sie für den Frischkornbrei nicht noch einmal einweichen; ich kann sie mahlen und somit meinen Brei gleich damit ansetzen.

Auf der Rohkost-Messe stieß ich auf einen *Kornquetscher*, mit dem sich Getreideflocken herstellen lassen[49]. Die ganze Familie verliebte sich sofort: Neben dem Getreidebrei stellen wir nun auch frische Müsliflocken aus gekeimten Getreide her. Auch hier gilt natürlich: Das Korn nicht auf Vorrat quetschen.

Was die Zutaten des Frischkornbreis angeht, so sind sie natürlich gesünder als so vieles, was wir sonst essen. Trotzdem geht es noch besser: Da ich Obst kaum noch in Kombination, sondern lieber solo auf nüchternen Magen esse, lasse ich es auch in dem Frischkornbrei oft weg, außerdem habe ich auf Sahne nicht immer Lust. Ich habe tolle Alternativen gefunden, die unglaublich lecker sind: Ich quetsche mir Haferflocken und rühre sie in meinen Lubrikator mit Kokosmus, Honig und rohen Eiern. Oder ich gebe Kokoswasser oder Nussmilch satt Wasser und Sahne in die Getreideflocken und rühre etwas rohen Kakao und Kokosblütenzucker hinein. Grundsätzlich gebe ich immer ein paar Floh- Lein- und Chiasamen in mein Müsli und je nach Lust und Laune geschälte Hanfsamen und gekeimte Sonnenblumen- oder Kürbiskerne. Für ein solches Müsli lasse ich gerne jedes andere Essen stehen.

Gutes Brot und echtes Vollkorn

Einer meiner größten Schwachpunkte ist das Brot. Wenn ich anfange es zu essen, dann muss ich mich bremsen, um nicht so lange weiterzuessen, bis ich Bauchweh kriege. Brot habe ich früher in Unmengen vertilgt, oft sogar morgens, mittags und abends.

In der Vergangenheit bezeichnete ich mich scherzhaft als ‚Kohlenhydrat-Junkie', dabei hatte ich keine Ahnung, wie ernst die Sache wirklich war. Inzwischen kenne ich die vielen körperlichen Anzeichen einer Übersäuerung, die sich bereits in meiner Kindheit zeigten (wie zum Beispiel viel Schleimbildung, Käsefüße, schlechte Grundstimmung, Schlappheit und säuerlich riechender, schmieriger Stuhlgang), und bin entsetzt und erleichtert zugleich; wenigstens habe ich die Warnzeichen rechtzeitig erkannt.

Als mir bewusst wurde, wie ungesund Brotessen wirklich ist, versuchte ich, mir ein Leben ohne mein geliebtes Brot vorzustellen. Es klappte nicht. Immerhin konnte ich den Konsum reduzieren und mit Rohkost-Broten und Kräckern, die im Trockenofen hergestellt werden, eine gesunde Alternative finden. Doch manchmal überkommt mich eine große Lust, und dann muss ein gutes, dunkles Brot her.

Künftig wollte ich beim Brotkauf auf Qualität achten. Die ‚Schnellbrote' sind inzwischen groß in Mode gekommen: Zeit ist Geld, und in den Supermarkt-Backstationen hat niemand diese Zeit. Den Broten werden durch unzählige Zusatzstoffe und Fermente regelrecht Beine gemacht. Alle Fertigbackmischungen enthalten Teigsäuerungsbackmittel; diese Enzyme, Malze usw. sorgen dafür, dass ein Brot in 30 Minuten backfähig wird.

Wenn ein Bäcker sein Handwerk noch ernst nimmt, lässt er seinen Sauerteig viele Stunden ruhen, bevor er gebacken wird, auf diese Weise entstehen durch die Fermentation Wirkstoffe, die gesundheitlich sehr wertvoll sind.

In 24 Stunden vervielfacht der Teig sein Volumen, und dann sind auch alle *Fodmaps* abgebaut: Fodmaps sind schwer bekömmliche Kohlenhydrate und Zuckeralkohole, die im Dünndarm nur schlecht aufgenommen werden können und somit gerne Magen-Darm-Beschwerden verursachen. Wenn ein Industriebrot mit Backbeschleunigern schnell gereift wird, dann sind diese Fodmaps alle noch drin.

Ich war ziemlich bestürzt, als ich herausfand, dass es kaum Bäcker gibt, die nicht auf Fertigbackmischungen umgestiegen sind und noch echtes Bäckerhandwerk betreiben. Natürlich sind solche Brote teurer als die aus der Backstation, doch das ist gerechtfertigt. Ich fände es jammerschade, wenn wegen einer Geiz-ist-geil-Mentalität so ein tolles Handwerk aussterben würde.

Allerdings ist das Problem nicht nur die Herstellung des Brotes, sondern auch die Qualität der Zutaten. Auszugsmehl kam für mich nicht mehr in Frage, doch woher konnte ich frisches Vollkornmehl bekommen?

Wenn du das nächste Mal etwas aus Vollkorn kaufst, dann bedenke bitte, dass die Haltbarkeit eines echten, naturbelassenen Vollkornmehls (das den Keim noch enthält) nur sehr begrenzt ist, denn bei längerer Lagerung wird das Mehl ranzig. Das im Handel erhältliche Vollkornmehl kann also gar kein ‚echtes' Vollkornmehl sein, wenn es eine Haltbarkeit von mehreren Monaten aufweist. Entweder wurde vor dem Mahlen der Getreidekeim entfernt oder das Mehl wurde durch spezielle Behandlungen haltbar gemacht, wodurch die wertvollen Enzyme abgetötet wurden. Oftmals wird der Keim erhitzt und nachträglich wieder dem Mehl zugegeben.

Das Ranzigwerden ist nur einer der Gründe, warum das Vollkornmehl zeitnah verarbeitet werden sollte. Bald nach der Schrotung leiten die Enzyme mit Hilfe des Luftsauerstoffs eine chemische Umsetzung ein, die zu starken Wirkstoffverlusten führt.

Ich bin durch Dr. Bruker auf eine Untersuchung gestoßen, mit der unter anderem der schnelle Nährstoffverlust im Mehl nachgewiesen werden konnte. Dabei wurde nicht nur frisches und älteres Vollkornmehl mit Auszugsmehl, sondern auch das jeweilige Mehl mit dem Brot daraus verglichen:

Der „Mehlvergleich"

Die beiden Forscher Kühnau und Bernàsek untersuchten in den 60er Jahren die Zusammenhänge zwischen Ernährung und Fortpflanzungsfähigkeit. Sie fanden unter anderem heraus, dass es viele unentbehrliche Vitalstoffe geben muss, die überhaupt noch nicht entdeckt worden sind. Das Fehlen dieser Wirkstoffe kann sich unter Umständen erst bei den Nachkommen sichtbar auswirken. Sie führten Fütterungsversuche mit Ratten über mehrere Generationen durch, indem sie eine Hälfte ihres Futters durch Getreideprodukte ersetzten. Dazu teilten sie die Versuchstiere in fünf Gruppen ein:

Sie fütterten Gruppe 1 mit frisch gemahlenem Vollkornmehl und Gruppe 2 mit Brot aus frisch gemahlenem Vollkornmehl. Zum Vergleich wurde Gruppe 3 mit 14 Tage altem Vollkornmehl gefüttert und Gruppe 4 mit dem Brot aus 14 Tage altem Vollkornmehl. Die Gruppe 5 bekam Auszugmehl ins Futter gemischt.

Die Ergebnisse zeigten, dass ein zwei Wochen altes Vollkornmehl seine lebenswichtigen Nährstoffe fast vollständig eingebüßt hat. Gleichzeitig wurde der Beweis erbracht, dass ein Brot aus frischem Vollkornmehl fast so wertvoll ist wie das Mehl selbst.

Zunächst habe ich nicht verstanden, wie Brot überhaupt noch gesunde Vitalstoffe beinhalten kann, wenn es durch den Backvorgang so stark erhitzt wird. Doch anscheinend hat der Gärprozess einen positiven Effekt auf das Backen, so dass die zerstörerische Wirkung des Erhitzens eingedämmt wird.

Die Tiere der Gruppe 1 und 2 blieben nämlich kerngesund und brachten reichlich gesunden Nachwuchs auf die Welt.

Bei den Gruppen 3 und 4, die mit 14 Tage altem Vollkornmehl gefüttert wurden, nahm die Zahl der Nachkommen ständig ab. In der 3. Generation traten degenerative Veränderungen schon so krass auf, dass es danach keine weiteren Nachkommen mehr gab.

Noch deutlicher wurde dies bei Gruppe 5: Ratten, die mit Auszugsmehl gefüttert wurden, starben in wenigen Wochen; von ihrer Fortpflanzungsfähigkeit ganz zu schweigen[50].

Ein Vollkornbrot ist also sehr gesund, wenn das Mehl erst kurz vor dem Backvorgang gemahlen oder geschrotet wurde, natürlich aus ganzen, keimfähigen Körnern. Meines Wissens gibt es jedoch nur eine Handvoll Bäcker in ganz Deutschland, die überhaupt so backen.

Als mein Mann von seinem Praxisseminar im Bruker-Haus zurückkam, brachte er viele tolle Rezepte mit und schwärmte von einem Brot, das sie dort ‚auf die Schnelle' gebacken haben: Einfach frisch gemahlenes Getreide, Wasser, Salz, Hefe und Obstessig zu einem Teig verrühren, sofort in den Ofen schieben und in eine Stunde lang backen – fertig. Das gefiel mir. Was mir jedoch nicht gefiel, war das umständliche Mahlen mit der Handmühle. Zum Glück gibt es etliche Reformhäuser, die eine Mühle besitzen und das Getreide frisch mahlen.

Auch wenn ich nicht gerne Kuchen backe, hat mir das Brotbacken von Anfang an zugesagt. Vielleicht liegt es daran, dass ich selbstgebackenes Brot für ungeheuer sinnvoll halte: Die Brote schmecken sehr gut und sind auch noch gesund. Im

Gegensatz zu einem Vollkornbrot ist bei einem Kuchen eigentlich klar, dass es immer besser ist, ihn erst gar nicht zu essen.

Bald darauf leisteten wir uns eine elektrische Getreidemühle[51], und seitdem macht das Brotbacken richtig Spaß. Mit der Zeit perfektionierte ich mich und ich traute mich an Sauerteigbrote heran. Seitdem habe ich immer einen lebendigen Sauerteig im Kühlschrank, das sogenannte *Anstellgut*, das regelmäßig gepflegt und ‚gefüttert' werden muss. Organisatorisch ist ein echtes Sauerteigbrot eine Herausforderung, denn die Zubereitung geht über zwei Tage. Der Sauerteig wird stets am Vortag angesetzt, deshalb musst du die angegebenen Zeiten zurückrechnen und entsprechend planen.

Im Brotbacken habe ich meine Bestimmung gefunden, und auch wenn es aufwendig ist, so liebe ich die verschiedenen Arbeitsschritte, die mich ungemein entschleunigen. In meinen Broten steckt viel Liebe und positive Energie, und das schmeckt man auch. Es ist für mich ein wahrer Hochgenuss, wenn ich sehe, wie der Sauerteig aufgeht und Bläschen wirft, und ich liebe seinen säuerlichen Geruch[52].

Viel Arbeit macht ein Brot zwar nicht, mehr als eine Stunde nimmt es insgesamt kaum in Anspruch. Du kannst es jedoch nur vollenden, wenn du an diesem Tag zu Hause bist, denn auf die Schnelle geht nichts: Der Teig muss immer wieder geknetet werden und zwischendurch ruhen, bevor er endlich in den Ofen kommt. Ich habe nun meine festen Abläufe. Am Wochenende backe ich jeweils drei Brote, von denen ich eins davon verschenke.

Solche Brote schmecken noch tagelang frisch; seitdem haben wir keine Reste mehr, die weggeworfen werden.

Inzwischen wandle ich die Rezepte ab und backe in mein Brot hinein, was ich gerade zur Hand habe: Altbrot, das ich zuvor geröstet und wieder zu Mehl gemahlen habe, Haferflocken, Karotten- oder Nussmilchtrester, gekochte Kartoffeln vom Vortag- die Möglichkeiten sind grenzenlos.

Und der absolute Clou für meine Rohkost-Seele: Da ich alle Körner vorher einweiche und wieder in meinem Trockenofen trockne, stelle ich mit diesem bisschen Mehraufwand wertvolle *Essener Brote* aus angekeimten Getreide her – gesünder geht es kaum[53]. Der Geschmack ist unvergleichlich. Da brauche ich keinen Belag mehr: Etwas Butter, bestenfalls Rohmilchbutter, macht den Genuss perfekt. Unbezahlbar.

21. Fermentieren macht lustig

Eine weitere Leidenschaft hat mich gepackt: Das Fermentieren. Es ist unglaublich einfach und hat wie das Brotbacken viele positive Aspekte.

Zu den bekanntesten fermentierten Lebensmitteln zählen Sauerkraut, Käse, Miso (japanische Würzpaste aus Sojabohnen) und Kimchi (koreanische Variante des Sauerkrautes mit Chinakohl).

Unter Fermentation versteht man den natürlichen Prozess der Milchsäuregärung, der in einer sauerstoffarmen Umgebung einsetzt und zu einer Umwandlung von komplexen organischen Stoffen in einfachere Strukturen führt. So werden beispielsweise Kohlenhydrate durch Bakterien in Milchsäure umgewandelt. Es entsteht Kohlendioxid und Kohlensäure und dabei sinkt der pH-Wert im Gemüse.

Die vorhandenen Vitamine bleiben dabei erhalten und es entstehen sogar neue. Milchsäurevergorene Lebensmittel wirken entzündungshemmend und immunisierend. Nebenbei sind sie sanft zu deinem Magen und unterstützen deine Verdauung. Da sie neben gesunden Nährstoffen auch reich an Ballaststoffen sind, machen sie lange satt.

Durch die Fermentation werden Lebensmittel nicht nur gesünder und haltbarer, sondern auch schmackhafter, denn durch die Milchsäurevergärung verdichten und verwandeln sich die Aromen, so dass ganz neue Geschmackserlebnisse entstehen.

Im Prinzip kannst du alles fermentieren, was du auch roh essen kannst. Besonders gängig ist die Gärung bei Gemüse und Getreide. Ich persönlich liebe am meisten fermentierten Knoblauch.

Es funktioniert ganz einfach: Als einzige Zutaten brauchst du Salz und Wasser. Starterkulturen oder ähnliches sind für das ‚wilde Fermentieren' nicht nötig, denn Milchsäurebakterien sind bereits drin; sie leben schließlich überall. Das Salz benötigst du eigentlich nicht für den Gärvorgang an sich, sondern um das Gemüse zu konservieren, bevor die Milchsäuregärung das übernimmt. Außerdem sorgt es dafür, dass das Gemüse nicht matschig wird.

Nachdem du das Salz (etwa 1 Prozent) gleichmäßig in dem kleingeschnittenen Gemüse verteilt hast, gibst du es zusammen mit der entstandenen Flüssigkeit in ein Gefäß und stampfst es fest. Durch das Drücken entweicht die Luft, und der Zellsaft tritt aus dem Gemüse aus. Der Zellsaft bildet zusammen mit dem Salz die Lake und beeinflusst die Fermentation, denn er ist Nahrung für die Mikroorganismen, welche die erste Gärphase einleiten.

Im Anschluss musst du das Gemüse in dem Gefäß beschweren und vollständig mit einer Salzlake bedecken. Danach kommt der Deckel drauf.

Das Beschweren ist sehr wichtig für die Fermentation, damit das Gemüse wirklich unten und so vollständig mit Flüssigkeit bedeckt bleibt. Dies könnte ein großes Kohlblatt übernehmen, auf das du etwas Schweres setzt. Es gibt natürlich auch spezielle Beschwerungssteine oder –Gläser zu kaufen.

Das eingelegte Gemüse lässt du dann etwa eine Woche bei Raumtemperatur stehen, ohne das Gefäß zu öffnen – es darf nämlich kein Sauerstoff eindringen. Unter dieser Flüssigkeitsoberfläche sind die Milchsäurebakterien den anderen Mikroorganismen im Vorteil, denn sie brauchen keinen Sauerstoff zum Überleben. In der Salzlake fühlen sie sich wohl, daher können sie sich schnell durchsetzen und vermehren. Wenn sie erst einmal die Oberhand gewonnen haben, beginnt die zweite Gärphase: Die Milchsäuregärung setzt ein, d.h. die Bakterien bauen die Zucker in Milchsäure ab; jetzt kann das Gemüse nicht mehr schimmeln.

Nun darfst du das Glas wieder kurz öffnen, um zu testen, ob es schon so ist, wie du es am liebsten magst. Vermutlich wirst du ein paar Versuche brauchen, um die optimalen Gärzeiten herauszufinden.

Mit der Zeit wird das Gemüse saurer und seine Konsistenz verändert sich. Fermentiertes Gemüse ist nie ‚fertig', sondern gärt immer fleißig weiter. Sobald es schmeckt, kann das Glas in den Kühlschrank wandern und dort für viele Wochen gelagert werden, weil so die Gärung verlangsamt wird. Der Geschmack bleibt weitestgehend erhalten.

22. Wie viel sollten wir trinken?

Allgemein heißt es, dass wir viel trinken sollten, idealerweise drei Liter am Tag und vorzugsweise Wasser. Allerdings gehen hier bereits die Meinungen auseinander, denn die einen zählen Kaffee, Softdrinks, Säfte und ähnliches dazu, andere wiederum nicht.

Es gibt eine allgemeine Formel, die deinen Wasserbedarf berechnet: *Körpergewicht (in kg) multipliziert mit 0,03 bis 0,06 (je nach Außentemperaturen, körperlicher Anstrengung etc.)* entspricht der Menge an Wasser (in Litern), die über den Tag verteilt getrunken werden sollte.

Wasser ist ein absolut lebensnotwendiger Stoff. Unter anderem brauchen wir Wasser als Transportmittel; es ist unentbehrlich für die Versorgung der Körperzellen durch Nährstoffe und für die Ausscheidung der Abfallstoffe. Deshalb heißt es so schön: Wasser reinigt von innen. Quellwasser oder gefiltertes Wasser solltest du bevorzugen, denn solche Wasser gelten als ‚leer'. Nur leere Flüssigkeiten sind in der Lage, Stoffe aufzunehmen und zu transportieren. Wenn eine Flüssigkeit mit allen möglichen anderen Stoffen und Mineralien gesättigt ist, kann sie diese wichtigen Aufgaben nicht mehr erfüllen.

Bei einem Wassermangel ist die Ernährung der Zellen eingeschränkt. Da sich vermehrt Abfallstoffe ansammeln, dickt unsere Körperflüssigkeit (z.B. Schleim, Blut, Lymphe) ein und das führt zu einer Verstopfung von vielen Kanälen und Höhlen (wie Nase, Stirn, Nasenneben, Ohren etc.).

Als ich mich noch konventionell ernährte, hielt ich mich größtenteils an diese Formel und zwang mich, 2-3 Liter am Tag zu trinken. Wenn man sich erst einmal daran gewöhnt hat und eine gewisse Routine entstanden ist, dann klappt das auch. Allerdings trank ich eher aus Pflichtgefühl und weniger aus Durst. Auch meinen Kindern trichterte ich ein, dass sie viel trinken sollten.

Meine Kleine nahm sich das zu Herzen, da sie unter ständigem Kopfweh und Nasenbluten litt: Mindestens einmal in der Woche schoss ihr das Blut ohne Vorwarnung aus der Nase. Wir waren bereits kurz davor, sie beim Arzt vorzustellen, um ihr die Ader in der Nase veröden zu lassen; doch irgendwie sperrte ich mich dagegen. Schließlich ist jede Art von Ausscheidung ein Befreiungsakt des Körpers und ich sah das Nasenbluten als ein Warnzeichen an, das der Körper geben wollte. Dieses ‚Warnlämpchen' auszuschlagen, indem diese Ader ‚zugemacht' wird, setzte ich gleich mit einem brennenden Haus, bei dem die Notausgangstür verrammelt ist.

Also machte ich mit meiner Tochter einen Deal: sie sollte drei Wochen lang konsequent mindestens 2-3 Liter klares Wasser trinken und ich versprach ihr, Kopfweh und Nasenbluten würden verschwinden – und wenn nicht, konnten wir immer noch zum Arzt gehen. Ich kaufte hierfür extra natriumarmes, stilles Wasser aus Glasfaschen (damals hatten wir noch keine Wasserfilteranlage), gleichzeitig konnte ich sie dazu bewegen, mehr frische Sachen in ihre Ernährung einzubauen.

Tatsächlich mussten wir nicht mehr zum Arzt gehen; sie hatte nämlich seitdem kein Nasenbluten mehr gehabt. Auch das ständige Kopfweh war bis auf ein paar wenige Ausnahmen verschwunden. Wenn es nun auftrat, sprachen wir über den Tag und es stellte sich jedes Mal heraus, dass sie kaum Zeit zum Trinken gefunden hatte.

Seit ich einen großen Rohkostanteil in meine Ernährung eingebaut hatte, fiel es mir jedoch schwer, große Mengen an

Wasser über den Tag verteilt zu trinken; es fühlte sich fast so an, als würde sich mein Körper dagegen sperren. Mit der Zeit verließ ich mich lieber auf mein Gefühl und reduzierte die Trinkmenge. Ich trinke nun etwa vier Mal am Tag ein größeres Glas und zwischendurch nur noch ganz selten.

Eine mögliche Erklärung: Unser Planet besteht zu 70% aus Wasser, genau wie der menschliche Körper. Unbehandelte, frische Nahrung besteht ebenfalls zu 70% aus Wasser. Behandelte Nahrungsmittel werden auch als ‚konzentrierte' Nahrung bezeichnet, weil der Wassergehalt durch Erhitzung oder andere Verfahren erheblich reduziert wird. Da ich nun durch meine neue Lebensweise viel mehr Nahrung mit einem hohen, natürlichen Wassergehalt zu mir nehme, decke ich den meisten Bedarf wohl mit dem, was ich esse.

Durch die Rohkost bin ich viel feinstofflicher geworden, dabei habe ich gelernt, auf meinen Körper zu hören. Deshalb fühle ich mich in der Lage, richtigen Durst zu spüren und dem nachzugeben.

Zuerst hörte ich auf, zum Essen etwas zu trinken; das wollte ich schon als Kind nicht. Ich kann mich noch an die Worte meiner Oma erinnern: *„Kind, trink was, dann rutscht dein Essen besser!"*, also gewöhnte ich mir das Trinken zum Essen an, weil man das eben so machte. Und nun gewöhnte ich mir das wieder ab, und es geht mir sehr gut damit. Wenn ich jetzt esse, dann trinke ich nicht, und wenn ich trinke, dann esse ich nicht (natürlich mit Ausnahmen, wenn wir zum Beispiel mit Freunden unterwegs sind oder essen gehen: Dann ist Ego-Time und der ‚Gesund-Modus' wird kurz ausgeschaltet, zumal ich dann sowieso meist Alkohol zum Essen trinke).

Grundsätzlich ist es sinnvoller, vor dem Essen zu trinken als nach dem Essen, denn sonst wird die Magensäure verdünnt und das erschwert die Magentätigkeit. Kalte Getränke während des Essens quälen den Körper zusätzlich, denn Kaltes zieht den Magen zusammen. Ein warmes Getränk hingegen dehnt sich aus und kurbelt die Magensäure-Produktion an, deshalb sind Suppen als warme Vorspeisen so beliebt.

Die beste Lösung für unseren Körper ist also, sich das Wasser aus der frischen Nahrung zu ziehen, die er bekommt. Die zweite Wahl wäre sauberes Wasser und ungesüßte Tees. Zur letzten Wahl gehören kohlensäurehaltige Mineralwässer und Limonaden. Säfte, Milch, Kakao, usw. solltest du nicht als Getränk sehen, sondern als Nahrungsmittel. Kaffee, schwarzer Tee, Bier und Wein sind auch keine Getränke, sondern Genussmittel.

23. Vitamin D3

Neben dem Vitamin B12 gibt ein weiteres Vitamin, an dessen Mangel hierzulande viele leiden: Das *Vitamin D* (eigentlich heißt es D3). Der Bedarf an Vitamin D lässt sich kaum über unsere Nahrung abdecken. Genaugenommen ist das Vitamin D gar kein richtiges Vitamin, denn unser Körper kann es selbst herstellen. Für die Vitamin D-Produktion braucht er jedoch die Hilfe von Sonnenstrahlen, und darin liegt in unseren Breitengraden die Schwierigkeit – die durch unsere moderne Lebensweise noch verstärkt wird.

Durch *UVB* (Ultraviolette B)-Bestrahlung der Haut wird die Vitamin-D-Bildung angeregt. Um jedoch genügend Vitamin D zu produzieren, müssten wir täglich etwa eine halbe Stunde in der Mittagszeit sonnenbaden – und das nackt, von jeder Seite. Einfach mal das Gesicht und die Hände in die Abendsonne zu strecken, reicht bei Weitem nicht aus. Außerdem blockieren Sonnenschutzmittel hauptsächlich die UVB-Strahlung und verhindern somit die Vitamin-D-Bildung.

Vitamin D ist essenziell für den Körper, damit er Kalzium aufnehmen kann. Das aus der Nahrung aufgenommene Kalzium wird so in die Knochen eingearbeitet und nicht in den Arterien deponiert. Selbst wenn wir viel kalziumreiche Nahrung essen, wird die Aufnahme von Kalzium durch den Vitamin-D-Spiegel und das Säure-Basen-Gleichgewicht beeinflusst.

Für die Kalziumaufnahme ist jedoch nicht nur das Vitamin D unentbehrlich, sondern es müssen gleichzeitig auch Vitamin K und Magnesium präsent sein. Die Vitamine K2 und D3 wirken zusammen synergistisch. Magnesium und Vitamin K erhalten wir in der Natur von grünen Blättern, denn Chlorophyll ist reich an Vitamin K und Magnesium. Die besten Kalziumquellen sind Früchte, Gemüse und Salate; sie haben eine hohe Kalziumdichte, sind basisch und enthalten zudem viel Magnesium.

Ist die Kalziumversorgung aufgrund eines Vitamin-D-Mangels gestört, wird eine Reihe von Kettenreaktionen und Beschwerden ausgelöst, die den Folgen einer Übersäuerung ähneln. Ein Vitamin-D-Mangel kann deshalb zu zahlreichen Beschwerden führen:

Betroffen sind Muskulatur (Krämpfe und Schmerzen), Skelett (Osteoporose, Erweichung und Deformation der Knochen) und Nervensystem (Schlafstörungen, Kopfschmerzen, Konzentrations- und Koordinationsstörungen, Verhaltensveränderungen). Aber auch dauernde Erschöpfung und Niedergeschlagenheit, Kraftlosigkeit, Antriebslosigkeit, Kreislauf- und Durchblutungsstörungen und ein Kältegefühl besonders an Händen und Füßen können ein Zeichen von Vitamin-D-Mangel sein.

Ein schwaches Immunsystem hängt auch mit Vitamin D-Mangel zusammen. Es gibt zahlreiche Ärzte, die sich die ‚Grippesaison' im Frühjahr durch den Abfall des Vitamin D-Spiegels in der dunklen Jahreszeit erklären. Der Beginn lässt sich oft noch durch den Winterurlaub in der Karibik abfedern, doch spätestens ab März sind die Speicher vollends aufgebraucht, so dass das Immunsystem den Grippeviren nichts mehr entgegenzusetzen hat.

Eigentlich können wir davon ausgehen, dass wir alle mehr oder weniger unter einem Mangel leiden, deshalb kann es sinnvoll sein, seinen Vitamin-D-Spiegel zu kennen. Ein Hausarzt veranlasst auf Anfrage die Ermittlung des Vitamin-D-Spiegels, aber das ist keine Kassenleistung und der Test kostet etwa 30 Euro. Es genügt übrigens, wenn du dir den *Calcidiol-*

Wert bestimmen lässt. So heißt die Kurzform von *25-Hydroxy-Cholecaliferol (25-OH-D_3)*, das ist die inaktive Speicherform von Vitamin D. Dieser Wert zeigt, wie gut die Speicher gefüllt sind.

Allerdings gibt es unterschiedliche Expertenmeinungen darüber, wie ein normaler, natürlicher und optimaler Vitaminspiegel aussehen sollte.

Oft wird der optimale Spiegel von 25-OH-Vitamin-D zwischen 30 und 40 µg/l angegeben, denn bei einem Wert unter 30 µg/l sinkt die Kalziumaufnahme bereits deutlich ab.

Der Vitaminspiegel im Blut kann mit verschiedenen Parametern angegeben werden: 1 µg/l (Mikrogramm pro Liter) ist das Gleiche wie 1 ng/ml (Nanogramm pro Milliliter) und entspricht 2,5 nmol/l (Nanomol pro Liter). Die Labore geben meist das Ergebnis in nmol/l an; diesen Wert musst du also nur durch 2,5 teilen, um auf den Wert in ng/ml zu kommen. Das Vitamin D3-Präparat wird in Mikrogramm oder Internationalen Einheiten (IE) angegeben (1 µg entsprechen 40 IE).

Die tägliche Einnahmemenge von ca. 2000 IE wird häufig als ausreichend angesehen, doch es gibt etliche Ärzte, die diesen Wert für viel zu niedrig halten. Einer davon heißt Dr. med. Raimund von Helden. In seinem Buch *„Gesund in sieben Tagen – Erfolge mit der Vitamin-D-Therapie"*, erklärt er, wie wichtig Vitamin D für die Wiedergewinnung und Erhaltung unserer Gesundheit ist. In seinem lesenswerten Werk beschreibt er seine Erfahrungen, die er in seiner eigenen Praxis gemacht und dokumentiert hat. Seine Berechnungsformeln für die Vitamin-D3-Zugabe sind im Praxisalltag durch Erfahrungswerte entstanden. Die Berechnung des Wertes bezieht einige Parameter mit ein, doch größtenteils empfiehlt er einen Vitamin-D-Spiegel von 50 ng/ml und mehr. Um diesen zu erreichen, rät er zu einer Anfangstherapie durch extrem hohe Gaben von Vitamin D3. Die Dosis könnte je nach Ausgangswert locker 300 000 IE und mehr betragen. Nach etwa einer Woche geht es dann über in die Dauertherapie, um den Vitamin D-Spiegel aufrechtzuerhalten. In der Berechnung für die Tagesdosis wird das Körpergewicht mit eingezogen.

Eine Vitamin D-Therapie ist übrigens sehr preisgünstig. Meine Lieben und ich nehmen seit unserer hohen Anfangsdosis nun täglich etwa 5000 Einheiten Vitamin D3 kombiniert mit 200 µg Vitamin K2 ein, und eine solche Therapie kostet keine 30 Euro im Jahr.

Falls du deinen Vitaminspiegel nicht durch ein Labor ermitteln lassen möchtest, kannst du ihn auch auf von Heldens Webseite unter *www.VitaminDSpiegel.de* kostenlos schätzen lassen. Dort finden sich auch die Umrechnungsformeln und Empfehlungen für günstige Vitamin-D3-Präparate.

24. Wer länger sitzt, ist früher tot

Nun sind wir schon fast am Ende dieses Buches angelangt. Abschließend möchte ich noch ein paar Worte über Bewegung verlieren, denn Bewegung ist für ein gesundes Leben genauso wichtig wie nährstoffreiches Essen.

Bewegung bedeutet Lebensqualität. Viele halten die Bewegung nur deshalb für wichtig und gesund, weil sie Übergewicht und somit vielen Krankheiten vorbeugen soll. Ich hoffe, ich konnte ich dich inzwischen von diesem Denken abbringen, denn Bewegung bewirkt so viel mehr als nur Kalorienverbrennung und Muskelaufbau:

Körperliche Betätigung stimuliert die Vermehrung unserer Mitochondrien. Mehr Mitochondrien besitzen natürlich ein größeres Potential, Energie zu produzieren, und je mehr von ihnen in den Zellen vorhanden sind, desto weniger geraten sie in Gefahr, überlastet und geschädigt zu werden.

Auch unser Hirn braucht die Bewegung, denn unsere Muskulatur beschäftigt etwa 80% des gesamten Gehirns. Wenn das Gehirn aber nicht mehr gebraucht wird, bildet es sich zurück. Gerne übernehme ich ein Zitat von Prof. Dr. Spitz: *„Wer mit 50 keinen Hintern in der Hose hat, der hat mit 70 kein Hirn mehr im Kopf"*. Warum? Der Pomuskel hält uns aufrecht; er hat aus uns Menschen gemacht. Bewegungsmangel lässt den Hintern schrumpfen – und in der Folge das Gehirn.

Bewegung erhöht außerdem die Serotoninkonzentration im Gehirn. Der Mangel an Serotonin, unserem Glückshormon, gilt als mögliche Ursache für Depressionen und auch für unkontrollierbaren Appetit.

Gelenkknorpel und Gelenkflüssigkeit sind nicht an unserem Versorgungssystem angeschlossen, das heißt, ihre Ernährung erfolgt ausschließlich über Be- und Entlastung (also Bewegung des Gelenkes). Knorpelgewebe verhält sich wie ein Schwamm, der seinen Müll loslässt, wenn er zusammengedrückt wird und dann neue Nährstoffe aufsaugt, wenn er sich bei Entlastung wieder aufplustert. Deshalb ist Schonung eines Gelenks bei Arthrose oft die schlechteste Wahl, weil das den Knorpelschwund noch mehr vorantreibt.

Bewegungsmangel gilt als Risikofaktor für viele chronische Krankheiten. Doch die Anregung, Sport zu treiben ist zu pauschal. Welche Art der Bewegung ist sinnvoll? Täglich mindestens 10000 Schritte sind empfohlen, aber mal ehrlich: Schaffst du das? Je nach Schrittlänge sind das mindestens 7 Kilometer; wenn du nicht gerade im Verkauf arbeitest oder einen Hund hast, wird das im Alltag schon schwierig.

Ich bewundere Menschen, die es nach der Arbeit schaffen, noch „ein paar Runden zu drehen", sei es durch joggen oder walken oder sonstigem. Oft höre ich von Läufern, dass sie „das brauchen" und „laufen, um den Kopf freizukriegen", das finde ich sensationell und hätte es auch gerne.

Viele Jogger sind jedoch der Ansicht, dass es völlig ausreicht, wenn sie ihren Sport mehrmals in der Woche ausüben, um ihre Gesundheit zu erhalten. Doch leider ist das zu wenig: Nicht nur die Regelmäßigkeit und Dauer der Bewegung ist für unseren Körper lebenswichtig, sondern auch ihre Qualität. Natürlich sollest du bei jeder Gelegenheit gehen oder laufen und das Fahrrad oder die Treppe nehmen, denn darüber freut sich dein Herz-Kreislaufsystem sehr. Allerdings sind diese Maßnahmen sehr einseitig und zielen fast alle auf den Hüftbeuger (der Muskel, der das Bein hebt) ab. Dieser Hüftbeuger (auch *Musculus iliopsoas*, kurz *Psoas* genannt) wird durchs

Sitzen den ganzen Tag beansprucht, und wenn er abends noch durch Joggen, Fahrradfahren oder Step-Aerobic etc. trainiert wird, das ist das eindeutig zu viel des Guten.

Unsere Gelenke haben weit größere Bewegungswinkel, als wir in unserem zivilisierten Leben nutzen. Früher mussten wir Speere werfen und auf Bäume klettern, heute brauchen wir kaum noch den Arm anzuheben, wenn wir zur Fernbedienung greifen. Unser Körper ist für das viele Sitzen und Rumgammeln nicht gemacht. Gelenke, Muskeln und Faszien müssen regelmäßig und in ihrem vollen Umfang beansprucht werden, sonst passen sie sich unserm Lebensstil an und verkümmern.

Bewegung sollte mehr sein als immer nur: „Bein hoch, Bein vor". Doch genau das passiert beim Laufen: Nur ein kleiner Winkel unserer Gelenke wird ausgenutzt, der Rest bleibt unbeansprucht – und das ist nicht gut. Wichtig ist zunächst einmal: Wenn ein Muskel derart einseitig trainiert wird, dann muss unbedingt auch sein Gegenspieler (der Muskel, der sich auf der gegenüberliegenden Seite dehnt, während der trainierte Muskel sich zusammenzieht) trainiert werden. Im Gegenzug muss der trainierte Muskel, der also häufig anspannt, auch gedehnt werden. Doch wer macht das schon?

Stretching empfinden die meisten als lästig. In Spinning- oder Step-Aerobic-Kursen, wird im ‚Cool-down' am Ende häufig nur ein paar Minuten gedehnt, wenn überhaupt.

Ich beobachte regelmäßig an den Pfälzer Waldhütten, dass Menschen japsend den Berg hochsteigen und sich oben sofort erleichtert auf eine Bank plumpsen lassen, um zu verschnaufen. Wenn ich nach einem Aufstieg ordentlich die Beine dehne und in alle Richtungen bewege, werde ich oft verständnislos oder belustigt angeschaut. Selbst mein Mann nimmt dann gerne Reißaus. Mitmachen ist ihm zu peinlich, deshalb verzieht er sich lieber gleich an den Weinausschank. Dabei ist es ungeheuer wichtig, die Muskeln, die so einseitig belastet wurden, in die andere Richtung zu dehnen, solange sie noch ‚warm' sind!

Rückbeugen mögen die meisten von uns nicht. Und doch sind Rückbeugen eine Wohltat für die Wirbelsäule, wir dehnen damit die Körpervorderseite und wecken die Bauchmuskeln. Dabei jubiliert auch unser Hüftbeuger, der sich dadurch von seiner Daueranspannung erholen darf. Wir verbringen fast den ganzen Tag in einer Vorbeuge, denn wir sitzen oft so da: Leicht nach vorne gebeugt, das Becken kippt nach hinten, die Schultern fallen nach vorne, Brustmuskel, Bauchmuskel sind dadurch verkürzt und der Hüftbeuger ständig in Alarmbereitschaft.

Der Psoas ist direkt an unser *Reptiliengehirn* angeschlossen, deshalb kennt er nur „alles oder nichts". Der Urmensch musste oft um sein Leben rennen, da konnte er vorher nicht nachdenken und analysieren, ob die Situation nun ‚leicht gefährlich' oder ‚lebensgefährlich' war. Es gab nur die eine Option: Erst mal weg hier. Wenn wir heute am Schreibtisch sitzen und einen nervigen Anruf erhalten, dann spannt der Psoas an und macht sich bereit zum Fliehen, wie vor tausenden Jahren schon. Der Hüftbeuger weiß nicht, dass dich gerade nur ein unangenehmer Mensch ärgert, für ihn bedeutet Stress (in welcher Form auch immer) Gefahr. Der Psoas wird auch als *Seelenmuskel*, bezeichnet. Er leidet am allermeisten unter unserer modernen Lebensweise, denn er kommt kaum noch zum Entspannen.

Ähnlich geht es unserer Nackenmuskulatur. Viele Menschen halten ihre Schultern ständig hochgezogen. Ich erlebe bei meinen Yogaschülern, dass viele Schwierigkeiten haben, aufrecht zu stehen. „Brust raus, Bauch rein, Schultern tief", empfinden die meisten als anstrengend und unangenehm. Das liegt daran, dass sich unser fasziales System an unsere Lebensweise anpasst. Wir formen unseren Körper durch unser Bewegungsprofil, und da wir fast den gesamten Tag in einer Schonhaltung verbringen, gleichen sich Muskeln und Faszien entsprechend an.

Die gute Nachricht ist: Muskeln sind sehr dankbar. Sie reagieren sofort auf neue Impulse und sind allzeit bereit. Bei einem Training bauen sie sehr schnell auf (umgekehrt gilt das leider auch, sie bauen sehr schnell wieder ab, sobald die Pausen wieder dominieren). Unsere Faszien brauchen da etwas länger. Im Grunde genommen sind es nicht die Muskeln, die ‚verkürzen', sondern die Faszien. Sie umhüllen die Muskeln und enden in den Sehnen, die wiederum mit den Knochen verbunden sind. Wenn die Muskeln schneller wachsen, als die Faszien nachgeben können, wirken Spannungen auf den Muskel, was sehr unangenehm ist.

In Rindfleisch können wir die Faszien in Form von Sehnen und ‚Muskelhüllen' besonders gut sehen: das sind sie weißen Substanzen, die sich durch das Fleisch ziehen. Die Sehnen sind Faszienbündel; mal mehr, mal weniger dick. Manche davon sind so fest, dass sie sich nicht durchbeißen lassen – da gibt es nur zwei Möglichkeiten: Rausschneiden oder runterschlucken.

Aber die Faszien sind nicht nur Hüllen für unsere Muskeln, Knochen, Gelenke oder Organe, sie spielen eine viel größere Rolle für unsere Gesundheit – deshalb werde ich noch etwas weiter ausholen:

Faszien

Was wir früher unter ‚Bindegewebe' verstanden haben, nennen wir heute *Faszie*. Neben dieser Neubenennung im Jahre 2007 wurde bei dem internationalen Faszienkongress in Vancouver auch die Bedeutung der Faszien viel höher eingestuft als vorher. Immerhin beträgt der Anteil der Faszie im Menschen etwa ein Fünftel, also 20 Prozent.

Ich erwähnte die Faszien bereits kurz, als ich unser ‚Biotop' erklärte. Die Anzahl unserer Körperzellen (80 Billionen und mehr) ist alleine schon unvorstellbar, doch wenn dann noch hinzukommt, dass jede einzelne Zelle, die in der Zellflüssigkeit schwimmt, durch einen Faszienfaden mit jeder anderen Zelle verbunden ist, steigt ein Verstand gerne mal aus.

Im Grunde genommen gibt es nur eine einzige Faszie, weil alle Faszien im Körper zusammenhängen. Das Fasziensystem umfasst Zellwände, Sehnen und Lymphe. Es koppelt alle

Strukturen – auch weit voneinander entfernte – im Körper zusammen und bildet ein feinmaschiges Geflecht, das alle Muskeln, Knochen, Organe usw. umhüllt und durchdringt. Durch diese Vernetzung kann es vorkommen, dass der gefühlte Schmerz und dessen Ursache an völlig unterschiedlichen Stellen liegen.

Dieses unglaubliche Netz, das alles mit allem verbindet, ist maßgeblich für unsere Körperform. Würden aus einem Körper alle Organe und Muskeln entnommen werden, behielte er trotzdem seine Gestalt, da sie von den Faszien aufrechterhalten wird. Würden stattdessen nur die Faszien entnommen werden, würde der Körper mitsamt seinen Muskeln und Organen wie ein Puddinghaufen zusammensacken.

Erinnerst du dich an die Biophotonen (siehe Seite 150)? Das Licht braucht als Informationsträger zur Verbreitung ein Netzgefüge, und dafür nutzt es dieses gigantische Faszien-System. Die fasziale Struktur ist transparent und eignet sich zur Lichtbrechung. Vielleicht ist dir schon einmal aufgefallen, dass die Sehnen im Fleisch in Regenbogenfarben schillern?

Nebenbei bemerkt laufen die Meridiane entlang der Haupt-Faszienstrukturen. Durch diese Leitbahnen werden die Lichtsignale in den Organen gebündelt. Ich stelle sie mir wie Glasfaserkabel vor, die nichts anderes als Leitungen für Informationsträger sind.

Die Faszie ist an unser Nervensystem angeschlossen und gilt als Sinnesorgan. Sie enthält Rezeptoren, die Informationen verarbeiten und weiterleiten. Dabei reagieren sie auch sensibel auf psychischen Stress.

Dieses unvorstellbare Netz dieser Faszienfäden formt also unseren Körper und dient zur Informationsübertragung, aus diesem Grunde ist es für unser Wohlbefinden ungeheuer wichtig, dass sich unsere Faszie in einem guten Zustand befindet.

Idealerweise sind die einzelnen Fasern der Faszien wie ein Scherengitter ausgerichtet, so bleiben sie dehnbar und gleichzeitig reißfest. Sicher hast du schon etwas von ‚Verklebungen' und ‚Blockaden' oder ‚Triggerpunkten' gehört. An diesen Stellen haben wir kein geordnetes Fasziengitternetz mehr, sondern einen Klumpen aus Chaos. So ein Knäuel entsteht durch Stress, übermäßige Anspannung, Bewegungsmangel, Verletzungen, einen niedrigen pH-Wert (Übersäuerung) und ähnlichen Geschichten, die im Leben keinen Spaß machen. Um zu verstehen, was diese Verklebungen bedeuten, kannst du dir einen Wollpulli vorstellen, der zu heiß gewaschen wurde. Die Fasern klumpen zusammen und verlieren an Elastizität. Sie verkleben mit dem, was sie geschmeidig umhüllen sollen und blockieren somit die Gleitfähigkeit.

Solche Blockaden sind sehr schmerzhaft, und noch schmerzhafter wird es, wenn ein Masseur diese Verklebungen wieder lösen will. Das schafft er nur mit viel Druck und kräftigem Schieben. Einen ähnlichen Effekt erzielen Faszienrollen, die an den entsprechenden Stellen unglaubliche Qualen auslösen können.

Ein verfilzter Wollpulli ist viel kleiner als im Urzustand. Bügelst du diesen Pulli, so presst du die Faserklumpen zusammen, und der Pulli gewinnt wieder ein bisschen an Größe zurück. Allerdings bleibt er verfilzt und er wird nie mehr so schön fluffig, wie er einmal war. Bei den Faszien ist es ähnlich. Die Faszienrollen vergrößern die Oberfläche der verfilzen Faszie wieder und nehmen damit ein wenig die Spannung aus dem System. Letztendlich ist es mit Rollen und Massieren allein aber nicht getan, denn es regt lediglich die Reparaturvorgänge an.

Springen, hüpfen und den ganzen Körper zu dehnen ist dank dem Faszientraining nach Dr. Robert Schleip endlich wieder erlaubt, denn lange Zeit waren solche Bewegungsformen verpönt. Bis zu meiner Trainerausbildung in Fitness und Gesundheitssport im Jahre 2016 hatte sich bereits viel verändert: Wir lockerten die Faszien nicht nur durch Abklopfen und Dehnung, Federn und Wippen, sondern wir nutzen auch den Sprungfedermechanismus unserer Sehnen aus, den sogenannten *Katapult-Effekt* (die kraftvollste Faszie ist übrigens die Achillessehne).

Wenn wir die Erneuerung der Faszie bewirken wollen, müssen wir ein neues Bewegungsmuster mit speziellen Trainingsreizen erlernen, bei denen alle Bewegungswinkel der Gelenke voll ausgenutzt werden.

Die Baumeister für die Faszien sind die *Fibroblasten,* das sind Zellen, die neue Faszienfäden spinnen. Tatsächlich erinnern die Fibroblasten an kleine Spinnentierchen.

Je nach Bewegung kommt die Zwischenzellflüssigkeit in Fahrt. Mit ihren Flimmerhärchen checken die Fibroblasten das Fließverhalten der Lymphe, was quasi den Bauplan für die neue Körperstruktur liefert. Nach diesem Plan verdichten sie das Netz, flechten einige Fäden enger oder nehmen woanders was weg.

Elastin und *Kollagen*, aus denen Faszien hauptsächlich bestehen, müssen langsam aufgebaut werden, deshalb dauert es etwa 6-24 Monate, bis ein Fasziennetzwerk durch ein neues, geschmeidiges ausgetauscht ist. Aber das lohnt sich.

An den Triggerpunkten ist die Schädigung bereits sehr weit fortgeschritten, doch auch an Stellen, die nicht schmerzen, kann die Struktur des Fasziennetzes verhärtet oder verfilzt sein.

Wir erinnern uns, dass in diesem allumfassenden, dreidimensionalen Spinnennetz all unsere Zellen eingebettet sind. Und zwischen diesen Zellen und Netzfäden befindet sich die Lymphe. Über die Zwischenzellflüssigkeit und ihre Wichtigkeit hast du bereits viel gelernt, deshalb wirst du dir leicht vorstellen können, das all die Vorgänge, die in der Lymphe ablaufen, erheblich gestört sind, wenn die Faszienfäden in einem verfilzen Knäuel statt einem geordneten, durchlässigen Scherengitter vorliegen. Wäre die Übersäuerung und Vermüllung der Lymphe nicht schon schlimm genug, so ist der Körper kaum imstande, sich von dem ganzen Müll zu befreien, wenn der Dreck regelrecht in einem wilden Fasziengewirr ‚feststeckt'.

Im Idealfall haben wir ein durchlässiges Fasziennetz, durch das eine gesunde Lymphe fließt, in der die Nährstoffe zu den

Zellen strömen und die Abfallstoffe abtransportiert werden. Eine übersäuerte Lymphe ist dickflüssiger, was diesen Prozess bereits erschwert, und verklebte Faszien wirken wie eine Barriere. Müll, der sich darin ansammelt, kann kaum noch herausfließen, und wichtige Nährstoffe kommen nur schwer in diese Gegend.

Das Ganze wird durch Bewegungsmangel natürlich verschärft, denn wie in jedem stehenden Gewässer gerät das Biotop leicht in Gefahr, zu ‚kippen'.

Unsere Lymphe muss in Bewegung bleiben, und dafür sind wir selbst verantwortlich. Die Zwischenzellflüssigkeit hat keine Pumpe so wie unser Blut, und eigentlich kennt sie nur eine Richtung: Die Schwerkraft zieht sie nach unten. Deshalb denke beim Sport bitte nicht mehr an Kalorienverbrennen, sondern an ein ‚lymphfreundliches' Bewegungsmuster. Reck dich, streck dich, schüttel dich, hüfe, dehne, tanze, nutze deine Gelenke aus und bleibe nicht stehen, denn: Stillstand ist der Tod.

Teil V: Leben mit Genuss

Die Biografie meiner Gesundheit, Teil 5

„Mit grünen Smoothies und Wildkräutern ist eine weitere Konstante hinzugekommen, die mein Leben sehr bereichert. Die Gelegenheit zum Smoothietrinken findet sich eigentlich immer, selbst wenn wir unterwegs sind oder Gäste haben.

Natürlich hast du mit einem grünen Smoothie ein völlig anderes Genusserlebnis, als mit einem Jägerschnitzel. Frisches Grünzeug enthält keine Suchtstoffe, was bedeutet, dass dein Geschmacksinn nicht in einen künstlichen Glücksrausch fällt. Ein grüner Smoothie ist ehrlich und natürlich; und so schmeckt er eben auch.

Wenn du eine Weile viel Rohes und Lebendiges genossen hast, wirst du Dinge spüren, die dir vorher verschlossen geblieben sind. Deshalb stellt sich nach dem Genuss eines Smoothies eine unglaubliche Befriedigung ein, bei der du merkst, wie deine Zellen wohlig seufzen.

Übrigens habe ich keine ungesunden Dinge aus meinem Speiseplan gestrichen. Aber ich habe viele leckere und gesunde Dinge hinzugefügt. Die Rohköstler überzeugten mich primär mit dem Geschmack und erst danach mit dem Gesundheitsaspekt. Frische, lebendige Sachen schmecken unglaublich lecker, und das Vergnügen ist völlig anders als mit Essen, das mit Stimulanzien überladen ist. Oft sind es ganz einfache Rezepte mit wenigen Zutaten, mit denen rohe Lebensmittel in köstliche Speisen verwandelt werden können. So einfach, dass es mich wundert, dass sie noch so unbekannt sind. Aufwendige Gourmet-Rohkost ist natürlich der Hit, doch die meisten Rohköstler ernähren sich im Alltag recht einfach und nutzen die Sahnehäubchen an besonderen Tagen.

Ich habe also meinen Speiseplan mit schmackhafter Rohkost aufgefüllt – da bleibt für das Ungesunde kaum noch Platz. Von ganz alleine hat sich mein Fastfood-, Fleisch-, Wurst-, Weiß-

mehl- und Zuckerkonsum auf ein absolutes Minimum reduziert, ohne dass ich irgendwelche Gelüste unterdrücken muss.

Es gibt ein paar Dinge, an die ich mich streng halte: Morgens nach dem Aufstehen trinke ich einen Grassaft (am Wochenende auch gerne einen frisch gepressten Wildkräutersaft). Einen grünen Smoothie gibt es täglich; Obst und grüne Smoothies nehme ich nüchtern oder erst über eine Stunde nach dem letzten Essen zu mir. Danach warte ich mindestens eine halbe Stunde, bevor ich etwas anders esse oder trinke.

Ich achte darauf, dass ich regelmäßig Bitterkräuter (zum Beispiel Schwedentropfen oder „Heidelbergers 7 Kräuter" als Pulver) und Flohsamen einnehme. Regelmäßig gibt es einen Lubrikator, ein Frischkorngericht und köstliches, selbstgebackenes Vollkornbrot. Wenn irgend möglich, beende ich das Abendessen gegen 18 Uhr, damit ich den 16:8-Intervall einhalten kann.

Das zu beherzigen fällt mir nicht schwer, denn ich weiß, wie wichtig diese Maßnahmen sind. Erst, wenn mein Körper gut versorgt ist, darf sich abends oder am Wochenende mein Ego austoben – und das kann es verdammt gut! Ich zügle das Ego jedoch nicht mehr, denn damit habe ich mich ein Leben lang gequält. Ich musste mich beim Essen immer zusammenreißen und hatte ein schlechtes Gewissen, wenn ich es mal wieder nicht schaffte. Ich wusste ja nicht, dass ich durch winkendes Essen fremdbestimmt bin und Suchtstoffe für meine ‚Disziplinlosigkeit' verantwortlich sind.

Das einzige, unter dem ich heute noch leide, ist ein heftiges Magendrücken, nachdem ich der Sucht freien Lauf gelassen habe und ein klassischer Fressflash die Folge war. Hinterher denke ich oft: „Das war ja mal wieder total unnötig!", und ekle mich fast vor dem länger anhaltenden Nachgeschmack; vor allem, wenn ich oft aufstoßen muss. Wenn ich Egofutter esse, geht es mir hinterher nicht gut. Mein Darm rumort und ich fühle mich, als hätte mir jemand überall Bleigewichte umgeschnallt. Natürlich kann ich mich noch bewegen und alles tun, was ich tun will, doch ich fühle mich ausgebremst. Ähnlich geht übrigens meiner Laune. Irgendwie ist da immer das Gefühl, als liege etwas auf meinem Gemüt. Nudeln wirken übrigens am extremsten, sie machen mich unendlich müde, lustlos und übellaunig.

Das sind Erfahrungen, die ich jetzt zulasse – mit dem Ergebnis, dass sie weniger werden. Die Gelüste auf verarbeitetes Essen nehmen langsam ab, weil ich ja genau weiß, wie das immer endet.

Der Genuss steht beim Essen jetzt im Vordergrund. Ich versuche, Genuss-Killer wie Ablenkungen und Reizüberflutung zu vermeiden. Nie mehr schiebe ich mir einfach etwas in den Mund, ohne dies bewusst zu erleben. Früher kriegte ich oft gar nicht richtig mit, dass ich was esse, weil meine Gedanken mal wieder ganz woanders waren. Heute konzentriere ich mich auf mein Essen und auf das Vergnügen, das ich dabei habe; ganz besonders, wenn ich Egofutter esse. Das Ego möchte nämlich vom Essen abgelenkt werden, doch da bleibe ich streng: „Mein Freund, du wolltest das unbedingt haben, nun bleibst du auch dabei, bis es gegessen ist!" Und da sich mein Ego dabei ziemlich langweilt, kommt es immer seltener vor, dass ich Lust auf Egofutter habe, wenn ich alleine esse.

Oft verbinden wir Essen mit Erinnerungen und erlebten Glücksgefühlen. Bei guter Gesellschaft oder im Zusammenhang mit schönen Situationen ist nicht nur das Essen fürs Genusserlebnis verantwortlich – das Gesamtpaket macht es aus.

Fleischwurst liebte ich schon immer; das hat vermutlich mit dem unbeschreiblichen Glückgefühl zu tun, dass mich als kleines Kind immer überflutete, wenn mir die nette Wurstverkäuferin ein Stück Fleischwurst in die Hand gedrückt hatte. Die Konditionierung beginnt ja schon sehr früh... Die beste Fleischwurst meines Lebens habe ich als Teeny gegessen, als ich das erste Mal mit meiner Oma zur Weinlese durfte. Die Trauben wurden mit der Hand von den Reben geschnitten; die Arbeit war sehr anstrengend und es war kalt, aber ich hielt tapfer durch. In der Mittagspause saßen wir windgeschützt in einem alten Bauwagen. Ich war völlig erschöpft und durchgefroren, aber stolz, dass ich mitgehalten hatte; immerhin verdiente ich ein paar Mark dabei (ich sparte für ein neues Fahrrad). Jemand brachte einen

Topf mit dampfend heißen Pellkartoffeln für alle. Jeder hatte etwas dabei, und so gab es Fleischwurst, Leberwurst und andere Pfälzer ‚Hausmacher' Wurst, Quark, Gurken und vieles mehr. Ich erinnere mich heute noch gerne daran, und die allergleiche Fleischwurst hatte nie mehr so gut geschmeckt wie an diesem Tag. Ich saß in diesem Bauwagen, eingewickelt in eine Decke, überglücklich und stolz; und diese Fleischwurst war der Inbegriff des Paradieses.

Ausgerechnet Fleischwurst, von der ich ja inzwischen weiß, dass es kaum ein ungesünderes Nahrungsmittel gibt. Aber nicht zuletzt hängen so viele schöne Erinnerungen dran, dass ich mir diese ‚Sünde' manchmal von Herzen gönne; es ist dann das reinste Seelen-Futter.

Die positiven Gefühle und Energien, die dabei entstehen, sind ebenfalls wichtig für die Gesundheit. Der Trick ist, das bewusst zu tun und dabei achtsam zu bleiben.

Mit dieser Lebensweise komme ich sehr gut klar. Ich achte darauf, was ich esse, doch ich genieße mein Egofutter weiterhin – natürlich längst nicht mehr so oft wie früher, weil ich das gar nicht mehr will. Allerdings kann ich mir das ‚leisten', weil ich gesund bin. Wäre ich krank, würde ich mit Sicherheit eine andere Taktik verfolgen.

Wie ich mit dem Egofutter umgehe, sollte kein universeller Ratschlag sein. Ich stehe zu meiner Sucht und lebe mit ihr, denn ich habe sie auf diese Weise recht gut im Griff. Bei manchen Menschen ist die Sucht jedoch so stark, dass so ein ‚halbherziges' Vorgehen bei ihnen nicht funktionieren würde.

Wenn du dich eher als zwanghafter Esser bezeichnen würdest, so ist es vielleicht notwendig, auf die begehrten Lebensmittel zunächst komplett zu verzichten. Die ersten beiden Wochen könnten schlimm werden (es kommt einem Entzug gleich), doch in der Regel sollten dann die Gelüste allmählich nachlassen.

Mehrmals im Jahr führe ich nun diverse Fasten- oder Körperreinigungskuren durch, die für mich immer ein ganz besonderes Highlight darstellen. Ich nutze die Zeit zur inneren Ein-

kehr und zum Entschleunigung. Dann bin ich mit meinem geliebten Körper noch enger vereint als sonst und finde wieder den Blick fürs Wesentliche. Und natürlich geht es mir danach unglaublich gut.

Nachdem auch mein Mann zu einer Leberreinigung mit Gesundheitsseminar im Thüringer Wald gewesen war (freiwillig, wohlgemerkt), fuhr ich ein zweites Mal zu Florian Sauer. Florian bietet inzwischen eine Ausbildung zum Detox-Coach an. Ich bin so dankbar, dass er seine Teilnehmer an seinem großartigen Wissensschatz teilhaben lässt und stolz darauf, zu seinen ersten Absolventen zu gehören. Ohne ihn und seine Anstöße wäre dieses Buch nie entstanden.

Das Schöne ist, dass ich mich nicht mehr von der Medizin abhängig fühle, denn ich weiß jetzt, dass ich mir selbst helfen kann. Wenn ich Beschwerden bekäme, ganz gleich welcher Art, würde ich nicht sofort zum Arzt gehen und die Verantwortung abgeben, sondern erst einmal besonnen bleiben. Es gibt ein schönes Zitat von Emanuel Geibel, das ich stets beherzige: „Kommt dir ein Schmerz, so halte still und frage, was er von dir will!".

Du fragst dich sicher, welche positiven Auswirkungen meine neue Ernährungsweise zeigt. Einiges habe ich bereits erwähnt, doch gab noch andere Effekte:

Ich war seither nicht mehr krank. Während im Frühjahr regelmäßig eine heftige Grippewelle wochenlang unsere Abteilung leerfegt, bleibe ich verschont[54]. Ich nehme keinerlei Tabletten mehr ein – nicht einmal Kopfschmerztabletten.

Meine grauen Haare verschwinden langsam – ich habe keine Ahnung wohin, aber sie sind viel weniger geworden. Falls du mich einmal persönlich kennenlernst: Meine Haare sind nicht gefärbt...!

Mit Ende Zwanzig hatte ich bereits unzählige Altersflecken (erinnerst du dich an die AGEs?) an Armen und Beinen, so viele, dass ich zunächst dachte, das seien große Sommersprossen. Der größte Teil ist nun verschwunden, und der Rest verblasst immer mehr.

Ich hatte über fünf Jahre lang ein Nest aus lauter Dornwarzen an meinem linken Fußballen. Alle möglichen Tinkturen und Mittelchen erwiesen sich als nutzlos, Laser oder OP kam für mich nicht in Frage. Es waren mindestens 25 Stück, und sie taten richtig weh. Weil ich meinen Fuß entsprechend ungleichmäßig belastete, bekam ich mit der Zeit heftige Schmerzen in der Hüfte. Es war viel ausrichtendes Yoga nötig, um diese Schmerzen in Grenzen zu halten. Nach drei Monaten täglichen grünen Smoothies waren die Dornwarzen und die Hüftschmerzen weg.

Meine Fingernägel sind fester geworden. Ich konnte sie früher nie lang wachsen lassen, denn sie bogen sehr schnell nach hinten um und brachen dadurch ab. Außerdem zeigten sie unschöne Längsrillen. Nun sind sie fest und glatt; allerdings feile ich sie weiterhin kurz, weil ich es so gewohnt bin und längere Fingernägel als unangenehm empfinde.

Ich habe zweimal am Tag einen angenehmen Stuhlgang, pupse kaum noch und meine Kacke stinkt nicht mehr. Ich brauche weder Klopapier noch Klobürste – allerdings mit Einschränkung: Je nachdem, wie ‚heftig' wir am Wochenende gefeiert haben, werde ich spätestens daran erinnert, wenn ich montags zur Toilette muss..."

-Vorläufiges Ende, Stand: Ende 2019-

Motivationsansprache

Dieses Buch hat ein leidenschaftliches Ziel: Es soll den Lesern zu mehr Klarheit und Bewusstsein verhelfen und den Grad ihrer Selbstbestimmung erhöhen. Dazu habe ich alles niedergeschrieben, was ich weiß.

Du bist nun am Ende angelangt. Vielleicht hast du während des Lesens bereits eine Veränderung gespürt.

Nun weißt du, wie sehr uns bestimmte Nahrungsmittel krank machen und dass uns viele Nahrungsmittelzusätze nur einen Genuss vorgaukeln. Dieses Argument ist viel nachhaltiger und Verzicht tut gar nicht mehr weh, wenn ich weiß: „Sobald ich dies esse, dann löst es das in meinem Körper aus." Es geht nicht um Kalorien, sondern um Substanzen, die unserem Organismus erheblich schaden, unsere Vitalität bremsen und unser Wohlbefinden einschränken.

Du erkennst nun den Irrtum, den wir immer wieder eingeredet bekommen: Übergewicht ist NICHT der Auslöser bestimmter Krankheiten, sondern einfach nur ein Zeichen, dass wir schon lange krank sind. Weil wir uns krank essen.

Falsches Essen schlägt nicht nur auf die Gesundheit und das Gewicht, sondern auch auf das Gemüt. Alle Abläufe im Organismus erfordern unzählige Mikronährstoffe, Enzyme und Botenstoffe. Wenn auf der einen Seite ein Mangel an Mikronährstoffen entsteht, der Körper aber auf der anderen Seite mit Giftstoffen, Hormonstörern und ähnlichen klarkommen muss, ist es nicht mehr verwunderlich, dass ‚zivilisierte' Menschen es nur noch selten schaffen, gesund und vital bis ins hohe Alter bleiben. Ich vermute sogar, dass aus dem gleichen Grunde auch solche Dinge wie Anstand, Moral und gute Laune auf der Strecke bleiben. Das wäre zumindest eine Erklärung dafür, warum die Menschheit immer rücksichtsloser wird und an Empathie und Mitgefühl verliert.

Das Leben macht kaum Sinn, wenn du dich nicht wohl in deiner Haut fühlst; da nutzt dir auch kein schönes Haus oder ein schnelles Auto. Glück ist, mit seinem Körper Freundschaft zu schließen und mit ihm in Einklang zu leben. So wird Fühlen, Denken und Handeln vereint. Dein Körper hat es verdient, dass du ihm Respekt, Liebe und Wohlwollen schenkst.

Ich würde mich freuen, wenn du ab jetzt vieles mit anderen Augen sehen und dabei achtsamer, wachsamer und neugieriger sein wirst. Du hast nun ein Wissen, mit dem du vieles in deinem Leben ändern kannst. Im Anschluss habe ich dir all die Bücher aufgelistet, in denen du ausführlich nachlesen kannst, was ich nur grob angerissen habe.

Hast du bereits etwas gefunden, was dich anspricht? Vielleicht konnte ich dich für selbst gebackenes Vollkornbrot begeistern, oder für grüne Smoothies; vielleicht haben dich die Lubrikatoren mit gesättigten Fetten überzeugt oder du bist neugierig auf Gourmet-Rohkost geworden. Mag sein, dass du dich nun nach einem Yogastudio umschaust oder in einem Sportverein anmeldest. Vielleicht hast du Lust, eine Fastenmethode auszuprobieren oder möchtest dir einen Trockenofen oder ein Trampolin zulegen? Selbst, wenn du klein anfängst und zunächst Grassäfte und Vitamin D3 in deine Ernährung einbaust: Ich wünsche dir, dass du nie deine Neugier verlierst. Probiere aus und schau, was in dein Leben passt.

Kennst du die 72-Stunden-Regel? Sie besagt: *„Alles, was du dir vornimmst, musst du auch innerhalb von 72 Stunden beginnen, sonst sinkt die Chance, dass du das Projekt jemals umsetzt, auf ein Prozent."*

Das liegt an der mangelnden Entschlossenheit. Wenn du dich einer Sache mit Leidenschaft und Herzblut verschreibst, dann willst du damit auch loslegen. Dabei ist der erste Schritt der Wichtigste. Am besten legst du gleich los, nachdem du dieses Buch zugeklappt hast.

Was immer du ändern möchtest, versuche es, mindestens drei Wochen lang beizubehalten, dann wirst du spüren, ob es diese Idee in deine Zukunft geschafft hat. Falls nicht, versuche etwas anderes. Deine Motivation ist dabei stets das Wohlgefühl, das du mit guter Ernährung und Bewegung erreichst.

Ich wünsche Dir viel Freude und Erfolg damit!

Nachwort

Von der Fertigstellung des Manuskriptes bis zur Veröffentlichung dieses Buches vergingen nun über 2 Jahre.

Das lag daran, dass ich anfangs abwarten wollte, wie sich diese ‚Corona-Geschichte' so entwickelt, und da kaum Verbesserung in Sicht kam, ließ ich mich vom Zeitgeschehen tragen und nahm viele Impulse zur Weiterentwicklung auf. So schob ich mein Projekt ständig vor mir her.

Die „Biografie meiner Gesundheit" könnte ich inzwischen großartig ausweiten, doch ich habe mich dagegen entschieden, weil dies den Rahmen sprengen würde. Diese Transformation bietet genügend Stoff für einen zweiten Teil:

Das Thema ‚Selbstversorgung' hat unsere Familie zunehmend begeistert. Inzwischen sind wir dazu übergegangen, unser Obst und Gemüse selbst anzubauen, was uns sehr viel Erfüllung (und Arbeit) bringt.

Eine besondere Herausforderung ist das Haltbarmachen der Ernteschwemme, aber auch dies bereitet viel Freude (und Arbeit).

Inzwischen sind wir Vegetarier geworden, ohne dass dies geplant bzw. beabsichtigt war; und auch das war ein spannender Prozess. Abends bereiten wir schonend gesunde Gerichte mit Gemüse aus dem eigenen Garten zu – ich habe wirklich meine Leberknödel noch kein einziges Mail vermisst!

Wir haben so viele neue Rezepte und Eigenkreationen ausprobiert, dass ich mir als nächstes Ziel gesetzt habe, eine Rezepte-Sammlung zu veröffentlichen.

Ein weiteres erfüllendes Thema ist die Spiritualität, auch hier haben wir einen enormen Wandel erlebt.

Sobald ich etwas Ruhe finde, werde ich gerne davon berichten. Dieses Buch wird wohl nicht mein letztes gewesen sein ;-)

Herzlich, deine Lina Labert

Im August 2022

Anmerkungen

1 Durch ein gerichtliches Urteil in Italien wird ein Gehirntumor durch Handy-Nutzung erstmals als Berufskrankheit anerkannt (2017) **https://www.welt.de/wirtschaft/webwelt/article163876337/Gericht-stuft-Hirntumor-durch-Handy-als-Berufskrankheit-ein.html**

2 Wie ich es letztendlich geschafft hatte, mit dem Rauchen aufzuhören, besser ausgedrückt, was ich dabei anders als sonst gemacht habe, kannst du in meinem Blog nachlesen: **https://www.pfaelzer-lebenslust.de/nikotinsucht/**

3 Diese Information habe ich aus dem großartigen Buch *„Grün essen! Die Gesundheitsrevolution auf Ihrem Teller"* (VAK Verlags GmbH, 6. Auflage 2017) von Dr. med. Joachim Mutter übernommen (siehe Seite 26).

4 Bas Kast ist in seinem Buch *„Ernährungskompass"* (Bertelsmann, 2. Auflage 2018) näher auf Aktins eingegangen (Seite 55).

5 Werner Kollath *„Die Ordnung unserer Nahrung"* Tabelle im Buch Seite 34/35 (Haug-Verlag, 17. Auflage, 2005).

6 Die unzähligen Kämpfe dieses großartigen Ernährungspioniers Dr. Bruker hat Ilse Gutjahr in dem Buch: *„David gegen Goliath"* beschrieben. (Emu-Verlag, 1.Auflage 2011)

7 Die Information über die Industrierevolution habe ich aus dem Buch *„Vital-Rohvolution 12 Schritte zu lebendiger Nahrung"* von Victoria Boutenko (Omega-Verlag 1. Auflage 2010) entnommen (Seite 70).

8 Buchempfehlung: **https://www.abebooks.de/9780916764067/Pottengers-Cats-Study-Nutrition-Pottenger-0916764060/plp** Pottengers Cats griff Dr. Bruker immer wieder gerne auf, wie z.B. in seinem Klassiker: *„Unsere Nahrung, unser Schicksal"* auf S. 147 (EMU-Verlag 48. Auflage 2016) Siehe auch: **https://www.tatzenladen.de/pottengers-cats/**

9 HCA und PAH werden schön erklärt in dem Buch *„Vital-Rohvolution"* (s.o.) ab S. 39ff siehe auch z.B.: **https://www.chromatographytoday.com/news/gc-ms/46/breaking-news/chromatography-investigates-pahs-in-smoked-roasted-meats/48830**

10 Auf AGEs werden beispielsweise in dem Werk *„Going Raw"* von Judita Wignall, S. 15 eingegangen (Hans-Nietsch-Verlag, 4. Auflage 2014) Siehe auch z.B.: **https://food-detektiv.de/lexikon/?lex_search=Advanced%20Glycation%20End%20Products%20(AGEs)** oder **https://www.uni-heidelberg.de/presse/ruca/ruca3_2002/bierhaus.html**

11 Artikel vom 25.4.19: „Die EU-Kommission hat nun eine Obergrenze für künstliche Transfette in Lebensmitteln festgelegt. Ab dem 02. April 2021 dürfen Produkte nicht mehr als zwei Prozent dieser Fettsäuren enthalten. Bis dahin sind Hersteller gezwungen, ihre Rezepturen zu verändern. In einigen Mitgliedsländern der EU, etwa in Dänemark und Österreich, gelten bereits verbindliche Obergrenzen. In den USA sind Transfette in Lebensmitteln vollständig verboten. In Deutschland gibt es bislang lediglich freiwillige Beschränkungen und Empfehlungen für Hersteller und Verbraucher." Siehe **https://www.aerzteblatt.de/nachrichten/102647/EU-Kommission-legt-verbindliche-Obergrenze-fuer-Transfette-fest**

12 Verdauungsleukozytose: Dr. Kollath hat in seinem Buch *„Die Ordnung unserer Nahrung"* die Versuche beschrieben, mit denen man herausfand, dass die Leukozytose ausbleibt, sofern rohe, pflanzliche Kost VOR der Kochkost gegessen wurde. (S.111, Kouschakoff) Diese Reihenfolge Roh-Gekocht war sogar bereits bei den alten Griechen bekannt und von dem Arzt Diokles Karystos empfohlen worden (S. 112) (Haug-Verlag, 17. Auflage, 2005).

13 Die Forschungsergebnisse von Weston Price werden in dem Buch *„Befreite Ernährung"* von Christian Opitz ausführlicher behandelt, ab S 66ff (Hans-Nietsch-Verlag, 4.Auflage, März 2012)

14 Dieser Spaßvogel heißt Hans Ulrich Grimm, dessen Bücher *„Die Ernährungslüge"* bzw. *„Die Kalorienlüge"* ich gerne empfehle. (Von diesen Werken habe ich vieles über Glutamat, Aspartam, Hormone und Transmitter übernommen.)

15 **https://www.uni-kiel.de/unizeit/index.php?bid=350801**

[16] https://www.sciencedirect.com/science/article/abs/pii/095032938990013X
[17] Siehe: https://www.researchgate.net/publication/17709316_Brain_Damage_in_Infant_Mice_following_Oral_Intake_of_Glutamate_Aspartate_or_Cysteine oder https://www.sott.net/article/149206-Dr-John-Olney-on-Brain-tumors-and-aspartame
[18] https://www.ahajournals.org/doi/full/10.1161/STROKEAHA.116.016027
[19] https://glutamate.org/de/geschmacksverstaerker/
[20] Der Neurochirurg Russell L. Blaylock veröffentlichte 1998 ein Buch mit dem Titel *„Excitotoxins: The Taste That Kills" (Exzitotoxine: Der Geschmack, der tötet)*, in dem er seine Forschungen über Aspartam und seine Beziehung zu Gehirntumoren, Zellschäden und Erkrankungen wie Alzheimer und Parkinson detailliert beschreibt. Er führt diese Effekte auf die Art und Weise zurück, wie die Verbindungen in Aspartam die Neuronen überstimulieren. https://books.google.de/books?id=IWHFwAEACAAJ&redir_esc=y
[21] In diesem Artikel sind viele Studien mit Quellenangaben zusammengefasst: https://drmedjulia.com/aspartam-nebenwirkungen-vermeiden-sie-diese-gemeinsame-lebensmittelzusatzstoff/
[22] http://www.whale.to/b/aspartame.html
[23] Siehe z. B. http://recentr.com/2011/01/07/aspartam-eine-kriminalgeschichte/ oder http://www.hannespharma.info/index.php/en/aspartame oder https://netzfrauen.org/2017/12/29/aspartame
[24] http://www.gene.ch/gentech/1997/Jul-Aug/msg00458.html
[25] https://pubmed.ncbi.nlm.nih.gov/8939194/
[26] https://taz.de/!504238/
[27] https://www.efsa.europa.eu/de/topics/topic/aspartame
[28] https://www.spiegel.de/wirtschaft/verschwoerungstheorien-suessstoff-aspartam-in-cola-light-macht-krank-a-1011698.html
[29] Die Begriffe Saccharose, Glukose und Fruktose hat Bas Kast in seinem *Ernährungskompass* (s.o.) sehr schön erklärt. (Ab Seite 112)
[30] https://www.pressreader.com/germany/saarbruecker-zeitung/20200724/282029034548573 Zucker löst im Gehirn ähnliche Reaktionen aus wie etwa Kokain oder Nikotin. Das fanden Forscher des Princeton Neuroscience Institute unter der Leitung des Psychologen Bart Hoebel heraus. Siehe: https://www.focus.de/gesundheit/ernaehrung/abnehmen/diaet-zwoelf-fakten-ueber-das-abnehmen_id_1758399.html Siehe auch: https://www.ugb.de/ernaehrungsberatung/zuckersucht/?zucker-sucht
[31] In meinem Blog berichte ich über meine Leberreinigungen: https://www.pfaelzer-lebenslust.de/lgr-1-vorwort/ und https://www.pfaelzer-lebenslust.de/funktion-der-leber/
[32] Näheres zu Florian Sauer siehe unter: www.nakurapie.de
[33] Buchtipp: *„Zu Risiken und Nebenwirkungen fragen Sie Ihre Türklinke"*; Susanne Thiele
[34] Der Erstentdecker dieses Phänomens des Pleomorphismus, Antoine Béchamp (1816-1908), wird von der modernen wissenschaftlichen Medizin oder Biologie vollständig abgelehnt: https://gesundheitsverband.net/geheimnisse-des-lebens/grundprinzipien-des-lebens/krankheitserreger/ Siehe auch: https://www.zentrum-der-gesundheit.de/bibliothek/naturheilkunde/naturheilkunde-erklaert/wie-krankheit-entsteht-ia
[35] https://www.naturepower.de/vitalstoff-journal/was-hilft-gegen-was/saeure-basen-haushalts/wie-sie-uebersaeuerung-und-mineralmangel-testen-koennen/
[36] Buchtipp: *„Darm mit Charme"* von Giulia Ender
[37] Siehe *„Biotop Mensch-Paradigmenwandel in der Medizin"* von Gunther Wolfgang Schneider, ab Seit 54 (Eigen-Verlag, 8. Auflage 2014)
[38] Siehe *„Darmreinigung mit Kräuterkraft"* von Wolfgang H. Müller (Eigen-Verlag, 16. Auflage 2010) und *„Das Darmheilungsbuch-Gesund durch Kolon-Sanierung"* von Robert Gray (Trias-Verlag)
[39] Tipp: *„Europa-Kur"*: https://www.gesundheits-mittel.de/kraeuterkuren/33/europa-

darmpflege-anfangspaket

[40] Der Text stammt aus dem Jahre 2019; leider hat das „BistROH" in Speyer und auch die IHK-Ausbildung die Corona-Maßnahmen nicht überlebt. Der Laden „Rohköstlich" existiert nur noch als Online-Shop: **https://www.rohkoestlich-shop.de/**

[41] Ein paar Rezepte kannst du bereits in meinem Blog finden, **z.B. www.pfaelzer-lebenslust.de/mandelmayonaise**

[42] Siehe *„Grüne Smoothies"* von Victoria Boutenko ab Seite 48 (Hans-Nietsch-Verlag; 7. Auflage 2012)

[43] Siehe *„Grassaft: Das grüne Lebenselixier"* von Maria Kageaki; ISBN 987-3-9809234-5-3

[44] Über das Thema ‚Bekömmlich' berichteten am 17. Mai 2018 MDR aktuell (Hörfunk) um 16:39 Uhr und die tagesschau um 17:00 Uhr: **https://www.tagesschau.de/inland/bekoemmliches-bier-bgh-103.html**

[45] **https://www.prof-wendt.de/profdrlotharwendt/daskonzeptdereiweispeicherkrankheiten/**

[46] Veröffentlichung der Studie von Dr. H. U. Hertel: **https://www.naturalscience.org/wp-content/uploads/2015/01/wfns_special-report_microwave_02-02_english.pdf** Urteil Dr. H. U. Hertel: **https://hudoc.echr.coe.int/eng#{%22itemid%22:[%22001-59366%22]}**

[47] Siehe z.B. **https://www.zentrum-der-gesundheit.de/mikrowelle-ja-oder-nein-ia.html oder https://www.zentrum-der-gesundheit.de/mikrowelle-ia.html**

[48] Die Autorin Anye Bultmann beschrieb diese Erscheinung schon 1994 in ihrem im Knaur Verlag erschienen Buch "*Käufliche Wissenschaften*". Als Lösung schlug sie eine Umkehr der Beweispflicht vor, nach der die Industrie die Ungefährlichkeit der Geräte eindeutig nachweisen müsse, ehe diese in den Handel kommen dürften. **https://www.zentrum-der-gesundheit.de/news/handystrahlung-16080359.html**

[49] Meinen Kornquetscher von der Firma Eschenfelder empfehle ich gerne weiter: **https://www.eschenfelder.de/produkte/korn-quetschen-und-co/kornquetschen**

[50] Siehe *„Unsere Nahrung-unser Schicksal"* (s.o.) ab S. 186 oder: **https://gesundheitsberater.de/wissenschaftler-studien-vollwertkost/**

[51] Meine Mühle habe ich von der Firma Hawos, ebenfalls beziehbar über die Firma Eschenfelder **https://www.eschenfelder.de/produkte/korn-quetschen-und-co/getreidemuehlen/hawos-easy**

[52] Für Brotrezepte empfehle ich den Blog von Lutz Geißler: **https://www.ploetzblog.de/**

[53] Essener Brote kannst Du auch bestellen, z.B. bei Bettinas Keimbackstube (es gibt aber auch bundesweit Verkaufsstellen): **https://www.lebenskeimbrot.de/**

[54] Die Corona-Zeit möchte ich erst gar nicht ins Spiel bringen – ich bin jedenfalls stets gesund geblieben und habe keine Pandemie bemerkt.

Weitere Bücher, die ich zur Recherche verwendet und noch nicht erwähnt habe:

Die Kalorienlüge; Hans-Ulrich Grimm; Knaur-Verlag; Ausgabe 2015

Die vitalstoffreiche Vollwertkost nach Dr. M.O. Bruker, Goldmann-Verlag, 16.Auflage 1992

Die wundersame Leber&Gallenblasen-Reinigung; Andreas Moritz; Voxverlag.de; 7. Auflage 2014

Fayo, das Fasten-Yoga; Dr. Petra Bracht, Roland Liebscher-Bracht; Arkana-Verlag; 1.Auflage 2016

Intervallfasten; Dr.Petra Bracht; Weltbild 2019

Mitochondrien-Mehr Lebensenergie durch gesunde Zellkraftwerke; Hans-Nietsch-Verlag; 2. Auflage 2017

...und noch ein paar Buchempfehlungen:

Adieu Colitis-Meine Wege aus der Krankheit; Michaela Barthel; Edition Zwischenräume- Verlag
Darm über Kopf; Michaela Barthel; Edition Zwischenräume-Verlag
Deutschland hat Rücken; Roland Liebscher-Bracht; Mosaik-Verlag
Deutschlands kranke Kinder- Wie auf Anweisung der Regierung Kitas und Schulen die Gesundheit unserer Kinder schädigen; Ulrike von Aufschnaiter; Tredition-Verlag
Die Arthrose-Lüge; Dr. Petra Bracht, Roland Liebscher-Bracht; Goldmann-Verlag
Grün, wild und schmackhaft-Lebendige Nahrung gratis aus der Natur; Marie-Claude Paume; Hans-Nietsch-Verlag
Heilen mit der Kraft der Natur; Prof. Dr. Andreas Michalsen; Insel-Verlag
Heile dich schön; Markus Rothkranz; Hans-Nietsch-Verlag
Heile dich selbst, Markus Rothkranz; Hans-Nietsch-Verlag
Körperreinigung von innen; Kristina Peter¸ Eigenverlag
Leber-, Galle-, Magen-, Darm- und Bauchspeicheldrüsenerkrankungen; Dr.med.M.O. Bruker; EMU-Verlag
Medical Food; Anthony William; Arkana-Verlag
Mit Ernährung heilen; Prof. Dr. Andreas Michalsen; Insel-Verlag
Sitzen ist fürn Arsch, Dr. Vivien Suchert; Heyne-Verlag
Stop der Azidose, Allergie und Haarausfall; Halima Neumann; Fürhoff-Verlag
Unsere grüne Kraft-Das Heilwissen der Familie Storl; Gräfe und Unzer Verlag
Werner Kollath, Forscher, Arzt und Künstler; Verlag Natürlich und gesund, Stuttgart-Verlag
Wir fressen uns zu Tode; Galina Schatalova; Goldmann-Verlag

Meine liebsten Koch- bzw. Zubereitungsbücher:

Eine neue Welt des Essens (roh + Vegan), Ulrike Eder; DE-Verlag
Gesunde Wohlfühlküche (Low carb, Clean Eating, Glutenfrei), Lisa Hauser; Löwenzahn Verlag
Genuss ohne Reue (bei Arthrose, Allergien und anderen Eiweißspeicherkrankheiten), Inge Maria Hammerschmidt; Gesundheit&Genuss-Verlag
Going Raw; Judita Wignall; Hans-Nietsch-Verlag
Iss dich gesund; Dr. Matthias Riedl, Gräfe und Unzer Verlag
Vegane Vitalkost, Britta Diana Petri; Schirner-Verlag
Vitale Landküche aus dem Fläming (nach Dr. Bruker), Michaele Bartel; Edition Zwischenräume-Verlag
Das Vermächtnis unserer Nahrung (nach Weston Price): Sally Fallo mit Mary G. Enig; Unimedica im Narayana-Verlag

Shops mit tollen Produkten, Rezepten, Blogbeiträgen und mehr:

www.eschenfelder.de (Kornquetscher, Mühlen, Sprossengläser u. m.)
www.govinda-natur.de
www.keimling.de
www.lkh-gesundleben.de (Grassäfte u. m.)
www.pureraw.de
www.regenbogenkreis.de (Matthias Langwasser)
www.rohkoestlich-shop.de
www.taiga-store.de (Zedern-Produkte u. m.)
www.trautwein-naturwaren.de (Jens Trautwein/Mazdaznan)

Informationen, Vorträge, Veranstaltungen, Workshops, Ausbildungen und mehr:

www.deine-ernaehrung.de (von Ulrike Eder)
www.gesundheitsberater.de (nach Dr. Max Otto Bruker)
www.gruenundgesund.de (von Andreas Paffrath)
www.liebscher-bracht.com (von Roland Liebscher-Bracht und Dr. Petra Bracht)
www.nakurapie.de (von Florian Sauer)
www.nellyreinlecarayon.com (von Nelly Reinle-Carayon)
www.spitzen-praevention.com (von Prof. Dr. Jörg Spitz)
www.rainbowway.de (von Britta Diana Petri)
www.rohvolution-messe.de
www.wa-aktuell.de (nach Helmut Wandmaker)

Bücher und Produkte zu Homöopathie, Naturheilkunde und Ernährung

www.narayana-verlag.de

Bücher über Gesundheit, Ernährung, Spiritualität, Esoterik, und Lebenshilfe

www.schirner.com
www.nietsch.de

Ich danke von Herzen meinem geliebten Ehemann,

der geduldig all meine verrückten Ideen er- und mitträgt,

mir vertraut,
mich unterstützt
und mir stets den Rücken freihält.

Ich liebe Dich!